Roberto González González

HISTORIA DE LA MEDICINA TRADICIONAL CHINA

De la antigüedad a 1911
Un desafío por la vida

BARKER & JULES

BARKER & JULES

HISTORIA DE LA MEDICINA TRADICIONAL CHINA
DE LA ANTIGÜEDAD A 1911. UN DESAFÍO POR LA VIDA

Edición: BARKER & JULES™
Diseño de Portada: Adriana Brizuela Gabriel | BARKER & JULES™
Diseño de Interiores: Mariana Galindo | BARKER & JULES™

Primera edición - 2021

I.S.B.N. | 978-1-64789-747-5
I.S.B.N. eBook | 978-1-64789-751-2

BARKER & JULES, LLC
3776 Howard Hughes Pkwy 549, Las Vegas, NV 89169
barkerandjules.com

Índice

Para Liljana por todo

Prólogo

El presente trabajo es una introducción al estudio de la historia de la medicina tradicional china (MTC) y, desde la óptica del "***sinomédico***", pretende satisfacer, al menos en parte, la necesidad de hurgar el origen, su prolongado y tórpido desarrollo hasta el momento en que culmina la historia antigua de China, con la caída de la última dinastía en 1911.

La mayoría y los más importantes estudiosos occidentales que han escrito sobre la materia, no han sido médicos sino más bien historiadores, sinólogos, antropólogos, etc. Es lógico sospechar que su interés se ha centrado en su rango de competencia profesional, por lo que algunos conceptos, que para un médico pueden ser muy importantes, han pasado desapercibidos, se colocan en segundo término o finalmente no son comprendidos en su cabalidad. De la misma forma, admito que para la óptica de un médico occidental que estudia medicina tradicional china, también pasan a segundo término algunos conceptos que no considero tan necesarios y que sí pudieran ser muy importantes para un sinólogo o un historiador.

La historia de la MTC, para un sinomédico no es solo un elemento de cultura general, como se ve con frecuencia en la medicina occidental, sino que es una rama viva y muy necesaria para su estudio y práctica; muchas de las veces ahí está el sustento teórico para establecer un diagnóstico, o para estructurar una fórmula. Las frases que remarcaron algunos de los actores y constructores de la MTC, muchas de las veces son muy actuales. Para el sinomédico la historia de la MTC es un árbol vivo que tiene sus raíces bien profundas en un pasado que vive en sus ramas, para un sinólogo puede ser una hermosa pieza de arte hecha con ese árbol milenario.

Cualquier conocimiento sin historia es como un árbol sin raíz, no es suficiente solo ver sus ramas que reflejan el presente, es necesario estudiar las venas que transportan la savia que proviene desde esa raíz, y así poder comprender el porqué de ese follaje tan exuberante; la tradición sin historia equivale a considerar solo a yang, sin considerar lo yin, es entender lo externo sin comprender lo interno, la historia para la medicina tradicional china moderna es su opuesto complementario.

El conocimiento de la historia de la MTC equivale nombrar a esos héroes que, gracias a la necesidad de curar y de transmitir sus conocimientos, han dado cuerpo a esta gran medicina, es ofrendarles el honor que merecen. Los otros héroes que el occidente desconoce, dan forma a esos canales que deben seguir comunicando ambos hemisferios culturales y geográficos.

La MTC moderna casi está desprovista de elementos metafísicos como: las curaciones mágicas, los elementos religiosos, la alquimia, etc. Por el contrario, se fundamenta en una serie de elementos teóricos muy pragmáticos que dan sustento a un marco teórico y terapéutico. Dichos elementos sorprendentes que provienen del pasado, requieren una explicación, entonces vale la pena sumergirse en su historia para encontrar las razones.

La acupuntura es la rama de la MTC más difundida en occidente, a pesar de haber más información histórica sobre esta terapéutica, aún así sigue siendo muy escasa acerca de los otros aspectos de la medicina tradicional china como la herbolaria, el masaje o el qi gong; su información es casi nula. Este breve trabajo pretende hacer una revisión más amplia de una parte de la actividad médica en China, y así el lector interesado podrá tener una visión más amplia y completa sobre el tema.

Los chinos siempre han tenido una enorme tradición sobre la historia, mucho se ha registrado y la mayor parte de esta información está sustentada en escritos muy antiguos que podemos consultar incluso en nuestros días. Este trabajo es producto de la recopilación de varios años de estudio, sin embargo, no podría hacer el presente sin la guía de la obra en la que todos los estudiantes chinos estudian su historia, La Historia de la MTC escrita magistralmente por Zhen Zhiya.

Con el objeto de que el lector pueda juzgar por sí mismo unos elementos importantes, he incluido la traducción de algunos prólogos de las obras más importantes; a través de su estudio se puede comprender mucho mejor el entorno, los aspectos que más le importaban al autor al momento de escribir su obra. Además, he incluido la historia de ciertos aspectos en particular como la historia del masaje, la del conocimiento de la sexualidad y su aplicación médica, la historia de la alquimia y su aplicación en la medicina, la historia de la medicina forense, etc.

La historia en el Occidente está basada en la cultura helénica; para la medicina occidental el padre de la medicina es Hipócrates, que a su vez fueron herederos de la maravillosa medicina egipcia, de la Mesopotamia y otras culturas previas, después Galeno proyectó su luz casi durante toda la Edad Media, pasando por diferentes regiones geofráficas, culturas e idiomas. Después tomaría el sello europeo y la visión microscópica de la salud y la enfermedad, Descartes dotaría de su eterna duda para llegar a nuestros días con una medicina basada en evidencia con toda la metodología de la ciencia moderna. Por otro lado hay una medicina, producto de una historia continua, en una misma región geográfica, un mismo idioma, una misma cultura que llega a nuestros días con fuerza incontenible, y viene cargando su medicina a los hombros. Nos damos cuenta que existe otra historia, otros hombres que también merecen ese podio, desgraciadamente el ancho del puente que une o separa el oriente y el occidente parece que es más largo que la distancia geográfica. Es necesario dar a conocer al mundo médico y al público en general otros nombres, otra gente que también dedicó toda su vida a la búsqueda de procedimientos para que pudieran dar al ser humano una mejor calidad de vida.

Cada vez que indago en esta rama, me encuentro con un universo que es muy difícil de referir; resumir en un pequeño libro el quehacer médico de toda la constelación de profesionales de salud es un hecho casi imposible, por lo tanto, he tenido que hacer una selección, que a mi juicio, es la más importante.

Es cierto que el interés de los estudiosos de la MTC en comparación con hace 20 años ha cambiado. Existe un grupo cada día más competente en todas las ramas de la MTC, los que se han interesado en la historia, una historia más completa, más nuestra, y como verá el lector, al estudiarla, se dará cuenta que las discusiones, los intereses, los éxitos de los que han construido la historia de la MTC siguen muy vigentes y son de mucha utilidad en la actualidad.

Entrar en contacto con la vida y obra de muchos de nuestros héroes ha sido un placer único, pues le da pertinencia a mi actuar profesional como médico del siglo XXI.

La medicina es parte y al mismo tiempo reflejo de la cultura, los diferentes ambientes políticos, filosóficos y económicos han influido en los hacedores de la medicina, la han sometido a pruebas en ocasiones difíciles, sin embargo, esta medicina ha salido a flote, es una razón más para reseñar este sorprendente desafío.

Introducción

Para entender la aparición y desarrollo del conocimiento médico en China es necesario determinar cuáles fueron las condiciones generales, no solo que propiciaron el desarrollo médico, y así comprender a la medicina como una parte integral y fundamental del desarrollo cultural del pueblo chino.

Es necesario aclarar que este es un trabajo aún incompleto de la historia de la medicina tradicional china y que está en proceso continuo de investigación y crecimiento.

Pretende abarcar desde los albores de la cultura china, en especial desde la dinastía Xia hasta 1911, este año marca el final del periodo dinástico, hasta ese momento se mantenía casi intacta la idiosincrasia del pueblo chino con todas sus instituciones, sus elementos culturales, por esa razón decidí concentrarme en ese periodo. Durante este tiempo y en un espacio que no ha cambiado se originó, desarrolló y consolidó la medicina china, para llegar a nuestros días como un gran descubrimiento del pasado que llega para ayudar a rescatar a muchos enfermos de su dolor.

Quizá para ciertas personas, el estudio de la historia de la medicina tradicional china sea un tema sin interés alguno, para otras tal vez sea un aspecto de cultura general; sin embargo, su estudio va más allá de un simple interés folklórico. En la historia de la evolución del conocimiento médico está gran parte de su sustento teórico. La lucha temprana por entender el fenómeno salud-enfermedad como un proceso natural, libre de cualquier influencia metafísica, le da a la medicina tradicional china un sello particular. Esta actividad médica es posiblemente una de las ciencias tradicionales más antigua que prevalece hasta nuestros días y merece, en consecuencia, un estudio más detallado y profundo. La mayoría de las diferentes medicinas tradicionales de otros pueblos se han perdido o contaminado, a tal grado que es difícil precisar sus fronteras y determinar cuáles son los elementos propios de ellas.

Pero además de lo anterior, la medicina tradicional china (MTC), no solo ha sobrevivido a los embates permanentes de la historia, que ratifica lo útil y sumerge en el olvido lo inútil, sino que se ha sabido ubicar dentro de la modernidad, reafirmándose a través de la investigación de sus mecanismos de acción, y de la validación de los métodos diagnósticos de la medicina moderna, por tal motivo merece un estudio más profundo y no solo para entender la medicina como una pieza más de la rica arqueología china, sino como uno de los recursos más importantes de atención a los problemas de salud de la humanidad del siglo XXI. En este apartado se pretende dar una información general de la evolución del pensamiento médico en esa parte del mundo.

En el hemisferio occidental se tiene bien estudiada la evolución de la medicina, partiendo de los egipcios, pasando por Mesopotamia y Babilonia, deteniéndose a estudiar en forma especial la medicina en la cultura griega, otorgando a Hipócrates de Cos el calificativo de "Padre de la Medicina". Posteriormente vendría la época de la cultura romana y toda su influencia sobre el mundo occidental conocido, tomando como exponente principal a Galeno. Después la cultura occidental se sometería al "oscurantismo" de la edad media, cediendo a la cultura árabe el báculo de la medicina; seguiría el renacimiento, donde René de Descartes nos marcaría, con su *Discurso del Método (1637)*, la base para el desarrollo de la medicina científica en la segunda mitad del gran desarrollo de las vacunas a partir del siglo XVIII, su búsqueda a través del siglo XIX con sus grandes exponentes como Jenner, Pasteur, Koch, etc. que significó el control de las enfermedades que fueron el gran azote para la humanidad.

El desarrollo de la salud y la enfermedad como un objeto de consumo y en consecuencia de plusvalía y así el gran desarrollo de la empresa médica a lo largo del siglo XX, proyecta a la medicina hacia el siglo XXI como uno de los instrumentos de globalización más rentables y seguros.

Al otro lado del mundo está la medicina tradicional china. Esta medicina es producto de un pueblo que habita en una sola región, posee una historia continua de más de 2000 años, con una escritura unificada y que tiene un fuerte sentido de cohesión.

Las corrientes filosóficas que se desarrollaron durante los periodos de los Reinos Combatientes de la Primavera y Otoño, tales como el Daoísmo, el Confusionismo, el Moismo, el Legalismo, etc., por un lado, forman los cimientos de un estado centralista y autoritario, que no cambia substancialmente en más de 2000 años, y por otro lado influyen radicalmente en el desarrollo del conocimiento acerca de la naturaleza y la sociedad humana. La cultura china, a lo largo de la historia, se ha distinguido por su hermetismo para recibir, pero no para dar. La influencia china se percibe en muchos países de Asia, particularmente en Japón, Corea y el sudeste asiático. Sin embargo, China durante muchos siglos se negaba a recibir cualquier influencia o interferencia del extranjero. En este sentido, La Gran Muralla China, con sus 10 mil *li* (mas de 6,500 km.), durante varios milenios no fue solo una barrera física sino también "*psíquica*" que separaba a China del resto del mundo. La MTC se desarrolló bajo estas circunstancias y tiene un sello particular que el estudioso podrá notar al revisar este material.

La información que hay sobre el tema en idiomas occidentales es escasa, por lo que me he dado a la tarea de hacer una investigación que resulte lo más amplia posible. Como he dicho, a este material le hace falta más información, no creo que lo haya agotado, pero a través de él se tendrá una idea general del origen y evolución de la medicina tradicional china, y de esta forma espero comprender la situación actual de esta ciencia de la salud.

Dentro del material, he colocado algunos hechos históricos importantes del mundo occidental a manera de puntos de referencia, de tal forma que se pueda de alguna manera ubicar mejor el contexto que se está abordando.

Para el estudioso de cualquiera de las ramas de la medicina tradicional china: como son la: acupuntura, herbolaria, masaje *Tui na*, *Qi gong*, la investigación de la evolución de este tipo de medicina es una materia obligada, puesto que muchas de las interrogantes que podemos tener sobre la medicina tradicional china tienen su respuesta en la historia.

La historia para la medicina tradicional china es una materia viva, que tiene actualidad, y no es menos importante que la teoría de yin yang, la de órganos y vísceras, el estudio de las plantas medicinales, de las fórmulas o de los puntos energéticos, el estudio o cualquier otra.

En la mayoría de los materiales consultados sobre la materia, de la historia de la medicina tradicional china la dividen en las etapas siguientes:

- I. El origen de la Medicina.
- II. El inicio de las actividades médicas y sanitarias.
- III. Formación del sistema teórico de la Medicina Tradicional China.
- IV. El desarrollo acelerado de la Medicina Tradicional China.
- V. El desarrollo de las diferentes técnicas terapéuticas y la lucha de las diferentes escuelas.
- VI. Nuevo desarrollo de la Medicina Tradicional China.
- VII. La lucha y la compenetración entre la Medicina Tradicional China y la Medicina Occidental.

Origen de la Medicina

El inicio de las primeras actividades médicas y el origen del hombre son dos hechos que no pueden ser separados. Las primeras actividades médicas son resultado del instinto innato de conservación y del proceso de adaptación que poco a poco fue desarrollando el hombre a lo largo su existencia.

La evolución del hombre en lo que ahora conocemos como China no pudo ser muy diferente a otras culturas, así que no nos detendremos en su estudio y nos concentraremos en los aspectos más importantes que le dieron un sello particular a esta medicina y la han proyectado hasta nuestros días.

El conocer la organización social y desarrollo del Hombre de Beijing en la gruta de 周口店 *Zhou kou dian*; a pesar de que los arqueólogos chinos consideran que el manejo del fuego inició en China, que si aplicaban o no plantas calientes en las partes dolorosas del cuerpo y así el descubrimiento de la moxibustión, son hechos muy importantes para la época, pero esas actividades, seguramente, también las realizaban otros pueblos en otras partes del mundo con el mismo grado de desarrollo que ellos, aunque no necesariamente en la misma época tanto en América como en Europa.

Además, se puede desviar del objetivo del presente trabajo que es la de mostrar los aspectos fundamentales del origen y evolución de la medicina tradicional china y así entender mejor su vigor actual. Por lo tanto, si se tiene especial atención en esta etapa de la evolución de la medicina, seguramente se podrá encontrar una basta información sobre el tema en español, por lo que pasaremos al siguiente apartado.

El inicio de las actividades médicas y sanitarias

Periodo que nos ocupa

	Dinastía Xia 夏	**XXI-XVI**
	Dinastía Shang 商	**-XVI-XI**
Dinastía	**Zhou Oriental 东周**	**XI- 771 a.C.**
Zhou	**Zhou Occidental 西周**	**770- 476 a.C.**
	Primavera y Otoño 春秋	**475- 221 a.C.**

Consideraciones generales históricas y políticas

Algunos historiadores chinos contemporáneos, tomando como marco teórico al materialismo histórico, consideran como esclavista al periodo comprendido entre la dinastía Xia, pasando por la Shang hasta Zhou. Otros historiadores occidentales consideran que, en China nunca existió el esclavismo tal y como se conceptúa en Europa. Sean las características sociales y productivas que fueran de ese periodo, ya indicaban el grado necesario de desarrollo para sentar las bases de otros sistemas sociales y de los primeros cimientos de lo que en el futuro sería la gran cultura china. Pero dado que este no es el foro para discutir este aspecto, pasaremos al estudio de otras características de esa época.

La existencia de la dinastía Xia para los historiadores aún es un misterio, sin embargo, algunos descubrimientos arqueológicos en los sitios 龙山 Longshan y 仰韶Yangshao (considerados de la dinastía Xia), muestran que en ese tiempo los utensilios principalmente se hacían de piedra y barro, esto también lo documentan hallazgos de la región de 半坡Banpo en a la ciudad de 西安 Xi´an. Durante la dinastía Shang se perfeccionó la técnica de fundición del bronce y se extendió el uso de los utensilios de ese material.

Durante este periodo se elaboraban utensilios de piedra, jade, hueso, bronce y otros materiales, se registra la aparición del calzado, la producción de licores fermentados a base de granos, el tejido de algodón, etc., y algunas formas primitivas de comercio.

En la dinastía Shang, en el aspecto agrícola, se conoce el uso del arado de madera jalado por bueyes, lo que permitió un considerable aumento de las cosechas. Durante el periodo de Primavera y Otoño aparecieron las herramientas agrícolas de hierro. Junto con el desarrollo de la agricultura florecen otras ramas del conocimiento, tales como la astrología, el uso y perfeccionamiento en los calendarios, etc. Durante la dinastía Zhou Occidental, determinaron el solsticio de verano y de invierno. En el período de Primavera y Otoño se diferenciaron con precisión las características generales de las estaciones y los cambios climáticos a lo largo del año. Estos avances permitieron el avance del conocimiento sobre las enfermedades de acuerdo con los cambios estacionales, e impulsaron el uso y el desarrollo de la herbolaria.

Según Zhen Zhiya[1], durante la dinastía Shang es donde aparece el calendario de 12 meses y el año bisiesto de 13 meses, los meses, a su vez, se dividían en "grandes" meses de 30 días y los "pequeños" meses de 29 días. El sistema numerológico de cálculo chino de la antigüedad es el denominado de los 10 troncos celestes (天干 *tian gan*) y de las 12 ramas terrestres (地支 *di zhi*). A través de este sistema se inició el cálculo de todo fenómeno secuencial, así los días, los años, los meses y las horas del día eran calculados siguiendo este sistema.

Los diez troncos celestes son:
甲 乙 丙 丁 戊 己 更 辛 壬 癸
jia yi bing ding wu ji geng xin ren gui

---

[1] 甄志亚 Zhen Zhiya y Col. 中国医学史 Zhong guo yi xue shi. "Historia de la Medicina China". Jiangxi ke xue ji shu chu ban she. Nanchang R. P. de China 1987.

Las doce remas son:
子 丑 寅 卯 辰 巳 午 未 申 酉 戌 亥
zi chou yin mao chen si wu wei, shen you xu hai

La forma en que se combina se muestra en la tabla #1:
En ese tiempo ya existía el sistema de "troncos celestes" (天干*tian gan*) y "ramas terrestres" (地支*di zhi*), se había establecido la relación del viento, la lluvia, la nieve, los rayos y de la aparición del arcoíris y las estaciones. Se tenían determinaciones precisas sobre la dirección del viento y la cantidad de lluvia.

Además de los aspectos antes mencionados; Ren Yingqiu[2], uno de los grandes estudiosos de China nos dice lo siguiente: "¿Cuáles eran las condiciones sociales durante el periodo de Primavera y Otoño y en el Periodo de los Reinos Combatientes?

Jia zi	Yi chou	Bing yin	Ding mao	Wu chen	Ji si	Geng wu	Xin wei	Ren shen	Gui you
甲子	乙丑	丙寅	丁卯	戊辰	己巳	庚午	辛未	壬申	癸酉
1	2	3	4	5	6	7	8	9	10
Jia xu	Yi hai	Bing zi	Ding chou	Wu yin	Ji mao	Geng chen	Xin si	Ren wu	Gui wei
甲戌	乙亥	丙子	丁丑	戊寅	己卯	庚辰	辛巳	壬午	癸未
11	12	13	14	15	16	17	18	19	20
Jia shen	Yi you	Bing xu	Ding hai	Wu zi	Ji chou	Geng yin	Xin mao	Ren chen	Gui si
甲申	己酉	丙戌	丁亥	戊子	己丑	庚寅	辛卯	壬辰	癸巳
21	22	23	24	25	26	27	28	29	30
Jia wu	Yi wei	Bing shen	Ding you	Wu xu	Ji hai	Geng zi	Xin chou	Ren yin	Gui mao
甲午	乙未	丙申	丁酉	戊戌	己亥	庚子	辛丑	壬寅	癸卯
31	32	33	34	35	36	37	38	39	40
Jia chen	Yi si	Bing wu	Ding wei	Wu shen	Ji you	Geng xu	Xin hai	Ren zi	Gui chou
甲辰	乙巳	丙午	丁未	戊申	己酉	庚 戌	辛亥	壬子	癸丑
41	42	43	44	45	46	47	48	49	50
Jia yin	Yi mao	Bing chen	Ding si	Wu wu	Ji wei	Geng	Xin you	Ren xu	Gui hai
甲寅	乙卯	丙辰	丁巳	戊午	己未	庚 申	辛酉	壬戌	癸亥
51	52	53	54	55	56	57	58	59	60

Tabla #1 Los 60 elementos que se forman de secuenciar los diez troncos celestes y doce ramas terrestres.

[2] Ren Yingqiu, 任应秋论医集 Ren Yinqiu Lun Yi Ji. "Recopilación de la teoría médica de Ren Yinqiu". Editorial Ren min wei sheng chu ban shi. Beijing, R.P.China 1984. pp. 227. 任应秋. (1984). 任应秋论医集. 人民卫生出版社.

El aumento de las fuerzas productivas

Durante el periodo de Primavera y Otoño ya se había descubierto el hierro. El carácter de hierro aparece por primera vez en el 诗经*Shi Jing*, "Canon de las odas"[3] pero su popularización y mayor uso fue durante el periodo de los Reinos Combatientes.

El desarrollo del comercio

Xuan Gao, del estado Zhang, era un gran comerciante del periodo de Primavera y Otoño. 吕不韦, Lü Buwei, rico comerciante del Periodo de los Reinos Combatientes, tenía más de diez mil esclavos en sus tiendas. La historia ubica a Lü junto con otros comerciantes como los que manipularon el poder gubernamental de 秦始皇 Qin Shihuang, fueron responsables de su subida y probablemente de su caída.

La aparición de las grandes ciudades

La capital del estado Qi, Linzai, tenía más de 70,000 habitantes... otras ciudades como Luoyang y Dalian también eran muy pobladas.

El establecimiento del régimen de privatización de la tierra

En el estado Lü ya existía un impuesto por los 亩 *mu*[4] de tierra (549 a. de C.).

[3] 诗经 Shi jing: "El Libro de las Odas". Colección de 305 composiciones en verso, canciones amorosas o himnos religiosos. Es considerado como el libro de versos más antiguo de China. Su compilación se le atribuye a Confucio y es uno de los clásicos confucianos. Recopilado durante el periodo de la Primavera y Otoño. Refiere eventos desde la dinastía Zhou hasta el tiempo en que fue recopilado. El contenido de los cánticos y versos aquí vertidos son de contenido político que reflejan el régimen, la estructura social, el desorden y la influencia del poder sobre el pueblo.

[4] Unidad de área que como todas las demás medidas han variado a lo largo de la historia, en la actualidad 1 mu equivale a 0.0667 hectáreas; 15 mu equivalen a una hectárea.

Los otros estados del periodo de los reinos combatientes también siguieron este sistema.

La agudización del conflicto entre las clases sociales

Un hecho importante para la evolución del conocimiento durante este periodo es la invención de la escritura con base en los caracteres chinos o ideogramas hechos sobre conchas de tortuga y huesos. Este hecho, sin menospreciar la enseñanza oral, contribuyó de manera importante en la transmisión y el desarrollo de la cultura en general.

Como cualquier otra sociedad, en China también desde tiempos muy remotos apareció la superstición y la religión. En esa época aparecen los

---

[5] 周易 Zhou yi,"Los cambios de los Zhou", también conocido como el Libro de los Cambios o el Libro de las Mutaciones" 易 Yi es el término que se utilizaba para nombrar a los libros de oráculos, también puede indicar la función de los caracteres de sol y luna, base de los principios de yin y yang. Se sabe que en la antigüedad había tres libros de esta rama los cuales eran el 连山 Lian shan, "la cordillera", el 归藏 gui cang,"lo que se almacena", y el 周易 zhou yi, "El libro de los cambios o mutaciones"; a estos tres libros se denominan "los tres yi" (三易 san yi), en la actualidad el único que existe es el 周易 zhou yi. Esta obra también es conocida como 易经 yi jing. Es considerado como un clásico confuciano. 易 Yi tiene tres significados: 1. Cambio, investigación de los cambios de todas las cosas. 2. simple y fácil, y 3. No cambio, lo que no cambia a lo lejos, lo que nunca deja de cambiar. 周 Zhou, por su parte, se cree que se deriva de que este libro fue escrito durante el periodo de los Zhou (dinastía Zhou). También se considera que significa: Perímetro, periferia, denso, apretado, hermético, detallado, minucioso, muy cuidado, secreto, oculto, circular, dar la vuelta, alrededor, en torno.

El contenido de este clásico se divide en dos partes: 经Jing y 转 Zhuan. Jing significa canon (conocimiento que debe ser manejado desde el principio hasta el fin, en forma fluida, como el agua corre en un río que en chino se utiliza el mismo carácter jing para nombrarlo). 转 Zhuan se utiliza para referir a las obras que comentan los clásicos. El jing, canon, principalmente explica los 64 hexagramas y las 384 líneas de los diagramas (爻yao).

oráculos, base del 周易 *Zhou yi*, "El Libro de los cambios"[5] (易经 yi jing, como se le conoce más en occidente). Según Zhen Zhiya el 周易 Zhou Yi se ubica históricamente entre el periodo de la dinastía Zhou a la dinastía Shang.

La religión es producto de una necesidad. En China, ya en el periodo de Primavera y Otoño, aparte de las explicaciones religiosas, aparecieron doctrinas filosóficas que plantearon que los cambios de la naturaleza y la sociedad no dependen de un espíritu o un dios. El reconocimiento de las leyes naturales, por encima de las fuerzas divinas y sobrenaturales, constituye un gran adelanto teórico y una diferencia substancial con lo que ocurre en el Occidente. Para ejemplificar el sentido material de las cosas, en el 周易 - 系辞上 *Zhou yi* se encuentra la siguiente cita:

"El cielo tiene una posición superior, la tierra una inferior, el hombre y la mujer un lugar determinado, lo superior y lo inferior cada uno ocupa su sitio, lo valioso y lo despreciable cada uno tiene su valor, lo activo y lo pasivo tienen sus reglas, lo fuerte y lo débil se difieren, el hombre se agrupa por categorías, las cosas se dividen en grupos; el cielo da la imagen, la Tierra da la figura, la forma. Por eso, lo fuerte y lo débil son contradictorios, los ocho trigramas mutuamente se siguen, el temblor es producto del rayo, lo húmedo se debe al viento y a la lluvia; el Sol y la Luna circulan y aparecen en invierno y verano. La fuerza masculina genera al hombre, la fuerza femenina genera a la mujer; la fuerza masculina es el gran principio, la fuerza femenina crea las cosas".

"El cambio se compara con el cielo y la tierra (universo), por eso contiene al cielo y a la tierra. Lo primero es observar al cielo y lo segundo es contemplar la tierra; por eso se conoce la razón de lo oscuro y claro. Se puede predecir el principio y fin de las cosas, por eso se sabe la razón de la vida y la muerte. La energía 精 esencial origina las cosas, el alma 魂 hun,

"viajera" origina el cambio, por eso se sabe el estado del demonio y del alma, se parece al cielo y a la tierra, por eso son inmutables. Comprender la transformación de las diez mil cosas y explicarlas beneficia todo bajo el cielo. De esta forma no se cometen errores, llega a los cuatro lados pero es inmóvil. Contemplar el cielo y comprender la vida para no sufrir, en cualquier lugar donde estés, siempre busca la tranquilidad y podrás amar. Sigue los principios del cielo y la tierra y no te equivocarás. No debes aferrarte a las cosas, y así no las perderás. Quien comprende el significado de los libros, su espíritu no tendrá límites, el cambio no tendrá forma. Yin y yang forman a Dao. El que hereda esto es bueno, la naturaleza humana tiene la capacidad de transformarse continuamente. El benévolo al verlo dice que es benevolencia, el sabio al verlo dice que es sabiduría, el pueblo lo usa a diario, pero no lo conoce. Por eso, son pocos los que comprenden al caballero".

"El Sol va y la Luna viene, la Luna va y el Sol viene, la Luna y el Sol se intercalan mutuamente e iluminan la vida. El invierno va y el verano viene, el verano va y el invierno viene, el verano y el invierno se intercalan mutuamente y se conforman los años.

Lo que va se flexiona, lo que viene se extiende, la flexión y la extensión se siguen continuamente y la vida se beneficia. El gusano se contrae para buscar la extensión, el dragón inverna para preservar su cuerpo. La energía esencial se almacena en el espíritu para lograr la actividad. Se usa la tranquilidad del cuerpo para venerar la virtud. Además de esto no hay nada más por saber. Al comprender la razón del cambio la virtud crece".

Según Zhen Zhiya el 周易 *Zhou yi*, a pesar de no descartar los conceptos idealistas o metafísicos, considera que la evolución de las diez mil cosas son resultado de los cambios de yin y yang en el universo.

Sin duda, el 周易 Zhou yi es la obra de la China antigua más importante. Se considera como una de las cuatro obras más importantes de la humanidad. Yang Li[6] dice que las cuatro obras son: la Biblia, el Corán, el libro de los Brahmanes de la India y el Zhou yi. Ya desde Confucio al 周易 Zhou yi se le ubicaba como uno de los Cinco Clásicos. Durante la dinastía Han fue colocado a la cabeza de los Seis clásicos y durante la dinastía Tang se consideraba como la cabeza de los 13 clásicos.

El pensamiento dialéctico simple que propone el 周易 Zhouyi es el alma, el armazón sobre el cual se edificó la ciencia natural china, así es difícil entender al mundo como parte de un ser divino, como sería entendido en occidente.

De acuerdo con el 国语 *Guo yu*, "Lenguaje del estado"[7], se refiere que en el año 780 ocurrió un fuerte temblor, el médico de la dinastía Zhou, 伯阳父 Bo Yangfu, consideraba que la causa de dicho temblor fue que: "La energía yang de la tierra no podía salir y la fuerza de yin no podía evaporarse".

Durante el periodo que va de la dinastía Zhou occidental al periodo de los Reinos Combatientes ya existe la teoría de los "Cinco Elementos" o Procesos (五行*wu xing*).

---

[6] Yang Li. El 周易Zhou yi y la medicina tradicional china. Beijing Ke xue jishu chu ban she. China. 1999. pág 4.

[7] 国语Guo yu, "Lenguaje del estado". Nombre de un libro que la tradición asigna que fue escrito por 左丘明 Zuo Qiuming en el periodo de los Reinos Combatientes. Consta de 21 capítulos. Registra principalmente los acontecimientos de los últimos años de la dinastía zhou occidental y de los periodos de Primavera y Otoño, en especial de los reinos 周 Zhou y Â³ Lü.

Avances médicos

Conocimiento de las enfermedades

Los primeros ideogramas (caracteres) que registran nombres de enfermedades. En los primeros caracteres grabados en conchas de tortuga y huesos (de búfalo y venado) encontrados en la tumba de 殷墟Yinxu, en la provincia de Henan, en el año 1899, pertenecientes a la dinastía Shang (antiguamente llamada dinastía 殷 yin), están referidos varios nombres de enfermedades, por ejemplo: enfermedades de la cabeza (疾首 *ji shou*), enfermedades de los oídos (疾耳 *ji er*), enfermedades de los ojos (疾目 *ji mu*), enfermedades de la nariz (疾自 *ji zi*), enfermedades de la boca (疾口 *ji kou*), enfermedades de las muelas (疾齿 *ji chi*), enfermedades del tórax (疾胸 *ji xiong*) enfermedades del abdomen (疾腹 *ji fu*), enfermedades de la mano (疾手 *ji shou*), enfermedades del codo (疾肘 *ji zhou*), enfermedades de los niños (疾子 *ji zi*) enfermedades de la gestación (疾育 *ji yu*), enfermedades de los pies o de los dedos de los pies (疾止 *ji zhi*), enfermedades de los huesos (疾骨 *ji gu*).

Enfermedades del corazón (疾心 *ji xin*) que probablemente se refería a las enfermedades mentales, siendo esta la referencia más antigua sobre este tipo de enfermedades en China, etc.

En los primeros caracteres, además de referir enfermedades regionales, se registran también enfermedades tales como malaria (疟*nue*), forúnculos (疥*jie*), tinnitus (耳鸣 *er ming*), ceguera (盲目 *mang mu*), enfermedades del habla (疾言 *ji yan*), caries dental (龋 *qu*), etc. Además, en algunos ideogramas aparecen las enfermedades que se presentan en algunos años (疾年 *ji nian*) y que probablemente se referían a las enfermedades de tipo epidémico que se presentaban en determinados años.

Las enfermedades en relación con las estaciones.

Durante la dinastía Zhou Occidental el desarrollo de la agricultura y la astrología permitió la evolución del conocimiento de las estaciones y la influencia que tienen sus cambios sobre las enfermedades. Por ejemplo, en el 周礼。天官 *Zhou Li - tian guan*, "Capítulo sobre Palacios Celestiales del libro Los Ritos de los Zhou[8] ", se encuentra la siguiente referencia:

"En la primavera son más frecuentes las enfermedades de la cabeza, en el verano son más frecuentes los forúnculos y las comezones, en el otoño son más frecuentes los fríos de la malaria, en el invierno es más frecuente la tos y las enfermedades por ascenso de la energía (春时有 首疾， 夏时有痒 疥疾， 秋时有疟寒疾， 冬时有漱上气疾)".

Durante el Periodo de Primavera y Otoño ya estaba estructurada la teoría de las "Seis energías causantes de enfermedad". Una cita del 左传 *Zuo Zhuan*[9] habla sobre uno de los médicos que trata al príncipe del reino 晋 Jin en el año 541 a. C... y dice:

"...En la naturaleza (cielo) hay 6 energías, al descender generan los cinco sabores, desarrollan los cinco colores, los cinco sonidos, generan también la

---

[8] 周礼 Zhou Li "Los Ritos de los Zhou". También conocido como 周官Zhou Guan o 周官经 Zhou Guan jing. Uno de los Clásicos confucianos. Recopila el sistema de organización de los Zhou, así como el régimen de cada uno de los estados del Periodo de los Reinos Combatientes. Consta de VI capítulos.

[9] 左传Zuo chuan La primera obra narrativa. Uno de los clásicos confucianos "Los comentarios del Sr. Zuo del Periodo de la Primavera y Otoño". Los eventos que narra se ubican desde el año 722 a. C. hasta el 453 a. C. La tradición atribuye que fue escrita junto con el 国语Guo yu, "Las palabras del estado", por 左丘明 Zuo Qiuming del reino 鲁Lü. Obra histórica y literaria considerada como "Uno de los trece clásicos". En la actualidad se considera que es una obra que fue hecha en los primeros años del Periodo de los Reinos Combatientes por los registros históricos de los estados que ahí se manejan.

energía patógena, esta energía produce las 6 enfermedades. Las seis energías son: yin, yang, viento, lluvia, obscuridad y claridad 六气曰阴、 阳、 风、 雨、 晦、 明也. La energía "patógena" yin produce enfermedades por frío, la energía yang produce enfermedades por calor, el viento provoca el inicio de las enfermedades, la lluvia produce enfermedades del abdomen, la energía patógena oscuridad produce enfermedades "perturbadoras", la energía claridad produce enfermedades del corazón".

En el 山海经 *Shan Hai Jing*[10] están referidas 38 enfermedades por sus nombres actuales, tales como bocio, hemorroides, forúnculos, enfermedad 痹 *bi*, "obstructiva", enfermedades por viento, malaria, locura, enfermedades epidémicas, etc. Se refieren síntomas tales como edema de miembros inferiores, abdomen grande, dolor abdominal vómito, sordera, etc.

El desarrollo del conocimiento de las plantas medicinales

Durante este periodo en lo referente a las plantas medicinales existía una información más amplia, por ejemplo, en el 周礼。天官 *Zhou Li - tian guan*, "Capítulo sobre Palacios Celestiales del libro Los Ritos de los Zhou, aparece la siguiente referencia:

"...Con los cinco sabores, los cinco cereales y los cinco medicamentos

[10] 山海经 Shan Hai Jing, "Canon de Montes y Mares". Obra geográfica. Consta de 18 capítulos. De autor desconocido, se considera en la actualidad que es una obra escrita en varios tiempos y por diferentes autores. Catorce capítulos pertenecen al periodo de los Reinos Combatientes. Los otro cuatro se considera que fueron escritos en los primeros años de la dinastía Han occidental. Contiene principalmente los conocimientos populares de geografía. Incluye la localización de varias montañas, pobladores de los diferentes lugares, así como sus productos, medicamentos, oráculos, médicos y shamanes, etc. Refiere no pocas historias míticas y fabulosas de textos precedentes.

controlar (nutrir) la enfermedad (enfermo), con (el conocimiento) las cinco energías, los cinco sonidos, los cinco colores, determinar el pronóstico (del enfermo)... 以五味,五谷,五药养其病. 以五气,五声,五色视其死生".

Otra cita del mismo libro dice:

"...En cualquier tratamiento, con los cinco tóxicos' dominar (la enfermedad), con las cinco energías nutrir, con los cinco medicamentos tratar, con los cinco sabores regular. Todos los medicamentos de sabor ácido nutren los huesos, los medicamentos de sabor picante nutren los tendones, los medicamentos de sabor salado nutren los vasos, los medicamentos de sabor amargo nutren la energía, los medicamentos de sabor dulce nutren los músculos, los medicamentos lubricantes nutren los orificios 凡疗疡, 以五毒攻之.以五气养之, 以五药疗之, 以五味节之. 凡药以酸养骨; 以辛养筋, 以咸养脉, 以苦养气, 以甘养肉, 以滑养窍".

Los Cinco Medicamentos (五药*Wu yao*), según la explicación de Zheng Xuan, de la dinastía Han, son: hierbas, árboles, gusanos, piedras y cereales. En el 诗经 *Shi Jing,* "Canon de las Odas"[11] se refieren más de 50 medicamentos entre los que destacan el llantén mayor (车前子*che qian zi*), alisma (泽泻*ze xie*), pueraria (葛根*ge gen*), cinancho (白薇*bai ji*), ajenjo dulce (青蒿*qing hao*), orozuz (甘草*gan cao*), la escutelaria (黄芩 *huang qin*), la fritilaria (贝母*bei mu*), etc. Además se cita la forma y recolección, así como los lugares donde crecen algunas de dichas plantas.

---

[11] 诗经 Shi Jing, "El Libro o Canon de las Odas". Colección de 305 composiciones en verso, canciones amorosas o himnos religiosos. Es considerado como el libro de versos más antiguo de China. Su compilación se le atribuye a Confucio y es considerado como uno de los clásicos confucianos. Recopilado durante el periodo de la Primavera y Otoño. Refiere eventos desde la dinastía Zhou hasta el tiempo en que fue recopilado. El contenido de los cánticos y versos aquí vertidos son de contenido político que reflejan el régimen, la estructura social, el desorden y la influencia del poder sobre el pueblo.

En el 山海经*Shang hai jing* "Canon de Montes y Mares, aparece más información sobre las plantas. A pesar de no ser un libro especializado en herbolaria, en él se refieren 67 productos medicinales; 52 del reino vegetal, 12 del reino animal y 3 del reino mineral.

El desarrollo de los utensilios médicos

Por otra parte, los caracteres encontrados sobre huesos, conchas de tortuga de aquella época y algunos objetos arqueológicos documentan la producción de licores y su uso con fines medicinales, técnica que ya existía en la dinastía Xia y fue ampliamente difundida en la dinastía Shang. El descubrimiento de la porcelana durante la dinastía Xia y el uso popular de la misma, contribuyeron de manera determinante en la preparación de productos macerados en alcohol, así como la preparación de decocciones de hierbas, disminuyendo así los efectos colaterales de los productos medicinales. Hay referencias históricas que comprueban que durante esta época comenzó el uso de las plantas medicinales combinadas.

Es probable que en este tiempo ya existieran algunos utensilios para la práctica de la acupuntura, así como otros instrumentos tales como cuchillos especiales para la derivación de abscesos, aunque como veremos más adelante, parece que las agujas de acupuntura se desarrollaron después de este periodo.

La organización de los médicos

De acuerdo al libro Los Ritos de los Zhou (周礼。天官 *Zhou Li - tian guan,* "Capítulos sobre los palacios celestiales"), el desarrollo de la medicina tenía un importante avance. Durante el periodo de los Zhou los médicos ya se dividían en cuatro grupos:

- 1. 食医*Shi yi*, controlaba los alimentos, las bebidas; la sanidad en general; corresponde con el nutriólogo.
- 2. 疾医 *Ji yi*, médico de las enfermedades, podría corresponder con lo que ahora conocemos como médico internista.
- 3. 疡医 *Yang yi*, médico de las llagas, encargado del estudio y tratamiento de las tumoraciones, las úlceras, las fracturas; corresponde a los cirujanos o traumatólogos de nuestros días.
- 4. 兽医 *Shou yi*, médico de los animales (o bestias), se encargaba del manejo de las enfermedades de los animales; el veterinario de nuestros días.

Otro párrafo de 周礼 *Zhou Li* dice que en este periodo los médicos estaban agrupados y participaban en exámenes anuales dividiéndose en cuatro grupos de acuerdo a sus calificaciones. En este clásico también hay datos que hablan sobre el nacimiento de la historia clínica.

La lucha entre el 巫 Wu, shaman (o chaman) y el 医 yi, médico

Dentro del esquema de división del trabajo en China, es de suponer que las personas encargadas del tratamiento médico ocupaban un lugar importante. Estas personas tuvieron que utilizar todos los recursos a su alcance, incluyendo muchas veces lo que ahora conocemos como magia. Sin embargo, en China, muy pronto y en particular en este periodo, se presentó la división entre el 巫*wu* y el 医*yi*. *Wu* es shaman, brujo, hechicero, etc. y el grupo rival *yi* corresponde al concepto actual de médico.

Según el clásico 左传 Zuo chuan, la teoría de los cinco elementos y la teoría yin yang aparecen en los últimos años de la dinastía Zhou. Estos dos elementos con toda seguridad fundamentaron la práctica de los médicos

医 *yi*, para competir con los shamanes 巫*wu*. Sin embargo, la labor de los 巫*wu* -shaman, no fue en vano, muchos de ellos tenían conocimientos importantes de medicina en general y en especial en el campo de la herbolaria. La medicina y la magia surgieron juntas y muy probablemente morirán juntas; a lo largo de la historia del hombre, intentan separase la una de la otra, pero su destino será la unión eterna.

Al respecto el Dr. Ruy Pérez Tamayo dice:

"Quede claro, pues, que cuando se habla del pensamiento primitivo no se está invocando algo caduco, con realidad puramente histórica y sin representación contemporánea, sino todo lo contrario. Se trata de una corriente viva y vigorosa, con raíces ancestrales, fuertes y profundas, que parten desde nuestros orígenes, se extienden a través de toda nuestra historia, matizan en forma fácilmente reconocible nuestros pensamientos modernos y se proyectan de manera indefinida en nuestro futuro..." [12]

En el 左传Zuo Chuan encontramos la siguiente cita:

"En el año número 10 del reino de 鲁成 Lu cheng, el príncipe 晋景 Jin Jing tuvo una pesadilla en la cual un demonio lo tomaba por el pelo, lo arrastraba por el piso, después se subía sobre su pecho, lo golpeaba y bailaba sobre él al mismo tiempo que decía: Tú mataste a mi nieto, eres una persona inmoral, he pedido a dios que te castigue'. Posteriormente el demonio penetraba hasta la habitación de su mansión. En ese momento 晋景 Jin Jing muy angustiado iba hasta sus aposentos y veía al demonio en su interior. En el instante en que 晋景 Jin Jing despertó de su sueño, mandó llamar al shaman (桑巫 sang wu) de la huerta de moras para que le leyera

[12] Pérez Tamayo Ruy: El Concepto de Enfermedad. México, Fondo de Cultura Económica, 1988, pp. 29.

el oráculo. El shaman al interpretar el oráculo se refirió con precisión al sueño que había tenido su interlocutor. Jin Jing preguntó el significado de su pesadilla, a lo que el shaman del huerto de moras comentó: Temo que no vas a poder comer trigo ni arroz fresco".

La clasificación de las teorías primitivas de enfermedad, propuestas por Clements (1932)[13] consiste en:

- I Magia o hechicería.
- II Religión o violación de un tabú.
- III Introducción de un objeto.
- IV Introducción de un espíritu.
- V Pérdida del alma.

De acuerdo con esta clasificación, la cita del Zuo Chuan corresponde al grupo II, que se refiere a la "religión o violación de un tabú", porque plantea a un ser superior como causante de la enfermedad. Aunque siguiendo la misma clasificación, las actividades del chamán se pueden ubicar dentro del primer grupo; un ser con "habilidades" superiores que interpreta el oráculo.

La cita del Zuo Chuan continúa:

"Jin Jing cayó gravemente enfermo, por lo que solicitó ayuda a los médicos (医 yi) del reino 秦 Qin. El soberano del reino 秦 Qin envió al médico 缓 Huan. Aún no llegaba el médico al lugar, cuando Jin Jing soñó que su enfermedad se convertía en dos niños que comentaban entre sí: 缓 Huan es un médico excelente, si él llega tememos que nos va a destruir, ¿en dónde nos podremos ocultar?, después de un rato, uno de los niños comentó:

---

[13] Referidas por Ruy Pérez Tamayo. Idem 8.

Nos ocultaremos en la región que se encuentra por arriba del diafragma y por debajo del corazón (肓部 huang bu)[14]*, estando ahí, el médico Huan ¿cómo podrá sacarnos?*

Al momento que llegó el médico al reino Jin y después de valorar la enfermedad de Jin Jing comentó: Esta enfermedad no puede ser curada; se localiza arriba del diafragma y por debajo del corazón, la moxibustión no se puede resolver, la acupuntura no llega hasta ese lugar, con la potencia de los medicamentos tampoco se puede eliminar, en consecuencia, no se puede curar. Jin Jing, al escuchar que lo que estaba diciendo era exactamente lo que había soñado, dijo: Realmente eres un médico excelente. Después de haber recibido abundantes regalos el médico 缓 Huan regresó al reino Qin.

"En el mes de junio Jin Jing deseaba comer trigo de reciente cosecha. Ordenó a la persona encargada de las cosechas cortar un poco de trigo fresco y mandó preparar algunos platillos con ese trigo, después envió por el chamán del huerto de las moras, quien, después de supervisar los alimentos, fue ejecutado. Jin Jing al momento de estar comiendo los alimentos preparados con el nuevo trigo, repentinamente tuvo la sensación de distensión y plenitud abdominal y se vio en la necesidad de ir al baño a defecar. Debido a la intensa diarrea Jin Jing murió. Dentro del reino 晋 Jin, un ministro de bajo rango por la mañana había soñado que traía a sus espaldas a Jin Jing, al medio día solo la sombra de Jin Jing salía del sanitario, el resultado fue que a este ministro lo enterraron en la misma tumba que Jin Jing".

---

[14] Dentro de la medicina tradicional china, en especial durante este periodo, la parte más profunda hasta donde podía penetrar la energía patógena era la región 膏 huang que corresponde a la zona que se encuentra entre el corazón y el diafragma. En los clásicos también se refiere como 肓 gao a la punta del corazón; 肓膏 gao huang es un lugar inaccesible o de difícil acceso y de donde deriva el nombre del punto 肓膏俞 Gaohuangshu.

Al estudiar esta cita se pueden especular varios aspectos:

1. En ese tiempo, al menos en el reino Qin, ya estaba dada la división entre el 巫 *wu*, chamán y el 医 *yi*, médico.

2. Los médicos buscaban algunos conocimientos para competir y marcar una clara diferencia con los chamanes.

3. El nivel de desarrollo dentro de los distintos reinos era diferente. El reino 鲁成 鲁成 Lü Cheng no contaba con 医 yi, médicos, y si los había, 晋景 Jin Jing no tenía suficiente confianza como para consultarlos, por eso recurrió al médico 缓Huan del reino Qin.

4. Ren Yingqiu especula[15] que el médico Huan, del Reino Qin, no encontraba la forma adecuada para explicar la enfermedad a personas que, como Jin Jing, no confiaban en los argumentos de los médicos yi y ciegamente creían en los shamanes. Los médicos yi en aquel período ya manejaban la "teoría de las seis energías causantes de enfermedad".

En el libro 战国文化的一般状况*Zhan guo wen hua de yi ban zhuan kuang*, "Generalidades de la cultura del periodo de los Reinos Combatientes"[16], se lee:

"La medicina se originó de la técnica de los 巫人wu ren, 刘向 Liu Xiang[17]

---

[15] Idem 2. pp. 227

[16] 任应秋Ren Yingqiu, 中医各家学说 Zhong yi ge jia xue shuo, "Teoría de las diferentes doctrinas de la Medicina Tradicional China", Shang hai ke xue ji shu chu pan shi, Shanghai, R.P. China. 1980 pp. 6

[17] 刘向Liu Xiang (Aprox. 77 A. de C.- 6 A. de C.). Enciclopedista, literato y estudioso de los clásicos. Confuciano, considerado como el padre de los enciclopedistas.

En el libro el 说苑 Shuo Yuan, "Colección de hechos hablados",[18] *se dice:*

"En la antigüedad remota había un hombre llamado 苗父Miao Fu, quien dirigiéndose hacia el norte recitaba diez palabras mágicas, podía curar las enfermedades, tanto las leves como las graves. 苗父 Miao Fu fue maestro de los 巫人wu ren, provenía de las minorías étnicas 苗 Miao y 黎 Li. Los 巫人wu ren utilizaban oraciones y técnicas de magia oculta, pero en forma gradual comenzaron a utilizar alcoholes, plantas y otros productos medicinales". En el 山海经 Shan Hai Jing, "El Canon de Montes y Mares", se lee:

"En el monte ling (灵山 Ling shan el monte del alma"), había 10 grupos de shamanes, entre los más importantes estaban los 巫咸 wu xian, 巫彭 wu peng, 巫履 wu lü, 巫抵 wu di, 巫阳 wu yang, 巫凡 wu fan, 巫相 wu xiang, etc. Ellos acudían con frecuencia al monte del alma a recolectar plantas medicinales. Los 巫咸 wu xian shaman universal (wu, shaman y xian, todos, universal, unir) y 巫彭 wu peng shaman viejo datan de dinastía Shang. Es probable que fueran ellos quienes empezaron a utilizar también la herbolaria.

En la dinastía Zhou del este, el médico y el shaman se dividieron y el médico era quien utilizaba como recurso terapéutico principal a la herbolaria, entre otros métodos terapéuticos, para tratar las enfermedades...".

---

[18] 说苑Shuo Yuan, "Colección de hechos hablados". Obra que originalmente constaba de 20 capítulos, posteriormente contenía 5 de ellos. Libro clásico que describe eventos históricos de la dinastía Qin y Han. Este libro, al igual que otros que escribió Liu Xiang, refleja la ideología confuciana sobre el gobierno.

Médicos importantes de la época

扁鹊 Bian Que

En el periodo de los Reinos Combatientes vivía un médico famoso llamado 扁鹊 Bian Que... Este nombre que probablemente fue el de un personaje famoso, después se usó como apodo para quien desarrollaba un gran nivel médico.[19]

Bian Que se apellidaba 秦Qin, nombre 越人Yueren, nació en el siglo V. a. C. De joven estudió medicina con 长桑君Chang Sangjun. Posteriormente, a lo largo de su prolongada actividad médica, acumuló una amplia experiencia y escribió 扁鹊内经 *Bian Que Neijing*, "El Primer Canon de Bian Que", así como otros libros desaparecidos. De acuerdo con el 唐书 *Tang Shu*, el 难经 Nanjing (Canon de las dificultades), una de las obras de la MTC más importantes y que tenemos la fortuna de tenerlo en español, era atribuido a Bian Que, pero en realidad, debido a la época en que vivió Bian Que y el tiempo en que fue escrito el 难经Nanjing es imposible que haya sido redactado por "el médico mágico".

En Europa, durante el año 460 a. C. nació en Cos, Hipócrates, conocido en el mundo occidental como "El Padre de la Medicina" y murió alrededor del 395.

Bian Que fue considerado como uno de los médicos más famosos de su tiempo. Fue un viajero permanente. En cada uno de los lugares que visitaba dejó su huella, lo que permitió que los habitantes de aquel entonces

---

[19] Duan, Yishan, y Col. 医古文 Yi Gu wen, "Chino Clásico Médico", Shang hai ke xue ji shu chu pan shi, Shanghai R.P. China, 1984, pp. 23-29. (Traducción de esta obra).

crearan leyendas sobre su actividad médica. Estas fueron recopiladas por 司马迁 Si Maqian, el primer historiador de China que vivió en la dinastía Qin. En su libro 史记 *Shi Ji*, "Registros del Historiador", hay todo un capítulo dedicado a Bian Que. A continuación presentamos algunas de esas anécdotas.

"...Bian Que de joven trabajaba en un mesón como ayudante. Uno de los huéspedes llamado 长桑君 Chang Sangjun frecuentemente acudía al mesón. Bian Que consideraba que él era una persona especial. Chang Sangjun consideraba que Bian Que también tenía algo de especial. Chang Sangjun después de varios años un día llamó a Bian Que, y en forma pausada le comentó: -Tengo algunos métodos secretos, soy ya muy viejo, deseo transmitírtelos, pero no los vayas a perder.

Bian Que con mucho respeto contestó:

-¡Bien!

Chang Sangjun de su bolsa extrajo algunas hierbas medicinales y se los dio a Bian Que diciendo: -Toma estas medicinas con el agua del rocío de las hierbas y árboles del camino, después de 30 días, seguramente podrás observar cosas especiales.

Todos los libros que llevaba en su bolsa se los entregó a Bian Que. Una vez hecho esto, Bian Que repentinamente dejó de ver a Chang Sangjun; es probable que Chang Sangjun no haya sido una persona ordinaria. Bian Que siguiendo las indicaciones de su maestro tomó los medicamentos y 30 días después, tal y como su maestro se lo había dicho, pudo observar en la pared a otra persona. Utilizando esta habilidad, podía completamente observar la localización de la enfermedad de los cinco órganos, solamente con tomar el pulso podía determinar correctamente la enfermedad".

El "médico mágico" viajó por muchos lugares, algunas veces estaba en el reino Ji, otras veces en el reino Yue, fue en este último donde se le dio el nombre de Bian Que.

Dentro de la mitología china existe un personaje que se conoce como "hombre pájaro", al cual se le atribuye la enseñanza de la acupuntura entre otras disciplinas. El nombre chino de este personaje es "Bian Que". Como se ha mencionado, es probable que Bian Que no haya sido un solo hombre, sino que se pudo haber tratado de varios médicos de aquel entonces que recibieron este atributo por su alto nivel médico.

Dentro del mismo capítulo Si Maqian nos cuenta.

"...En aquel tiempo Bian Que pasaba por el reino 虢 Guo. El príncipe de ese reino repentinamente había muerto, Bian Que al llegar a la puerta principal del reino preguntó al funcionario encargado:

-¿De qué enfermedad murió el príncipe?

A lo que el funcionario contestó:

-El príncipe enfermó de una inadecuada circulación de sangre y energía, el entrecruzamiento entre sangre y energía estaba desordenada y no podía ser dispersada, repentinamente se exteriorizó produciendo un desmayo. La energía antipatógena (正气zheng qi) no pudo contener a la energía patógena (邪气 xie qi), esta energía se acumuló en el interior y no pudo ser eliminada, en consecuencia el canal extraordinario阳跷 Yangqiao se debilitó y el 阴跷 Yinqiao se congestionó, por lo que perdió el conocimiento.

Bian Que preguntó:

-¿A qué hora murió?

A lo que el funcionario respondió:

- A la hora del canto del gallo.

Bian Que volvió a preguntar:

-¿Está embalsamado?

El funcionario respondió:

-¡Aún no!, todavía no lleva medio día de muerto.Bian Que dijo:

-Yo soy 秦越人Qin Yueren, del reino 齐 Qi de la región de Bohai, vivo en el distrito Mozhou, soy indigno de ver al príncipe, pero creo que puedo ser útil; por lo que he escuchado creo que afortunadamente el príncipe aún no ha muerto, yo puedo hacerlo despertar.

El funcionario comentó:

-¿El señor no se está burlando de mí, el príncipe realmente puede ser revivido? He escuchado que en la antigüedad remota, en el periodo del Emperador Amarillo, había un médico llamado 俞跗 Shufu. Él no utilizaba ni hierbas, ni punzones, ni qi gong, ni masaje, ni emplastos; él con solo observar al paciente sabía la localización de la enfermedad, buscaba los cinco puntos de acción dorsal (背输穴 Bei shu xue), ahí cortaba la piel, disecaba los músculos, permeabilizaba los vasos, sujetaba los tendones, trataba la médula y cerebro, frotaba el 膏肓Gao huang, arreglaba el diafragma, limpiaba los intestinos y el estómago, lavaba los cinco órganos, restablecía la energía esencial modificando el espíritu. ¿La técnica del Maestro se parece?, entonces, ¿puede revivir al príncipe?, si no es así, hay otra forma de revivirlo, de lo contrario al decir esto parecerá una broma de niño.

Después de un rato Bian Que levantó la cabeza y suspirando profundo dijo:

-Su método de tratamiento es como si viera el cielo solamente a través de una caña de bambú, a través de un orificio observara las vetas, yo, Qin Yueren, en mi método de tratamiento no solamente dependo de la evaluación del pulso, sino también necesito ver el tinte facial del enfermo, su actitud, estado de conciencia, escuchar la voz del paciente, y observar su postura, solamente así puedo decir dónde se localiza la enfermedad.

Además necesito observar los síntomas de la región yang, y así deducir el estado de la región yin; observar los síntomas de la región yin para poder deducir el estado de la región yang.

Usted considera que no digo la verdad, probemos con el príncipe, seguramente observaremos que el oído del príncipe todavía escucha sonidos y todavía aletea la nariz, y si palpamos las dos piernas, cerca de la región genital aún tiene calor.

El funcionario al escuchar hablar así a Bian Que se quedó perplejo, e inmediatamente comunicó al Rey Guo lo que había dicho Bian Que".

Es importante hacer notar que Si Maqian utilizó 7 años para terminar su libro el 史记*Shi ji,* "Registros del Historiador", finalizando el año 91 a.C. Aquí, en este capítulo de su libro, están referidas las anécdotas sobre Bian Que que datan de la dinastía Zhou del Este. Tal es el caso del reino Guo que fue destruido en el año 654 a.C. Se hace esta aclaración porque en el párrafo anterior se mencionan adelantos médicos que no concuerdan con la época en la que se considera que vivió Bian Que, por ejemplo: La existencia de los canales extraordinarios 阴跷 *yin qiao* y 阳跷 *yang qiao,* el concepto de punto que por las características es probable se esté refiriendo a 百会Baihui (DM20) -que aparece en el siguiente párrafo-, el manejo de acupuntura, de punzones y la forma en que explicó el funcionario la enfermedad, son conceptos contemporáneos a Si Maqian.

La forma en que Si Maqian relata esta anécdota da la impresión de que hubiera leído el Neijing, el Nanjing o cualquier otra obra similar a esta, que no se ubica en la actualidad.

"El soberano del reino Guo al escuchar esta noticia, loco se volvió, salió hasta la puerta central del palacio a recibir a Bian Que, y dijo:

-He escuchado desde hace tiempo su elevada virtud, pero nunca me he postrado ante su presencia. El señor al pasar por este pequeño país, felizmente ha venido a salvarme, ¡realmente me hace muy feliz!, gracias a que el señor ha venido, mi hijo podrá salvarse, si no fuera así, tendría que ir a la tumba, morir para siempre sin regresar.

Aún no terminaba de decir esto cuando su expresión se llenó de una profunda tristeza y durante mucho tiempo sus ojos se llenaron de lágrimas en un llanto incontenible.

Bian Que dijo:

-La enfermedad del príncipe es lo que la gente conoce como catalepsia (*尸厥 shi yue*), el príncipe no ha muerto.

Bian Que inmediatamente ordenó a su ayudante pulir sus agujas, posteriormente puncionó el punto 百会 Baihui (DM-20). Después de un momento el príncipe recobró el conocimiento. En ese momento Bian Que pidió un emplasto hecho con leopardo y lo mezcló con medicamentos salados, preparando una cocción, que aplicó como cataplasma en ambas regiones subcostales. Después del tratamiento el príncipe pudo sentarse. Posteriormente Bian Que reguló la actividad yin y yang, equilibrándolas. Después de 20 días de tratamiento el príncipe recobró la salud completamente.

Por eso la gente consideraba que Bian Que podía revivir a los muertos, Bian Que decía: 'Yo Qin Yueren no revivo muertos, lo que sucedió es que el príncipe aún estaba vivo y por eso es que él se levantó".

En otra de las anécdotas de Bian Que, se dice:

"Bian Que al llegar al reino Ji fue invitado por el rey 桓侯 Huan Hou a que fuera su huésped distinguido. Bian Que al postrarse en el salón ante

Dan Hou le comentó:

-Usted tiene un pequeño problema en la región subcutánea cou li, si no es atendido la enfermedad se profundizará.

A lo que el rey Dan Hou respondió:

-Yo no estoy enfermo.

Al retirarse Bian Que, Huan Hou comentó a sus ministros:

-Los médicos realmente son bien aprovechados, piensan engañar a personas sanas para curarlas en salud y adjudicarse méritos inexistentes.

Cinco días después Bian Que volvió a ver a 桓侯 Huan Hou y volvió a insistir, diciendo:

-Su enfermedad ya se localiza en los vasos, si no se trata me temo que se va a profundizar.

Huan Hou dijo:

-Yo no estoy enfermo.

Bian Que se retiró y el rey Huan Hou quedó contrariado. Cinco días después Bian Que de nuevo regresó a ver al rey, y al verlo comentó:

-Su enfermedad ha penetrado hasta la región del estómago y los intestinos, si no se atiende la enfermedad se agravará y profundizará aún más.

Huan Hou lo ignoró. Al retirarse Bian Que, Huan Hou otra vez quedó muy enojado. Cinco días después, de nuevo regresó Bian Que, al ver a Huan Hou desde lejos y sin decir nada se retiró. Huan Hou intrigado envió a una persona a preguntar la razón por la cual Bian Que se alejaba, Bian Que dijo:

-Cuando la enfermedad se localizaba en la región subcutánea, cou li, podía ser curada con hierbas y con emplastos; cuando la enfermedad se localizaba en los vasos podía utilizarse el efecto que tienen la acupuntura y los punzones sobre ese lugar; cuando la enfermedad se localizaba en la región gastrointestinal, podía utilizarse el efecto que tienen los medicamentos en maceración alcohólica; la enfermedad ahora se localiza en la médula, sitio donde se encuentra la energía vital, ahora ya no se puede hacer nada. Ahora que se encuentra la enfermedad en la médula, ya no puedo hacer nada.

Cinco días después Huan Hou cayó gravemente enfermo, inmediatamente envió a sus emisarios a buscar a Bian Que, sin embargo, Bian Que ya había abandonado el reinado Ji y días después Huan Hou murió."

Si el rey hubiera prevenido el desarrollo de la enfermedad antes de que aparecieran síntomas evidentes de esta, hubiera efectuado un tratamiento oportuno y se hubiera resuelto rápidamente. Los asuntos que le preocupan al hombre común, es el temor para padecer muchas enfermedades, pero al médico los asuntos que más le preocupan son la falta de métodos terapéuticos.

Cuando se trata a un enfermo, se presentan 6 situaciones por las cuales este no se puede curar. La primera es cuando se está frente a un paciente arrogante, presumido indisciplinado que no entiende razón alguna; la segunda cuando un paciente pone poca atención a su salud y mucha atención al dinero; la tercera cuando un paciente no pone atención en su vestido, comida y bebida; la cuarta cuando hay un gran desequilibrio entre yin y yang, cuando la actividad de los cinco órganos se desequilibra completamente; la quinta cuando el paciente está extremadamente adelgazado, lo que imposibilita tomar medicamentos; la sexta es cuando un paciente cree en el brujo 巫人*wu ren* y no cree en el médico. La primera de esta condiciones es la más difícil de resolver.

La base para formar el libro que escribió 司马迁 Si Maqian le dio la recopilación de anécdotas contadas por la gente de su país en ese entonces, y aunque es posible que no sean de lo más verídicas reflejan la manera de pensar del morador común de hace más de 2000 años en una nación que buscaba su identidad cultural.

En estas circunstancias vivían los primeros escritores del 内经Neijing. Algunos historiadores consideran que varios capítulos del Neijing fueron escritos en esta época por hombres que conocían la teoría de las seis energías, entendían los cambios de las cuatro estaciones, y muy probablemente ya analizaban el calendario de acuerdo con los Troncos Celeste y Ramas Terrestres.

Ellos también dominaban el manejo de algunos utensilios, posiblemente agujas y moxibustión, y en un intento de practicar la medicina de una forma diferente al 巫 *wu*, shaman, basándose en las novedosas teorías de yin-yang y cinco elementos, buscaron comprender los cambios patológicos relacionados con la naturaleza. Los médicos 医*yi* conocían algunas plantas medicinales, la preparación y el uso de los licores. El desarrollo de la agricultura generó riqueza material la cual, por su parte, estimuló un gran auge cultural. Apareció la escritura como instrumento clave en la transmisión y difusión de todos los conocimientos de aquella época. Gracias a la temprana aparición de la escritura china, hoy podemos leer muchas obras que narran sobre diversos aspectos de la vida y la sociedad de China en aquel periodo.

La historia de China está basada en hechos fundamentales de las ciencias modernas como la arqueología, la antropología, así como la existencia de obras escritas que datan de esa época. Otro elemento que no se puede soslayar es el de los mitos que se convierten gradualmente en elementos tan fuertes que se transforman en ritos. Por ejemplo, las anécdotas de Bian Que son referidas por varios autores médicos a lo largo de varios periodos; por ejemplo, Zhang Zhongjing hace alusión a Bian Que, uno de los grandes libros de acupuntura, el 神应经 *Shen ying jing* lleva en su nombre completo a Bian Que.

伊尹 Yi yin

En la etapa inicial a la dinastía Shang se ubica a 伊尹 Yi Yin, del Reino 莘 Xin, la tradición dice que fue esclavo de la familia Xin y posteriormente fue cocinero del rey Tang, se encargó de la cocina para después convertirse en ministro de ese reino. Se ubica como un gran conocedor de las propiedades terapéuticas de los alimentos y de las hierbas. De acuerdo con el prólogo de ABC de Acupuntura y Moxibustión escrito por Huang Fumi, Yi Yin era un ser con capacidades extraordinarias, que había heredado los conocimientos sobre las plantas del Soberano de la Agricultura (神农 *shen nong*), con lo que preparaba sus decocciones. También se considera que al preparar sus "sopas" podía claramente diferenciar la naturaleza de los medicamentos, los sabores ácido, amargo, picante, dulce y salado, así como lo turbio, lo claro, la naturaleza yin y yang de los medicamentos, lo que sube o baja, así como la forma en que penetra a los doce canales. Dado que Yi yin fue quien comenzó con el uso de las plantas, se considera como "el padre de la herbolaria".

文挚 Wen Zhi

Médico de alto nivel del Periodo de la Primavera y Otoño del reino Song, de acuerdo con Lenguaje Médico (医说 Yi Shuo) escrito por 张杲 Zhang Gao de la dinastía Song, se ubica a Wen Zhi como un médico de alto nivel y gran actitud ética. 龙叔子Long Shuzi en alguna ocasión le dijo, he escuchado que su arte médico es muy alto, estoy enfermo, podría Ud. atenderme, Wen Zhi siguiendo la orden de Zhang Shuzi se paró en su espalda y dirigiéndose hacia adelante miró con detalle, después comentó: "veo que en su corazón, ... hay seis orificios que están permeables y circula (la sangre) sin problemas, hay un orificio que no está permeable, atenderemos y la enfermedad deberá curar", después de esto, la enfermedad fue mejorando gradualmente.

Hacia el año 280 a.C. El monarca Ji Wen fue atacado por una enfermedad grave de tipo emocional, fue atendido por una gran cantidad de médicos, sin obtener resultados. El Emperador Ji supo que en el reino Song había un médico de gran renombre llamado Wen Zhi, a quien llamó de inmediato. Una vez que Zhi Wen terminó de interrogar y examinar al monarca, fue preguntado por el príncipe: "¿Hay esperanza respecto a la enfermedad de mi padre? A lo que Wen Zhi contestó: "Puedo curar la enfermedad del monarca, sin embargo si curo al monarca, él me matará" a lo que el príncipe intrigado preguntó "¿cuál es la razón de eso? Para poder curar al rey necesito hacerlo enojar, de lo contrario no podrá curarse, si lo hago enojar, me matará", El príncipe solicitó de manera enfática que atendiera y curara a su padre diciendo "Si la enfermedad de mi padre se cura, yo y mi madre la reina, garantizamos su vida, el rey atendrá las recomendaciones hechas por mí y por mi madre", "ah, entonces podré atender sin problemas al rey", dijo Wen Zhi. Así acordaron junto con el príncipe atender la Rey.

El primer día que había quedado de ir a atenderlo, no asistió a verlo, el segundo día también faltó a la cita y así tres veces consecutivas. El rey montó en cólera. Uno de esos días Wen Zhi regresó y sin modales o regalo alguno llegó hasta el lecho del monarca enfermo, y sin quitarse el calzado se subió a la cama del rey, además lo sacudía de la ropa, haciendo que se crispara de rabia. Wen Zhi no dejó pasar la oportunidad que tenía para seguir haciéndolo enojar, el monarca no aguantó más y se levantó de manera abrupta de la cama sin dejar de insultar a Wen Zhi. A partir de entonces el rey curó de su enfermedad mental emocional. Una vez curado, el monarca seguía enojado y mandó capturar a Wen Zhi, a quien quería que lo cocieran vivo en una gran olla. Al enterarse de tal orden el príncipe y la reina, explicaron al rey de lo que habían tramado para curarlo; sin embargo, el rey no hizo caso y mandó que continuaran con el castigo.

La historia no registra a todos esos héroes anónimos que con sus conocimientos permitieron que el germen de la medicina china naciera con fortaleza, permitiendo así la nueva etapa de la medicina.

Formación del sistema teórico de la medicina tradicional china

1. Periodo que ocupa (marcado en negrita)

	Dinastía Xia 夏	XXI-XVI
	Dinastía Shang 商	-XVI- XI
Dinastía	Zhou Oriental 东周	XI- 771 a.C.
Zhou	Zhou Occidental 西周	770-476 a.C.
	Primavera y Otoño 春秋	**475- 221 a.C.**
	Reinos Combatientes 战国	**471-221 a. C.**
	Dinastía Qin 秦	**221- 207**
Dinastía Han	**Han Occidental 西汉**	**206 a. C.-24 d.C.**
	Han Oriental 东汉	**25- 220 d.C.**
Tres Reinos	**Wei**	**220-265**
	Shu Han 蜀汉	**221-263**
	Wu 吴	**222-280**
	Jin Occidental 西晋	265-316
	Jin Oriental 东晋	317-420

Consideraciones generales, históricas y políticas

Sin duda, este periodo es uno de los más importantes en el desarrollo de la cultura China, se puede decir que los cambios que ocurrieron en este periodo marcan de una manera definitiva a China. A partir de aquí ya hay una cultura China bien definida, se establecen las bases muy sólidas de la cultura de este pueblo que marca una tendencia en todo el continente asiático. Durante la época que va del Periodo de los Reinos Combatientes a las dinastías Qin y Han, en China se dieron las condiciones para el florecimiento de la cultura china, como una de las cosas curiosas de la historia, casi al mismo tiempo florecía en Grecia la cultura helénica.

Durante esta época hay grandes avances en la agricultura; el uso del hierro impulsó el desarrollo de grandes y novedosos sistemas de irrigación, así como toda una serie de herramientas y utensilios para diversos fines, se hacían nuevos y sofisticados armamentos que fueron usados por algunos estados para dominar a otros.

El aumento de los recursos económicos y el uso del armamento mejorado provocó el desequilibrio en las relaciones entre los distintos reinos independientes, como es de suponer, intrigas, negociaciones políticas y militares se sucedieron. Los estados ricos y militarmente poderosos siempre tenían la ambición de anexar a su territorio a los reinos pequeños y pobres. Este periodo dentro de la historia china se conoce como el periodo de los Reinos Combatientes, que se caracterizó por la lucha entre los reinos ricos por anexar a otros y por la lucha entre los reinos ricos. El desarrollo económico demandaba también el desarrollo de la sociedad y la cultura en general.

En el año 221, antes de nuestra era, 秦始皇 Shihuang, ese emperador legendario, terrible para unos, unificador y edificador para otros, que sigue siendo un mito, llegó al poder y realizó la primera unificación de China, valiéndose de su astucia en política y en el campo militar.

La unificación no solo fue en el plano político, 秦始皇 Qin Shihuang también logró unificar la escritura, las medidas de peso, y volumen, el calendario, etc. Promovió el desarrollo de la producción, la ciencia y la cultura, a pesar de la quema de muchos libros, dejando solo los libros de medicina y de agricultura, la unificación de un imperio fue el cimiento para el desarrollo de la ciencia y el arte. Tomando la experiencia previa de la fabricación del papel, impulsó su elaboración a mayor escala y de esta forma contribuyó a la transmisión del conocimiento. Con 秦始皇 Qin

Shihuang se inicia la era que los historiadores occidentales denominan como “feudalismo burocrático” en China. Cerca de la ciudad de Xian se encuentra su tumba considerada como la “Octava Maravilla de Mundo Antiguo” donde se puede apreciar la gran organización sobre todo militar, aunque también se puede evaluar el alto grado de desarrollo en la metalurgia, el tipo de vestuario, de calzado, y muchísimos elementos más. Es un personaje que en la actualidad es motivo de gran investigación y análisis, su tumba es admirada por propios y extraños y muestra la grandeza de su imperio.

Entre los años 264-146 a.C. se llevaron a cabo las guerras púnicas

A raíz del triunfo del levantamiento campesino, realizado en contra del Emperador Qin Shihuang, termina la dinastía 秦Qin para iniciar la dinastía Han Occidental, El año 206 a. C 刘邦 Liu Bang se convirtió en monarca Han, después de cinco años de lucha derrocó a Xian Yu. El año 202 a. C finalmente 刘邦 Liu Bang se afianzó como Emperador, estableciendo su capital en Chang´an, en la historia se le conoce como 汉高祖 Han Gaozu. Los primeros años de la dinastía se implementó una política de reconstrucción, se premió con tierras de labranza, se amplió la superficie de cultivo con lo que la agricultura se recuperó y se desarrolló; la fundición de metales, los textiles, la alfarería y otras actividades artesanales recibieron un nuevo impulso; hubo una mejoría substantiva en la vida económica de la población, se recuperó la paz y tranquilidad y apareció el periodo conocido como “Política de escenario o plataforma cultural”.

Durante el tiempo de Emperador 汉武帝 Han Wudi, el país se encontraba fortalecido y se envió en dos ocasiones a 张骞Zhang Qian

(Explorador de la Dinastía Han de Oeste quien fue gran negociador con los 匈奴*xiongnu*)[20] a establecer relaciones diplomáticas con los Estados del Oeste abriendo la ruta de la seda, impulsando una senda de comunicación económica y cultural entre China con Asia Central, así como entre el centro y la periferia del estado Han.

Los últimos años de la dinastía Han anterior, se caracterizaron por corrupción y descomposición social, reinició un periodo de paz y tranquilidad que permitió el desarrollo de la agricultura, la fundición de metales como el hierro, el tejido, la cerámica de porcelana, etc.

El año 36 a.C. se establece la alianza entre Marco Antonio y Cleopatra VII, y viene la invasión de Egipto que pasa a ser provincia romana. El año 30 ocurren los suicidios de dichos personajes.

El año 6 d. C 王莽 Wang Mang usurpó el poder Han, estableciendo una corta dinastía denominada dinastía Xin. Al subir al trono 王莽Wang Mang aumentó la explotación y opresión al pueblo, lo que provocó el descontento popular y consecuentemente el surgimiento de varios ejércitos, entre los más importantes destacan el ejército del "Bosque Verde" y el ejército de las "Cejas rojas". El terrateniente intelectual originario de Nanyang, 刘秀 Liu Xiu también participó en este levantamiento, rápidamente obtuvo un puesto de mando. En el año 23 Wang Mang fue derrocado. El año 25 de d. C Liu Xiu es nombrado Emperador, estableciendo su capital en 洛阳 Luoyang, históricamente se conoce como dinastía Han del Este. Durante los primeros años de la dinastía Han del Este, la producción agrícola

---

[20] Xiong nu, también conocido como hunos, pobladores guerreros que se mantuvieron en luchas casi permanentes con los chinos. Los hunos ocupaban la parte norte y se desplazaban hacia el Oriente o Poniente.

nuevamente se recuperó y se desarrolló, hubo un nuevo incremento en la producción y desarrollo de las actividades artesanales tales como: la fundición del hierro, del acero, el progreso en la actividad textil y un hecho sin precedentes en la historia; el papel, especialmente el papel tipo 蔡伦 *cai lun,* ya que fue uno de los elementos fundamentales en el desarrollo de la economía y la cultura. Este tipo de papel hecho con la corteza de algunos árboles los cuales eran cocidos, fue un gran acontecimiento para la humanidad. Durante esta dinastía, especialmente en el reinado del Emperador 汉明帝 Han Mingdi, se envió en misión diplomática a 班超 Ban Chao a Estados del Oeste restableciéndose a la Ruta de la Seda. Ban Chao durante más de 30 años, aislado del gobierno Han, combatió a los Hunos valiéndose de su habilidad política y diplomática, además envió emisarios a Persia, lo que no solo favoreció la "adhesión" de los Estados Occidentales, sino que también impulsó el intercambio entre China con otros estados.

Sin embargo, la dinastía Han del Este se enfrentaría a su destino; los emperadores uno a uno moriría muy joven, por lo que el emperador niño era manejado por sus familiares, y por eunucos que emprendieron una lucha interna hacia dentro de la corte en contra de los familiares y después contra los intelectuales. Además, se presentaron algunas epidemias que diezmaron la población. Se presentó el descontento y se formó el ejército de los Turbantes Amarillos, así como otros movimientos rebeldes.

El gobierno envió una gran cantidad de soldados para oprimir los movimientos rebeldes, sin embargo, los soldados separatistas recibieron un fuerte apoyo.

Al momento que restablecía la paz el emperador 汉献帝Han Xiandi, 曹操 Cao Cao intentó aplacar a 孙权Sun Quan y 刘备 Liu Bei. En el año 208 ocurrió la famosa batalla de los Peñascos Rojos (赤壁 *chi bi*) en donde

曹操 Cao Cao fue derrotado, formándose el sistema de País Trípode. En el año 220 murió 曹操 Cao Cao, su hijo 曹丕 Cao Pi, se separó del emperador Han Xiandi tomando el nombre de 魏文帝 Wei Wendi. De la misma forma continuaron 刘备 Liu Bei y 孙权 Sun Quan, los cuales formaron los estados 蜀 Shu, 汉 Han y 吴 Wu respectivamente, a este periodo se le conoce históricamente como el Periodo de los Tres Reinos.

En el año 1 de nuestra era se establece el nacimiento de Cristo. El año 14 de nuestra era muere Augusto y se inicia hasta el año 96 un periodo de sucesión de diversos emperadores César Germánico (Calígula), Claudio, Nerón, Vespasiano, Tito y Domiciano.

Durante el periodo de la dinastía Qin y las dos dinastías Han el desarrollo de los conocimientos sobre la naturaleza y la sociedad humana fue muy importante. En la filosofía, literatura e historia aparecieron muchas obras importantes entre las que destacan 孟子 Meng Zi, "La Obra de Mencio"[21] 庄子 Zhuang Zi. "La Obra de Zhuang Zi".[22] 荀子 Xun Zi, "Recopilación de las Obras de Xun Kuang".[23] "La obra de Han Feizi"(韩非子 Han Feizi)[24].

---

[21] La Obra de Mencio", último de los Cuatro Libros Canónicos. Mencio (372-289 a. C.), discípulo de Zi Si (el nieto de Confucio), quien recalcaba las virtudes de la humanidad ren y equidad yi.

[22] "La Obra de Zhuang Zi" (también conocido como Zhuang Zhou), famoso filósofo taoísta del siglo IV a. C.

[23] "Recopilación de las Obras de Xun Kuang". (Ver Xun Zi)

[24] "La Obra de 韩非子 Han Feizi". Han Fei, hijo del emperador 韩王Han Wang, discípulo de 荀子Xun Zi fundador de la escuela legalista, considerado como filósofo, pensador, ensayista, etc. Fue obligado a suicidarse hacia el año 230 a. C. Su teoría sentó las bases teóricas para el establecimiento de un Estado centralizado, unificador y autoritario.

El libro de Poemas de 屈原 Qu Yuan el 离骚 *Li Sao,* "Pena de Separación"[25]. Aparecen los libros de poemas acompañados de música (乐府诗 *le fu shi*) Prosa Poética (辞赋 ci fu). En este periodo aparece el célebre historiador de la dinastía Han, 司马迁 Si Maqian (145-86 a. C.)[26] "Padre de la historia de China". Escribió el 史记 *Shi ji,* "Crónicas del Historiador".[27] Siguiendo la tradición del estudio de la historia que implantó 司马迁Si Maqian, que continuaría a lo largo de las dinastías posteriores, tenemos al historiador 班固Bang Gu que escribe el 汉书 *Han Shu,* "El Libro de los Han". [28]

Uno de los capítulos más importantes de este libro, es el capítulo "Sobre las artes y la literatura (艺文志 *Yi wen zhi*)". En él se refieren los cánones médicos de los 7 especialistas, los cuales son:扁鹊内经 *Bian Que Neijing,* "El primer canon de Bian Que"; 扁鹊外经 *Bian Que Waijing,* "El segundo

---

[25] Libro que refiere los eventos políticos y religiosos del Reino Chu del periodo de los Reinos Combatientes. Obra de un estilo poético y romántico que influyó en forma importante en la literatura de épocas posteriores.

[26] Si Maqian. Historiador, literato y pensador de la dinastía Han Occidental. Fue capturado por los Hunos (pobladores del norte de China, en lo que ahora es Mongolia) y recibió la pena de castración, lo que no impidió que continuara con su valiosa obra.

[27] El 史记 Shi Ji, "Memorias Históricas", se ubica a este libro como la obra de historia más antigua de China. Registra eventos desde el Emperador Amarillo Huangdi, hasta el Emperador Han Wudi. Los estudiosos consideran que los registros históricos incluyen eventos de más de 3000 años. El libro consta de 130 capítulos. Gracias al Shiji conocemos la historia de Bian Que, entre otros.

[28] Ban Gu (32-92). Historiador y literato de la dinastía Han Oriental. Continuó con el estilo y tradición en el estudio de la historia de Si Maqian, escribió junto con Ban Piao y Ban zhao el libro que registra los eventos de la dinastía Han Occidental. El 汉书Han shu, registra los eventos históricos de más de 200 años, desde el año 206 a.de C. hasta el año 23 d.de C., está dividido en 12 ramas (ji), ocho tablas (biao), 10 apartados (zhi), 70 leyendas. Libro básico para la investigación de los eventos de la dinastía Han Occidental. Ban Gu, en el año 89 de nuestra era, fue tomado preso por los Hunos y 3 años después murió en prisión.

canon de Bian Que"; 白氏内经*Bai shi Neijing*, "El primer canon del señor Bai"; 白氏外经 *Bai shi Waijing*, "El segundo canon del Sr. Bai"; 白氏旁篇 *Bai shi pang pian*, "Capítulos agregados del Sr. Bai". 黄帝内经 *Huangdi Neijing*, "El primer canon del Emperador Amarillo" (aquí es donde aparece por primera vez referido el Neijing). 黄帝外经 *Huangdi Waijing*, "El Segundo Canon del Emperador Amarillo". En el campo de la astrología 张衡 Zhang Heng construyó una esfera armilar y un "sismógrafo" que fue de gran utilidad para conocer el movimiento de los astros y medir los temblores. En el campo de la aritmética y matemáticas, durante la dinastía Han Occidental, se escribió el libro 周髀算经 *Zhou Bi Suan Jing*, "Canon de Aritmética Zhoubi".

En este volumen se incluyen las fracciones numerarias simples y complejas y también la versión china del teorema de Pitágoras. En el campo de la agricultura, en el 汉书 *Han Shu* se refiere la existencia del libro 氾胜之农书 *Fan sheng zhi nong shu*, "Libro de Agricultura de Fan Sheng", que habla sobre importantes avances en las técnicas de sembrado y barbecho, y un gran desarrollo de la agricultura en general.

El pensamiento filosófico durante esta época presentó una evolución sin precedentes. En este periodo surgieron varios exponentes importantes que marcarían definitivamente la historia futura de China. Confucio y sus discípulos desarrollaron su escuela, el confusionismo (儒家 *ru jia)* y Lao Zi desarrolló el daoísmo (道家 *dao jia*).

Se fortaleció también la escuela de "Yin yang" (阴阳家*yin yang jia*), la escuela de los "Sofistas" o escuela de los nombres (名辨家 *ming bian jia*), la de los Legalistas (法家 *fa jia*) y la de los Moistas o "pacifistas" (墨家 *mo jia*), etc. Se considera que durante este periodo aparecieron algo más de 20 escuelas, pero las más representativas fueron las seis mencionadas anteriormente.

En los albores de la dinastía Han Occidental se enfatizaba mucho en lo propuesto por Lao Zi del 无为 wu *wei*, este correspondía completamente con la política de impulsar el descanso del pueblo. Durante el reinado de 汉武帝 Han Wudi, 董仲舒 Dong Zhongshu en su obra Los Cordeles de Jade del Periodo de la Primavera y Otoño (春秋繁露 *Chun qiu fan lu*), de manera frenética difundía el providencialismo "los eventos son resultado de la providencia y designios divinos", así como los principios éticos confucianos de las Tres Reglas y las Cinco Virtudes Constantes (三纲五常*san gang wu chang*): "el soberano guía a los súbditos; el padre, al hijo y el marido a la mujer) y "las cinco virtudes constantes" (仁 ren solidaridad benevolencia 、 义 yi justicia, 礼 respeto, 智 zhi sabiduría、信 palabra -fidelidad, confianza), a su vez solicitó: combatir a otras "cien" escuelas, excepto a la escuela confuciana" (Ru), a partir de entonces la escuela confuciana cada día fue tomando más fuerza.

Ya en la dinastía Han del Este, las técnicas de adivinación combinada con la creencia confuciana, favoreció que los clásicos confucianos fueran tomados como textos sagrados de cualquier religión. El año 79 en el salón del "Tigre Blanco" se realizó una reunión de tipo nacional para el estudio de los clásicos, en una reunión 班固 Ban Gu ordenó y estructuró un documento conocido como "La comunicación de las Normas Éticas del Tigre Blanco (虎通德论 *bai hu tong de lun*), posteriormente se abrevió a "La Comunicación del Tigre Blanco (白虎通 *bai hu tong*), fue a partir de entonces que "Los Tres Guías Cardinales y las Cinco Virtudes Constantes" fueron deidificadas, además se comunicó sobre el lugar de revisión y aprobación de las obras clásicas.

En el campo de la medicina, las escuelas que más influyeron en su evolución fueron el daoísmo, confusionismo y la escuela de Yin yang, esta última posteriormente "asimilada" por el daoísmo. El daoísmo influyó en forma determinante en la evolución de la medicina, especialmente en sus aspectos básicos de energía 精*jing* esencial, el concepto de energía de神 *shen* espíritu, sus métodos propuestos para "alimentar la vida" y toda la postura de investigación que propone Lao Zi. Al revisar el Neijing, y en especial el Suwen, da la impresión que algún daoísta lo escribió ya que el estilo es similar al del 道德经 *Dao de jing, "Canon del daoísmo"*. Incluso se conoce como la filosofía del Emperador Amarillo y de Lao Zi (黄老哲学 *huang lao zhe xue*). El confusionismo, con sus elementos de virtud, moral, ética, piedad filial, etc. contribuyó de manera determinante en el campo de la moral y ética médica.

Mapa de China durante la dinastía Han del Este, mostrada en color amarillo

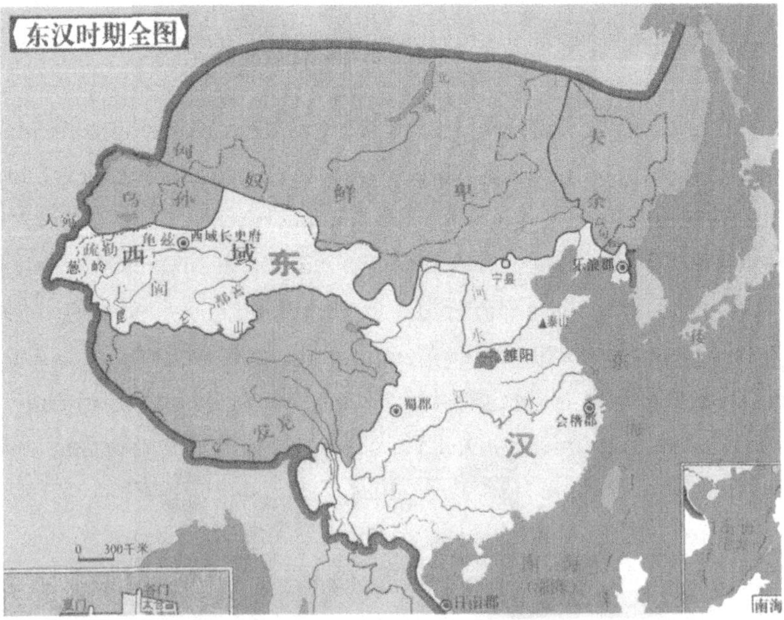

Durante este periodo se estableció una lucha entre el idealismo y el materialismo. Varios de los pensadores de la época entre los que se encuentra 荀子Xun Zi, combatieron en forma permanente la idea de que el cielo y la naturaleza en general dependen de la energía de un Dios todopoderoso. Esto facilitó la búsqueda de causas “naturales” de la enfermedad, así como los tratamientos basados en procedimientos que se pueden obtener de la naturaleza y una concepción muy materializada de la misma.[29] Las teorías de yin yang y de los cinco elementos seguramente ya eran el hilo conductor de los conocimientos generados, la dialéctica simple del yi jing, los conocimientos sustentados en la astronomía y matemáticas ofrecían al investigador del fenómeno médico un caldo de cultivo único.

[29] 荀子Xun Zi o 荀况Xun Kuang, filósofo confuciano del siglo III a. C., racionalista en la explicación del cosmos y pragmatista en política.

Avances médicos

El 黄帝内经 *Huangdi Neijing*, "*El primer canon del Emperador Amarillo*"

Tomando en cuenta los elementos comentados en el párrafo anterior se dan las condiciones culturales y científicas para la formación del sistema teórico de la Medicina Tradicional China, de acuerdo a lo que se sabe en la actualidad ese sistema se fundiría en una sola obra maestra el 黄帝内经*Huangdi Neijing*, "El primer canon del Emperador Amarillo".

El 黄帝内经 *Huangdi Neijing, El primer canon del Emperador Amarillo* es una de las obras más antiguas de China existentes hoy en día. Se trata de un clásico relativamente sistemático y completo, en el que se resumen los avances médicos de la antigüedad y se establecen y sientan las bases del sistema teórico de la medicina tradicional china. No existe una sola rama de esta que, a lo largo de su historia, no esté basada en el contenido de dicha obra. Incluso en la actualidad, su sistema teórico-médico, sus conceptos y sus principios terapéuticos tienen un inestimable valor tanto para la investigación teórica de la medicina tradicional china como para la utilización en la práctica clínica, la cual se basa en el 辨证论治 *bian zheng lun zhi* "tratamiento acorde con la diferenciación sindromática".

A continuación encontrará parte del prólogo que presento en la traducción que he hecho del Suwen.

"El contenido del 黄帝内经*Huangdi Neijing, "El primer canon del Emperador Amarillo*" es extremadamente rico. En él se proporciona una explicación sistemática de la teoría del yin yang (阴阳学说 *yin yang xue shuo*), de los cinco elementos (五行学说 *wu xing xue shuo*), de las manifestaciones orgánicas o fenomenología orgánica (脏象 *zang xiang*), de la etiología (病因 *bing yin*), de la fisiopatología (病机 *bing ji*), de los cuatro métodos diagnósticos (四诊 *si zhen*), de los principios terapéuticos (治则 *zhi ze*), del "método para alimentar la vida" (养生之道 *yang sheng zhi dao*), de la teoría de los cinco movimientos y de las seis energías (五运六气 *wu yun liu qi*), así como de otros aspectos básicos en la medicina tradicional china.

Este sistema teórico, relativamente completo, es el triunfo de los médicos de la antigüedad en su accionar en la vida cotidiana, en su actividad productiva y en su práctica como una lucha prolongada contra las enfermedades. El 黄帝内经 *Huangdi Neijing, El primer canon del Emperador Amarillo*, incluye conocimientos amplios de fisiología, astronomía, geografía, biología, fenómenos meteorológicos, matemáticas, psicología, etc.; norma los criterios fisiológicos, explica los cambios patológicos y el diagnóstico, y en el aspecto terapéutico sienta las bases de la acupuntura y de la práctica medicamentosa.

El 黄帝内经 *Huangdi Neijing,* El primer canon del Emperador Amarillo tiene como núcleo a la teoría orgánica. De acuerdo con dicha teoría, en el mundo exterior la actividad del organismo está relacionada con los cambios naturales de las cuatro estaciones, con los cinco puntos cardinales y con el hábitat; en el interior, esa actividad se vincula con los cinco órganos y las seis vísceras, con los órganos de los sentidos, con las estructuras corporales (los huesos, los tendones, los músculos, los vasos y la piel), con los siete sentimientos y con otros sistemas interrelacionados fisiológica y patológicamente.

En el 黄帝内经*Huangdi Neijing,* El primer canon del Emperador Amarillo se fundamenta la ideología primaria de la medicina tradicional china; el concepto de la "unicidad" tanto en el interior como en el exterior.

En la obra se presentan y estudian con detalle la teoría etiológica de las seis energías patógenas, los siete sentimientos, los daños causados por los malos hábitos alimenticios y el desgaste físico, así como otros agentes etiológicos, clasificados en aquellos que primero lesionan a 阴 yin (agentes internos) y aquellos que primero lesionan a 阳 yang (agentes externos). Tal ha sido el punto de partida de la actual clasificación en agentes internos y externos, propia de la medicina tradicional china. En el 黄帝内经 *Huangdi Neijing,* El primer canon del Emperador Amarillo se presenta y desarrolla el concepto de que la lucha entre la energía patógena externa 邪气 *xie qi* y la energía antipatógena 正气 *zheng qi* determina la naturaleza, el desarrollo, el origen, etc., de las enfermedades, y revela la importancia capital que tiene esa lucha en el proceso de la enfermedad. Asimismo, se sientan las bases para utilizar el método de la diferenciación sindromática de los órganos, las vísceras, los canales y colaterales, así como el sistema clínico del "tratamiento acorde con la diferenciación sindromática".

Todos los conceptos aludidos hasta ahora han incidido de forma continua y con efectividad en la práctica clínica de la medicina tradicional china durante más de 2 000 años.

El 黄帝内经 *Huangdi Neijing,* El primer canon del Emperador Amarillo, consta de dos partes: el 素问 *Suwen* y el 灵枢 *Lingshu,* escritos a manera de tesis. Cada parte está compuesta por 81 capítulos con un contenido muy extenso, en los cuales analiza casi toda la teoría de la medicina tradicional china.

Algunas consideraciones acerca del contenido del 素问 Suwen:

En cada uno de los 81 capítulos que configuran el 素问 Suwen hay una serie de temas que se estudian de manera prioritaria. A continuación se presenta la organización temática de cada capítulo.

Capítulo	Tema
› 1-7	Método para alimentar la vida, teoría de yin yang. Teoría de los cinco elementos.
› 8-11	Fenomenología orgánica.
› 12-16	Tratamiento.
› 17-20	Diagnóstico.
› 21-24	Teoría acupuntural.
› 25-30	Fisiopatología.
› 31-49	Algunos cuadros nosológicos.
› 50-65	Algunos puntos de acupuntura, técnicas de punción.
› 66-77	Teoría de los cinco movimientos y de las seis energías
› 78-81	Fisiopatología, principios terapéuticos y Ética médica.

Si bien los temas mencionados se estudian de una manera relativamente amplia en cada grupo de capítulos, también se examinan otros aspectos. Así, es posible encontrar referencias a la etiología, la patología y los principios terapéuticos, etc. Por lo tanto, al estudiar la presente obra es necesario realizar un análisis global y sistemático de ella, pues es la única forma de comprender su contenido sustancial.

Consideraciones acerca de los escritores del 黄帝内经 *Huangdi Neijing*, El Primer Canon del Emperador Amarillo

Antes de la dinastía Song (960-1279) se consideraba que el 黄帝内经 Huangdi *Neijing,* El primer canon del Emperador Amarillo había sido escrito por un personaje mítico llamado el Emperador Amarillo, 黄帝

Huangdi. Para los escritores de la antigüedad, el Emperador Amarillo fue el creador de la nacionalidad china; además, consideraban un honor que en cada obra importante se incluyeran las palabras 黄帝 Huang di (Emperador Amarillo) para dejar sentado que determinado conocimiento o teoría estaba bien fundamentado. Este procedimiento se transformó en una costumbre de la época anterior a la dinastía Song.

Tal es el sentido del título de la presente obra, la cual no fue escrita por ningún personaje histórico que respondiera al nombre de Emperador Amarillo.

De acuerdo con los historiadores, el Emperador Amarillo perteneció a un clan de la época neolítica, durante la cual ya existía en China un cierto desarrollo cultural.

Dado el contenido del 黄帝内经Huangdi Neijing, El primer canon del Emperador Amarillo y los datos históricos que se tienen acerca de cuándo se escribió, se deduce que la obra es una recopilación de escritos de muchos médicos, cuyos nombres, cualidad y otros aspectos importantes para el análisis de la obra son difíciles de conocer hoy en día.

Consideraciones acerca del nombre

El término Neijing está representado en chino por dos caracteres: 内 *nei* y 经 *jing*. 内 *Nei*, antónimo de 外 *Wai*, significa "interno, lo primero, la parte A, la primera de una obra de dos partes"; 外 *wai* significa "lo externo, lo segundo. La parte B, la segunda de una obra de dos partes". Todo lo anterior alude al hecho de que en la historia china existe un 黄帝外经 Huangdi Waijing, que se encuentra perdido; por su parte, 经 *jing* significa canon, en referencia a aquel conocimiento cuyo contenido hay que dominar por completo.

Respecto al significado de 素问 *Suwen*, desde la antigüedad existen varias versiones. Según 林亿 Lin Yi, de la dinastía Song (920-1279), 素 *su* significa "estructura", "materia, "base de algo", mientras que 问 *wen* significa "pregunta", "cuestión, "interrogante", etc. Así, este libro está escrito en forma de diálogo en el que generalmente el Emperador Amarillo plantea preguntas para discutir aspectos fundamentales de la medicina tradicional china, como la actividad fisiológica, los cambios patológicos, el diagnóstico, el tratamiento, la prevención de las enfermedades, los métodos para prevenir el envejecimiento, etc. Las respuestas son dadas por sus maestros, entre los cuales destaca 岐伯 Qi Bo.

Consideraciones acerca de la época en que se escribió

Existen diversas opiniones respecto a la época en que se escribió el 黄帝内经 Huangdi Neijing, El Primer Canon del Emperador Amarillo. Tomando en consideración los datos de que se dispone en la actualidad, se ha llegado a la conclusión de que no fue escrito en una fecha determinada, sino a lo largo de toda una época. Al analizar la ideología vertida en el texto, la técnica, los datos históricos, el estilo literario y algunas reliquias desenterradas (Por ejemplo, la tumba de 马王堆 Mawangdui), se ha determinado que algunos capítulos se escribieron desde la época de los Reinos Combatientes (475-221 a.C.) hasta los primeros años de la dinastía Han del Oeste (206 a.C. a 90 d.C.), pero es posible que la estructuración del libro se realizara en la mitad y finales de la dinastía Han del Este (25 a.C. a 220 d.C.).

Los periodos posteriores a la escritura del 黄帝内经 Huangdi Neijing, El Primer Canon del Emperador Amarillo tuvo una gran inestabilidad social y política. Por un lado, el continuo estado de guerra y, por otro, el hecho de que los textos se escribieran en tablillas de bambú o en telas de seda, causaron el extravío de algunas partes del libro.

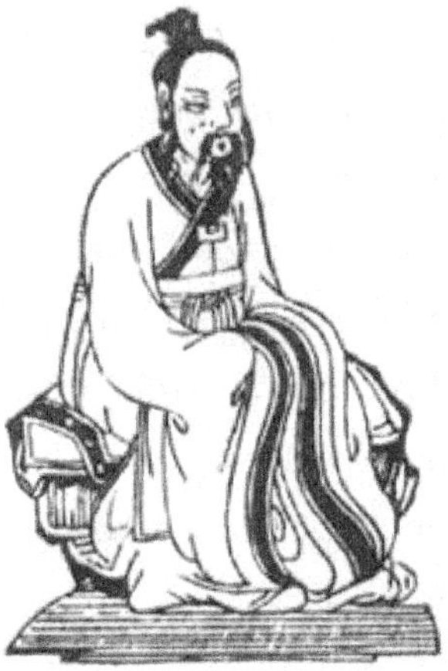

黄帝

Para la época de la dinastía Tang (618-907), que fue de gran florecimiento cultural, se habían perdido nueve capítulos -desde el 66 hasta el 74- y los que se conservaban estaban en muy mal estado, pues había discontinuidad en su contenido y muchos de los caracteres se habían perdido o no eran los correctos.

Imagen del emperador amarillo.

Después de la corrección, revisión, y ordenamiento de los textos por parte de 王冰Wang Bing, este añadió siete capítulos, cuyo contenido se refiere a los "cinco movimientos y a las seis energías" 五运六气 *wu yun liu qi*). Esos capítulos posiblemente fueron escritos durante la dinastía Han del Este (25 a.C. a 220 d.C.); a pesar de este agregado, aún faltaban dos capítulos. Durante la dinastía Song (960-1279) 林亿 Lin Yi, uno de los revisores de la obra, descubrió la falta de esos dos capítulos del 素问 Suwen. En ambos se estudia fundamentalmente la teoría del movimiento energético. A pesar de que su nombre coincide con el de los capítulos faltantes, su contenido y estilo literario dejan ver que de ninguna manera son capítulos del 素问 Suwen original.

Aquella persona que ha estudiado cualquier rama de la medicina tradicional china, sabe la importancia que tiene esta gran obra, su contenido se ha venido ratificando a lo largo de los miles de años que distan de nuestros días.

A continuación, en forma esquemática se presenta el contenido del Neijing. Se mencionan algunos de los aspectos teóricos más importantes que se siguen dentro de la medicina Tradicional China. Al grado de contribución que tuvo el Neijing u otra obra para el desarrollo dentro de la medicina tradicional china se le asigna un valor que va de 0, que a pesar de ser un valor asignado muy subjetivo de mi parte, sí refleja de alguna manera la importancia que tuvo a lo largo de la historia de la medicina tradicional china y en la actualidad tiene el Neijing.

ASPECTOS DE LA TEORÍA DE LA MEDICINA TRADICIONAL QUE SON TRATADOS EN EL NEIJING

Materia	Neijing	Otras
Teoría de yin yang	++++	
Cinco elementos	++++	
Función de órganos y vísceras	++++	
Relación zang-fu con tejidos, energía, espíritu	++++	
Relación hombre con la naturaleza.	++++	
Relación entre los órganos y vísceras	++++	
Relación entre zang fu con órganos de los sentidos	++++	
Órganos Extraordinarios	++++	
Definición Mingmen y Sanjiao	++	Nanjing
Definición y clasificación de tipos de energía.	++++	
Po shen, hun yi y zhi.	++++	
Transformación y distribución de los alimentos	+++	
Metabolismo de los líquidos	++++	
Distribución de los cinco sabores en los órganos	+++	
Teoría de canales y colaterales	++++	
Ocho canales extraordinarios	++	Nanjing
Etiología y fisiopatología	++++	
Fisiología y fisiopatología de sangre y energía	++++	
Los cuatro métodos diagnósticos	++	Nanjing y Maijing
Concepto de canal y su clasificación	++++	

Terapéutica de acuerdo a la causa, tiempo, lugar y persona.	+++	
Concepto de punto	++++	
Tonificación y sedación.	+++	
Acupuntura y sus utensilios	+++	
Técnica de selección de puntos	++++	
Localización de puntos	+++	
Clasificación de puntos.	++++	
Descripción de síndromes	++	
Acupuntura horaria 子午流注 *Zi wu liu zhu*		Song y Ming

Además de lo anterior describe casi en su totalidad la Teoría de los Órganos y Vísceras; el aspecto funcional, su relación entre órganos y órganos, entre órganos y vísceras, entre vísceras y vísceras, la relación de cada órgano con un órgano de los sentidos, con un tejido, o estructura corporal, con cada una de las estaciones, con un determinado, color, sabor, sonido, estrella, punto cardinal, etc. Establece el concepto de los distintos tipos de energía, su fuente, su función, (Energía 精 *Jing* esencial, energía 营 *ying* alimenticia, energía 卫 *wei* de protección externa, energía 宗 *zong* pectoral, energía 元 *yuan* de origen).

El origen, función, distribución de la sangre, la distribución de la sangre y al energía dentro de los canales yin y yang. Estudia las diferentes manifestaciones del espíritu; 魄 *po*, 神 *shen*, 魂 *hun*, 意 *yi* y 志 *zhi*. Estudia los procesos de desarrollo y debilitamiento del ser humano en sus diferentes etapas de la vida; desde el feto, la infancia, la edad madura, hasta la tercera etapa. En el Neijing tanto en el Suwen como en el Lingshu se refieren varias obras antiguas, que por ser referidas aquí nos indican que las habían antes de ser escrito esta obra. Entre las más importantes están: 上经 *Shang jing* " El canon superior (primer)", 下经 *Xiajing* "El canon inferior", 脉经 *Maijing*[30] "El canon del pulso", 九针 *Jiu zhen* "Las nueve agujas", 大要*Da yao* "Los grandes principios", 脉法 *Mai fa*, "El método para tomar el pulso", 脉要 *Mai yao*, "Los principios fundamentales de la pulsología", 本病 *Ben bing* "Las bases de las enfermedades", 金匮 *Jing gui* " La caja valiosa", 热论 *Re lun* " Teoría de las enfermedades febriles",形法 *Xing fa*, " Método para estudiar la estructura corporal", 针经 *Zhen jing*[31] "Canon de acupuntura", 脉*Mai bian* "Los cambios del pulso",五色 *Wu se* " Los cinco colores" 奇恒 *Qi heng* "Los órganos extraordinarios", 阴阳十二官相实 *Yin yang shi er guan xian shi* "El mutuo apoyo de las doce estructuras yin yang", 天元玉册 *Tian yuan yu ce* "Libro de jade de la energía ancestral del cielo", 太始天元册文*Tai shi tian yuan ce wen* "Documento del origen de la energía ancestral del cielo", etc.

Como se refiere en el prólogo El 黄帝内经*Huangdi Neijing* "El primer canon del Emperador Amarillo" consta de dos partes: el 素问 *Suwen* y el 灵枢 *Lingshu*. La primera parte posiblemente previa a la segunda discute especialmente aspectos de tipo teórico, sienta las bases teóricas fundamentales de la medicina tradicional china. El 灵枢 Lingshu es también conocido como el 针经 *Zhen jing*, "Canon de acupuntura", que como su nombre lo dice, discute especialmente la teoría básica de la acupuntura, establece casi en su totalidad la teoría de los canales y colaterales, su relación con los órganos, el concepto de punto, los diferentes tipos de puntos, las técnicas de manipulación más simples, y mucho de lo que maneja un acupunturista de hoy está sustentado en el Lingshu. Además de algunos otros aspectos teóricos.

---

[30] Maijing, "Canon del pulso", esta obra es homónima con el Maijing escrita por Wang Shuhe en la dinastía Jin Occidental, considerada como el primer libro que se dedica exclusivamente al estudio del pulso.

[31] Zhenjing "Canon de acupuntura". Es otro de los nombres que le asignaron al Lingshu, la otra parte del Neijing. En este caso se refiere a una obra previa al Neijing.

He especulado que probablemente el nombre de Lingshu, tenga que ver con ling que es mágico, espectacular, maravilloso y shu, eje, centro, en este caso puede significar aguja, acupuntura. Considero que quienes estructuraron el sistema mostrado en este libro, sintieron lo mágico, maravilloso, extraordinario efecto de las agujas y por esa razón le pusieron este nombre.

No significa que el *Suwen* no refiere conceptos de acupuntura, por el contrario, da la impresión de que quiénes escribieron el Neijing, utilizaban como método terapéutico más importante a la acupuntura y moxibustión y mucho menos la herbolaria. Esto se demuestra por la escasa cantidad de productos medicinales y fórmulas que se manejan en el Neijing.

Muchos otros aspectos importantes el lector interesado encontrará en esta obra maravillosa. En occidente se dice que los "avances" posteriores a los griegos son anotaciones de pie de página a la obra de los antiguos. En el caso del Neijing el desarrollo posterior de la medicina es como hacer notas de pie de página al Neijing.

Una vez sentadas las bases teóricas de la Medicina Tradicional China hecha por el Neijing, durante este periodo encontramos otras obras que son muy importantes, entre los que se encuentra: el 难经 *Nan jing*, "Canon de las dificultades", El 神农本草经 *Shen nong ben cao Jing* " Canon de Herbolaria del Soberano de la Agricultura", 张仲景 Zhang Zhongjing con su 伤寒杂病论 *Shang han za bing lun* "Teoría de Enfermedades Diversas Causadas por la agresión de la energía patógena frío", etc.

El 难经 Nanjing

El nombre completo es 黄帝八十一难经 *Huang di ba shi yi nan jing*, "Canon de las 81 Dificultades del Emperador Amarillo". El o los autores de este libro al igual que el Neijing también sigue siendo un misterio. Antes de la dinastía Tang se le atribuía a 扁鹊 Bian Que, sin embargo de acuerdo a la época en que vivió Bian Que, por el contenido del Nanjing, y que no está referido en el 史记 *Shi ji* "Crónica del Historiador" o en el 汉书 *Han shu* "El Libro de la Dinastía Han" hacen suponer, que esta obra fue posterior al Neijing. Pero no debió ser escrita después de la dinastía Han Oriental, lo más probable es que fue escrita durante la dinastía Han Occidental.

Contenido

Igualmente, escrito a manera de dialogo que el Neijing, donde el Emperador Amarillo pregunta y 岐伯 Qi Bo responde, su contenido en términos generales es como sigue:

"Dificultad"	Contenido general
› 1-22	Pulsología.
› 23-29	Teoría de canales y colaterales
› 30-47	Teoría de órganos y vísceras.
› 48-61	Patología
› 62-68	Puntología
› 69-81	Terapia acupuntural.

Dentro de los aspectos importantes que destaca su contenido, es el siguiente: enuncia y sienta las bases para la investigación pulsológica de la "boca del pulso" 寸口 *cun kou*, hace un análisis muy detallado del concepto 命门 *Ming men* "puerta de la vida" y el 三焦 *San jiao*, es una de las obras fundamentales para el estudio de los canales extraordinarios, complementa algunos conceptos de la teoría de órganos y vísceras en donde además de referir su recorrido, menciona su patología y tratamiento. Es una de las obras de remarca algunos de los aspectos fundamentales de la puntología y otros aspectos del diagnóstico, así como de la terapéutica con acupuntura y moxibustión.

Sin duda una de las obras más maravillosas de la MTC es este libro, complementario al Neijing, por lo que durante mucho tiempo se conoce como 内难经 nei nan jing, aunque el uso del idioma es un poco distinto y más elaborado que el usado en el Neijing, sin embargo, el contenido es muy similar y son verdaderas obras complementarias.

Las tumbas

De esta época datan también algunas tumbas recién descubiertas y que han permitido tener una idea más objetiva de la evolución de la cultura y en parte de medicina tradicional china en ese tiempo. Dentro de las más importantes es la 马王堆 Mawangdui. A continuación, se hace un estudio un poco más detallado de estas tumbas.

Tumba de 刘胜 Liu Sheng

En 1963 en las montañas de 西陵 Xiling, Provincia de Hebei distrito de 满城 Man Cheng se descubrió una tumba que data de la dinastía Han Occidental, conocida como la Tumba de 刘胜 Liu Sheng. Liu fue príncipe del Estado 中山国 Zhong Shan Guo ocupando el cargo durante 42 años. Liu Sheng además fue hijo (de concubina) del Emperador 汉景帝 Han Yingdi, y hermano del famoso emperador 汉武帝 Han Wudi. En esta tumba se encontró el famoso "vestido" hecho con placas de jade unidos con hilo de oro y que es una joya de la arqueología mundial. Desde el punto de vista de la medicina, sin duda lo más destacado son las nueve agujas de las cuales 4 son de oro y 5 de plata, tienen una longitud de 6.5-6.9 cm. de largo. Considerado como el hallazgo más importante en el área de instrumento de acupuntura, las agujas de oro encontradas aún se encuentran en buen estado, en cambio de las de plata no se pude decir lo mismo. Las agujas de oro en el mango tienen un orificio, dos de ellas son tipo filiforme, una de ellas es tipo aguja de tres filos, y la cuarta parece aguja de corte, lo que podría corresponder a el antecesor del bisturí. También se encontró una vasija que aparentemente se usaba con fines médicos, la boca es de 27.6 cm de diámetro hecho de bronce y tiene inscritos los caracteres: 医工盆 *yi gong pen* que significa "instrumento médico", probablemente se usaba para hacer algunos preparados o para hacer un baño previo a la aplicación de la sesión de acupuntura. Al parecer esta tumba data del siglo II a. de C.

Tumba de 马王堆 Mawangdui

En la región de Hunan de la provincia de Changsha al sur de China, en plena Revolución Cultural se descubrió uno de los hallazgos arqueológicos de los últimos años más importante; la tumba de 马王堆 Mawangdui se calcula que corresponde con el año 168 a. d C.

Consta de varias cámaras, en la cámara #3 se encontraron algunos libros escritos en seda y algodón por lo que a esta colección se le conoce como libro de algodón 书, *bo shu* (o libro de seda) aunque también hay algunos otros hechos sobre uno de los materiales más comunes de la época; las tablillas de bambú.

En este importante hallazgo arqueológico, además de libros de medicina, existen otros de diversos temas entre ellos destaca el 德经*de jing* y el 道经 *dao jing*, que es la versión más antigua del 道德经 *Dao* *de jing,* presumiblemente escrito por un personaje llamado 老子Lao Zi (coincidente en gran medida con el que hay en nuestros días). Es una versión que quedó enterrada y se puede comparar con las versiones actuales, las cuáles han sufrido algunas modificaciones a lo largo de más de 2000 años de haberse escrito.

Los libros que están relacionados con medicina son los siguientes:

› 1. Zu bi shi yi jiu jing 足臂十一脉灸经. "Los once canales del pie y la mano de moxibustión"

› 2. Yin yang shi yi mai jiu jing 阴阳十一脉灸经 (Libro A). "Los once canales yin yang de moxibustión".

› 3. Mai fa 脉法 "Método pulsológico"

› 4. Yin yang mai si hou 阴阳脉死候 "Los datos de muerte del pulso yin y yang"

› 5. Wu shi er bing fang 五十二病方 "Las 52 recetas médicas" (Los cinco libros referidos estaban en un solo rollo.)

› 6. Que gu shi qi 却谷食气 "Sobre la falta y la energía de alimentos"

› 7. Yin yang shi mai jiu jing 阴阳 十一脉灸经 (Libro B). " Los once canales yin yang de moxibustión".

› 8. Dao yin tu 导引图 "Gráfica de ejercicios físicos". (Los tres libros están contenidos en otro rollo).

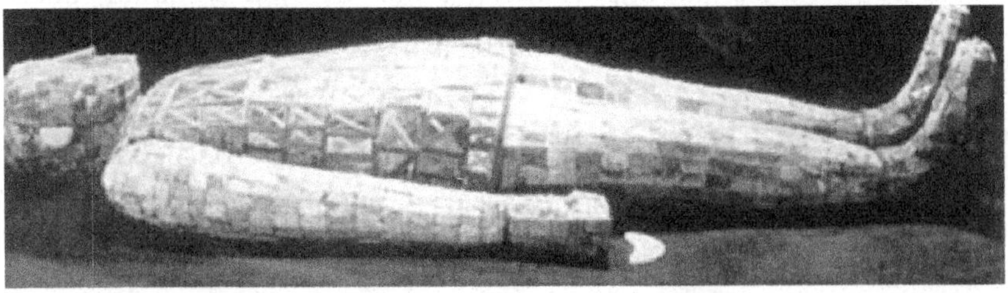

Hombre con vestido de jade encontrado en la tumba de Mawangdui.

› 9. Yang sheng fang 养生方 "Fórmulas para nutrir la vida" Hombre con vestido de jade encontrado en la tumba de Mawangdui.

› 10. Za liao fang 杂疗方 "Fórmulas para tratamiento de enfermedades varias"

- 11. Tai chan shu 胎产书 "El libro del feto y la fertilidad".
- 12. Shi wen 十问 (Hecho en tablillas de bambú). "Las 10 preguntas"
- 13. He yin yang 合阴阳 (Hecho en tablillas de bambú) "Sobre la unión del yin y del yang"
- 14. Za jin fang 杂禁方 "Varias recetas prohibidas" (hecho sobre tablillas de madera).
- 15. Tian xia zhi dao tan 天下之道谈 "Discusión sobre los métodos para conocer lo que está debajo del cielo (naturaleza)" (tablillas de bambú).

En lo referente al estudio de los canales y colaterales destacan por su contenido dos libros. Uno, el *Zu bi shi yi jiu jing* 足臂十一脉灸经. El término que se utiliza en este libro para referir a canal es 温 *wen* que significa: tibio, cálido, templado, recalentar, entibiar, caliente.

En este libro se hace una exposición de la localización de los 11 canales de moxibustión de acuerdo al orden siguiente:

- 1. *Zu tai yang mai* 足太阳脉 El gran yang del pie"
- 2. *Zu shao yang mai* 足少阳脉 pequeño yang del pie"
- 3. *Zu yang ming mai* 足阳明脉. "El yang luminoso del pie"
- 4. *Zu shao yin mai* 足少阴脉 "El pequeño yin del pie"
- 5. *Zu tai yin mai* 足太阴脉 "El tai yin del pie"
- 6. *Zu jue yin mai* 足厥阴脉 "El yin transicional del pie"
- 7. *Bi tai yin mai* 臂太阴脉 "El gran yin de la mano"
- 8. *Bi shao yin mai.*臂少阴脉 "El pequeño yin de la mano"
- 9. *Bi tai yang mai* 臂太阳脉. "El gran yang de la mano"
- 10. *Bi shao yang mai* 臂少阳脉. "El pequeño yang de la mano"
- 11. *Bi yang ming mai* 臂阳明脉. "El yang luminoso de la mano"

El otro libro que refiere la descripción de los canales es el *Yin yang shi yi mai jiu jing* 阴阳十一脉灸经 (Libro A y B). " Los once canales yin yang de moxibustión", en el cual se refieren los canales de la forma siguiente:

- 1. *Zu ju yang mai* 足巨阳脉 "El gran yang del pie".
- 2. *Zu shao yang mai* 足少阳脉 "El pequeño yang del pie".
- 3. *Zu Yang ming mai* 足阳明脉 "El yang luminoso del pie" .
- 4. *Jian mai* 肩脉 "El canal del hombro".
- 5. *Er mai* 耳脉 "El canal del oído".
- 6. *Chi mai* 齿脉 "El canal de las encías".
- 7. *Zu ju yin mai* 足巨阴脉 "El gran yin del pie".
- 8. *Zu shao yin mai* 足少阴脉 "El pequeño yin del pie".
- 9. *Zu jue yin mai* 足厥阴脉 "El yin transicional del pie".
- 10. *Bi ju yin mai* 臂巨阴脉 "El gran yin del brazo".
- 11. *Bi shao yin mai* 臂少阴脉 "El pequeño yin de la mano".

En cada uno de los canales se refiere la patología, así como su método de tratamiento por medio de moxibustión (no se refiere aquí a la acupuntura).

Por otra parte, en ningún momento se refiere la asociación o conexión con los órganos internos, no se refieren puntos, y el tratamiento mediante moxibustión es regional no "puntual". Como se puede observar en comparación con el capítulo sobre canales del Lingshu, (灵枢-经脉篇 *Lingshu jing mai pian*) le falta un canal (principal), que es el canal jue yin de la mano, canal del pericardio.

En comparación con la circulación referida en el Lingshu, este último la refiere como una circulación cerrada, es decir que después de que termina un canal en las extremidades o en la cabeza o tronco, se comunica con otro canal estableciendo un circuito cerrado de comunicación. En el caso de la lo referido en estos dos libros de la tumba de Mawangdui, todos los canales circulan hacia la periferia, en cambio en el Lingshu, se establece distintas direcciones de circulación.

Por lo anterior, se presume que este descubrimiento ubica a los libros antes descritos como previos al Huangdi Neijing (黄帝内经).

En el libro *Mai fa* 脉法 "Método pulsología", explica brevemente el procedimiento de diagnóstico por medio del pulso. Es probable que el médico de la dinastía Han occidental 淳于意 Chun Yuyi al referirse a la existencia de dos obras, El Canon de acupuntura (针经 *zhen jing*) y el método de diagnóstico por medio del pulso"(诊脉法 *nai zhu zhe* se estuviera refiriendo a este libro, sin embargo 司马迁 Si Maqian en su libro 史记 *shi ji* "Registros del Historiador" hace una descripción más detallada en comparación con el recién desenterrado, por lo que se supone que se trataba de otro libro. El 脉法 *mai fa* del libro de seda de la serie Mawangdui, explica la utilización detallada de la moxibustión y refiere en forma escueta el tratamiento por medio de punzones.

En el libro *Yin yang mai si hou* 阴阳脉死候 "Los datos de muerte del pulso yin y yang", al igual que en el *Mai fa* 脉法 "Método pulsológico" se trata de un libro antiguo de diagnóstico, su contenido de la misma forma que se hace el capítulo sobre canales del Lingshu, (灵枢-经脉篇 *Lingshu jing mai pian*), se hace una descripción detallada de los 5 datos pulsológico de muerte, pero el primero no lo hace de forma tan detallada en relación con la teoría de los colores de acuerdo a los cinco elementos. Por lo tanto, se deduce que en relación a estos datos también el *Yin yang mai si hou* 阴阳脉死候 es más antiguo que el Lingshu.

El *Wu shi er bing fang* 五十二病方. "Las 52 recetas médicas" es la obra existente más antigua de recetas médicas. Al principio del libro tiene un índice y en cada uno de los apartados hay un título que corresponde con el índice.

En este se describen 52 enfermedades, en cada una de ellas se refiere la combinación de medicamentos que puede ser utilizada para su tratamiento. Pocas recetas refiere 1 o dos productos medicinales, la mayor parte de las recetas está formada por 2 o 3 componentes. Las enfermedades tratadas incluyen patologías muy variadas que van desde medicina interna, cirugía, ginecobstetricia, pediatría, enfermedades de los órganos de los sentidos, etc. La mayor parte son patologías quirúrgicas. Los procedimientos terapéuticos referidos principalmente incluyen a los productos medicinales, aunque también el uso de moxibustión y punzones que se recomiendan para derivar abscesos. Los productos medicinales que se refieren superan los 240, algunos de ellos no se incluyen en otros libros posteriores o actuales de materia médica.

Como se refería, llama la atención la ausencia de la utilización de acupuntura, en cambio en el Neijing no solo se refiere este método como principal método terapéutico sino que se refiere las nueve agujas. Pero el Neijing casi no refiere plantas medicinales. Según cálculos hechos por los expertos en Neijing, el número de productos medicinales no supera la docena.

A continuación, y a manera de ejemplo, se muestra la traducción de la descripción del recorrido del canal de moxibustión Tai yang del pie.

"El zu tai yang wen 足太阳温 (en el capítulo sobre los canales principales del Lingshu, se explica de la siguiente forma 足太阳经膀胱经 zu tai yang pang guang jing). Inicia su recorrido en el centro del hueco que se localiza por debajo del maléolo externo, asciende por las pantorrillas, penetra a nivel del hueco poplíteo (la corva), una de sus ramas llega hasta la parte inferior del cuerpo, su rama directa atraviesa y va lateral a la columna vertebral (espinazo), asciende hasta la cabeza; una rama del canal llega hasta la parte inferior de la mejilla y llega hasta el oído; su rama directa

atraviesa el ojo desde la comisura interna y llega hasta la nariz.

Sus enfermedades: ascenso en el dedo pequeño del pie, dolor de la pantorrilla, dolor de la "corva", dolor de la región glútea (rabadilla), hemorroides del parto, dolor lumbar, dolor paravertebral, dolor de nuca, dolor de las manos, mejillas frías, sordera, dolor de ojos, rinorrea, epistaxis, crisis convulsivas. Para todas las enfermedades descritas usan moxibustión (en este caso se usa el carácter jiu que se supone que corresponde con 灸 jiu, carácter que actualmente se utiliza como moxibustión) sobre el canal Tai yang del pie".

La primera frase del libro Mai fa 脉法 dice:
"以脉法明教下 *yi mai fa ming jiao xia,*" La técnica de diagnóstico por medio del pulso es una enseñanza superior".

El resto del material es casi ilegible, por lo tanto hay poca información al respecto.

En lo referente a la teoría de los canales y colaterales se puede hacer el siguiente análisis de diferencia con respecto a la teoría de Canales y Colaterales que se encuentra dentro del Neijing.

› 1. No se citan los colaterales.
› 2. Se considera a la moxibustión y no a la acupuntura.
› 3. No se aborda el concepto de punto, ni todo lo relacionado con este aspecto.
› 4. No se menciona la teoría de órganos y vísceras.
› 5. El sistema se considera como una serie de canales (mai) que circulan del centro a la periferia, y no se considera que los canales tengan una circulación cerrada.

- 6. No penetran ni se conectan con los órganos internos.
- 7. Se clasifican de acuerdo a su distribución yin y yang dentro de las extremidades (se incluye ya la teoría yin yang dentro de su ordenamiento).
- 8. Únicamente considera a 11 de los canales principales, no se incluyen los canales extraordinarios, los canales distintos, a los canales tendinosos y otros que ya refiere el Neijing.
- 9. No se mencionan los aspectos relacionados con relaciones interno-externa que se establece entre los canales.

Como observar la información descubierta en esta tumba es de extrema importancia para el conocimiento de la medicina tradicional china, ya que llena algunas lagunas de la formación del sistema teórico en particular en lo referente a la teoría de canales y colaterales.

Tumba de 武威 Wu Wei

En noviembre de 1972 en la provincia de Gansu se descubrió la tumba 武威 Wu Wei, ubicada históricamente como parte de la dinastía Han del Este. Dentro de la tumba se encontraron 92 tablillas relacionadas con medicina, 78 de bambú y 14 de madera. Dentro de estas hay más de 30 fórmulas medicas más o menos completas, en su conjunto el número de productos que se pueden ubicar son más de 100, además incluye una detallada descripción del nombre de las enfermedades, las manifestaciones clínicas, las dosis de los medicamentos, la forma de prepararlos, el tiempo de administración, así como diferentes procedimientos de uso de los medicamentos.

A este material recientemente se le ha asignado el nombre de Fórmulas para el Tratamiento de Cientos de Enfermedades (治百病方 *zhi bai bing fang*). Además, es probablemente la primera tumba en donde se mencionan algunos puntos de acupuntura, así como algunas de las prohibiciones del uso de la acupuntura. Al parecer la información contiene aspectos relacionados con la diferenciación sindromática. De los más de cien productos que aparecen ahí mencionados, 69 se encuentran incluidos en el Clásico de Materia Médica del Soberano de la Agricultura, once se encuentran en el libro Los Registros de los Médicos Famosos (名医别录 *Ming yi bie lu*)[32] y 20 más no se encuentran en ninguna obra.

Cada una de las fórmulas están compuestas por 2,3 productos, hay una buena cantidad de incluye más de 15 productos, hay fórmulas preparadas en las típicas decocciones, como en polvos, píldoras, ungüentos, etc.

Tumba de Zhang Jiashan de Jiangling (江陵张家山 *Jiang Ling Zhang Jia Shan*)

Entre 1983 y 1984 en la provincia de Hubei, se descubrió otra tumba que sorprendió también al mundo, es la tumba de 张家山 Zhang Jiashan, en la cámara 247 m, 249 m y 285 m son tres tumbas donde se encontraron una gran cantidad de materiales que se pueden ubicar en el periodo previo a la dinastía Han occidental.

La mayoría del material escrito está hecho sobre tablillas de bambú, la mayor parte del material se ubica en la cámara 247 m, en donde se encontraron más de 1000 tablillas, en el resto de las cámaras había poco material. El contenido del material escrito incluye conocimientos sobre astronomía, historia, derecho, matemáticas, etc., entre ellos hay dos documentos de medicina; el Libro de los Vasos 脉书 *mai shu*) y el libro de la Gimnasia Conductiva - dao yin (引书 *yin shu*). Se calcula que

[32] Véase siguiente apartado.

esta tumba es de mediados del siglo II. a. C. no muy distante en cuanto a tiempo de la tumba de Mawangdui.

El contenido del Libro de los Vasos 脉书 *mai shu*) es muy similar al de tres documentos de la tumba de Mawangdui; los Once Vasos de Moxibustión yin yang, el método del Pulso y las Manifestaciones Mortales de los vasos yin yang. Algunas de los caracteres fundamentales del material de Mawangdui han sido completados con el Libro de los Vasos y vísceras.

Por ejemplo, en el Libro de los Vasos se dice:

"El Vaso del hombro inicia su recorrido detrás de la oreja, desciende la hombro, penetra en la cara interna del codo, y circula por la cara externa del antebrazo, alcanza el dorso de la mano. Su enfermedad adquirida se manifiesta por tumefacción y dolor de la mandíbula, que impide el agacharse, sensación de que se cae el hombro, sensación de que el brazo se rompe, y se trata con el canal del hombro. La enfermedad propia del canal se manifiesta por dolor de la mandíbula... del hombro, de la cara externa del codo..."

Si se compara con el contenido de los libros de las tumba Mawangdui se podrá observar que es más completo y complementario.

El Libro de la Gimnasia Conductiva -dao yin, está escrito en 113 tablillas y contiene más de 3000 caracteres. La tumba Mawangdui tiene el Libro Gráficas de dao yin, compuesto solo de dibujos sin explicación alguna, en cambio en este material de la tumba Zhang Jiashan se explica la forma de efectuar los movimientos y así ambos materiales son complementarios mutuamente. El contenido está dividido en tres partes: El primero explica la teoría de la nutrición de la vida siguiendo los cambios de las cuatro estaciones; el segundo registra los nombres de las 35 técnicas de gimnasia conductiva- dao yin, los aspectos fundamentales de cada movimiento y el efecto que tienen algunos ejercicios sobre determinadas áreas del cuerpo, además describe el método de tratamiento de las enfermedades por medio de gimnasia conductiva dao yin y la tercera parte explica la etiología y prevención de algunas enfermedades.

En términos generales, la primera y tercera parte contiene los aspectos teóricos y el segundo los aspectos prácticos. Como se podrá comprender, este material es uno de los más antiguos sobre gimnasia y es de inestimable valor para el 气功 *qi gong.*

Avances médicos en el campo de la herbolaria

Introducción

Después del periodo de la Primavera y Otoño y de los Reinos Combatientes, el conocimiento de las plantas fue aumentando en forma paulatina. Tomando como referencia las obras de ese tiempo, en particular el 史记 *Shi ji*, "Registros del Historiador", se alude a un libro conocido como 药论*Yao lun*, "Teoría de las plantas", desgraciadamente en la actualidad este volumen se encuentra perdido. En el 内经 Neijing llama poderosamente la atención, el que por una parte se da sustento teórico al uso de las plantas, sin embargo solo se citan 12 plantas medicinales entre las que se encuentran alisma, llantén mayor y forsitia. En la tumba de Mawangdui en el libro 五十二病方 *Wu shi er bing fang*, "52 recetas médicas" (Véase tumba de Mawangdui), se nombran 240 plantas, entre las que se encuentran la peonía, la anemahrrena, el orozuz, el mercurio, etc.

Desde las dinastías Qin y Han se establecieron contactos con otros lugares a través de "la ruta de la seda" lo que con toda seguridad permitió la incorporación de algunas plantas medicinales tales como el cártamo, la uva, la nuez, el ajo, el sésamo, la alfalfa, así como otros productos que poco a poco se fueron introduciendo a la China de aquel entonces. También de otros lados de China en especial del sur, entró el cuerno de rinoceronte, la almizclero, etc. Del mar del Sur (Mar de China) se incorporaron en ese tiempo el nefelio, el lichi, etc. A la vez que se agregaron nuevos productos, el conocimiento de la teoría básica de la herbolaria y de los productos en sí fue en aumento. En el año 5 de nuestra era, tomando como referencia el 汉书 *Han shu, "El libro de la dinastía Han"*, se invitó a la capital del reino a maestros en astronomía, matemáticos, en bencología y otras áreas del conocimiento para mostrar su saber. En ese entonces el desarrollo médico mostrado en el Neijing demandaba una estructura en herbolaria y no solo en acupuntura; fue justamente en este periodo que aparece el 神农本草经 *Shen nong ben cao jing*, "Canon de herbolaria del Soberano de la Agricultura".

El 神农本草经 *Shen nong ben cao jing*, "Canon de herbolaria del Soberano de la Agricultura"

Esta obra es el primer libro especializado en herbolaria existente en China. Sobre la época en la que fue escrito hay controversias. Algunos historiadores consideran que fue hecho en el Periodo de los Reinos Combatientes, otros consideran que se ubica entre las dinastías Qin y las Han, otros opinan que es del periodo de la dinastía Han oriental. Es probable que al igual que el Neijing, el 神农本草经 *Shen nong ben cao jing*, "Canon de herbolaria del Soberano de la Agricultura", sea una obra que no fue escrita en una sola época y por un solo autor. Este tiempo se ubica en el periodo que va desde la dinastía Qin y las dos Han.

En el 汉书 *Han shu "El libro de la dinastía Han* ", de 班固 Ban Gu, no se hace alusión. El primer libro que se refiere al 神农本草经 *Shen nong ben cao jing*, "Canon de herbolaria del Soberano de la Agricultura", es el 七录 *Qi Lu*, "Los Siete Anales", de 阮孝绪 Ruan Xiaoxu, de la dinastía Liang (502-557).

Sin embargo no se menciona en qué época ni quien lo escribió. Posteriormente los autores de obras importantes expresaron su punto de vista, por ejemplo 郑玄Zheng[33] consideraba que lo había escrito el Soberano de la Agricultura, Huang Fumi consideraba que fue 岐伯 Qi Bo

---

[33] Literato confuciano y hermeneuta de la dinastía Han del Este.

el que escribió dicha obra o 尹伊 Yi Yin, punto de vista que no fue compartido por otros estudioso contemporáneos o posteriores como 陶弘景Tao Hongjing que la consideraba una obra de la etapa final de la dinastía Han; actualmente y tomando en cuenta su contenido, por ejemplo la alusión que hace respecto a algunos productos como polígala (远志*yuan zhi*), poria (茯苓*fu ling*), etc., donde dice: "su consumo a largo plazo hace a la gente inmortal", elemento daoísta del periodo de la dinastía Han del Este. Tao Hongjing considera que fue hecha por la mano de algún personaje como Zhang Zhongjing o Hua Tuo, más se puede considerar solo como una suposición. El nombre incluye Soberano de la Agricultura, el 神农 *shen nong* también conocido como el Divino Labrador, es uno de los personajes mitológicos del neolítico chino y que según la tradición enseñó al hombre la agricultura y además fue quien "probó los cientos de productos" indagó en sus propiedades y determinó cuales eran tóxicos y cuáles eran benéficos para el ser humano.

El 神农本草经 *Shen nong ben cao jing*, "Canon de herbolaria del Soberano de la Agricultura", está dividido en tres capítulos y en total menciona 365 productos medicinales; 252 de origen vegetal, 67 de origen animal y 46 de origen mineral. Esta obra divide, de acuerdo a su naturaleza, a los productos en superiores, medios e inferiores. Los tipo superiores son 120, generalmente son productos medicinales que casi no tienen efecto tóxico o no lo son, de función tónica; los medicamentos de naturaleza media son 120, algunos de ellos son tóxicos otros no. Algunos son tónicos otros tienen función sedativa. De los medicamentos inferiores la mayoría tienen la función de eliminar o frío o calor, romper estancamientos, etc. En este grupo es donde se encuentra la mayor parte de los tóxicos, que no pueden usarse periodos prolongados. Dentro de este libro aparece el concepto de medicamento principal o rey, medicamento adyuvante o ministro, medicamento adyuvante secundario o súbdito y medicamento agregado (base para la elaboración de una fórmula medicamentosa); se encuentra el concepto de las 4 energías, o naturalezas, y los cinco sabores.

Se menciona que cuando se utilizan medicamentos combinados, estos pueden tener una mutua potencialización, mutua ayuda, mutuo rechazo, mutuo miedo, mutua invalidación. La mayor parte de los medicamentos citados, en cuando a su utilidad clínica se refiere, son básicamente correctos. Por ejemplo, aconseja la utilización de efedra (麻黄*ma huang*) en el tratamiento de asma, coptis (黄连 *huang lian*) se usa en la cura de la disentería, sargazo 海藻 *hai zao*) en el tratamiento de bocio, rabo del melón (瓜蒂 *gua di*) se recomienda como emético, hongo agárico (猪苓 *zhu ling*) como diurético, escutelaria (黄芩 *huang qin*) como antipirético, poliporo (雷丸 *lei wan* como antiparasitario, etc.

Con objeto de evaluar mejor el contenido de esta obra, se muestra la traducción del primer capítulo que corresponde con la introducción de este libro.

"Los medicamentos del tipo superior (上药 *shang yao*) son 120 y son como el soberano (君 *jun*), tienen la función principalmente de nutrir la vida y corresponden con el cielo (应天 *ying tian*), no son tóxicos, se pueden consumir en mucha cantidad y durante mucho tiempo, quienes deseen tener un cuerpo ligero y ágil, poseer una energía exuberante, retardar el envejecimiento y vivir muchos años, deberán usar los productos del tipo superior mencionados en este clásico.

Los medicamentos del tipo medio (中药 *zhong yao*) son 120 productos y son como el ministro (臣 *chen*) y son correspondientes con el hombre (应人yin ren), algunos no son tóxicos y otros sí los son, al usarlo deben considerarse claramente sus indicaciones, quienes deseen interrumpir (el proceso evolutivo de) la enfermedad, tonificar la deficiencia y el

agotamiento, deberán usar los productos de este grupo.

Los medicamentos del tipo inferior son 125 y son como el ayudante u oficial (佐使*zuo shi*), principalmente se usan en el tratamiento de las enfermedades y corresponden con la tierra (应地 *ying di*), la mayoría son tóxicos, no se pueden tomar durante mucho tiempo, quien desee eliminar el frío, el calor, las energías patógenas; aliviarse de las enfermedades por acumulación y romper el estancamiento deben tomar los medicamentos del tipo inferior mencionados en este libro.

Los productos de los tres grupos da un total de 365. Al tomar esta cifra como una norma, y se relaciona días con productos, se hace un año, si se suman medicamentos y días de un total de 730.

Hay productos tipo "monarca", ministro, súbdito y ayudante, yo promulgo que en la relación entre las partes debe ser un producto rey (monarca, emperador) con dos medicamentos ministros, tres súbditos y cinco ayudantes, también puede ser un medicamento rey, tres medicamentos ministros y nueve súbditos y ayudantes.

Al combinarse los medicamentos, se hace en relación con yin yang, madre-hijo, hermano mayor - hermano menor, raíz tallo - flor fruto, hierbas - piedras (productos minerales), hueso - carne.

Hay algunos productos que se usan como productos únicos, otros que se deben de usar en forma conjunta; unos que mutuamente se ayudan; otros que mutuamente se oponen; que mutuamente se temen, se repudian; se oponen; se aniquilan. Estos siete tipos de posibilidades de interacción entre los medicamentos se deben observar, al combinar los medicamentos se deben usar aquellos que se deben usar mutuamente y que se apoyan (sinergia) mutuamente, no se pueden

usar aquellos que mutuamente se temen o mutuamente se oponen. En caso de ser medicamentos tóxicos hay que procesarlos, para su caso usar productos con mutuo efecto de aniquilamiento o mutuo temor, solo en estas circunstancias se deben usar estas combinaciones.

Los medicamentos se pueden ubicar en cinco sabores: ácido, salado, dulce, amargo y picante, también en cuadro naturaleza, frío, caliente, cálida y fría, así como tóxico y no tóxico. Los productos se deben secar en un lugar sombreado y seco, al cosecharlos se debe hacer en las fases lunares apropiadas, cuando el producto esté maduro (en el tiempo justo); la tierra en la que se cultivan los productos, debe de distinguirse si es buena (verdadera) o mala (falsa), además que cada uno de los productos debe de procesarse de acuerdo a su norma de preparación.

Al usar los medicamentos hay algunos que se preparan en forma de píldoras (miel), hay algunos que se preparan en forma de polvos; hay algunos preparados en decocción, otros preparados en maceración hecha en licores, hay algunos productos que se pueden preparar en diversas formas; hay otros productos que no pueden prepararse con calor o ponerse en licor; por otro lado la preparación de los medicamentos no puede ir en contra de su naturaleza.

Al efectuar el tratamiento, primero determinar el origen de la enfermedad, así como ubicar la dinámica de la enfermedad (fisiopatología). Cuando la energía de los cinco órganos no es deficiencia y de las vísceras no se ha consumido, cuando la sangre de los vasos no se ha perturbado y disipado, cuando la actividad del shen espíritu y de la energía jing esencial no se ha consumido, al tomar los medicamentos ofrece un buen pronóstico, si la enfermedad es muy grave, posiblemente haya la esperanza de curar solo la mitad, si la enfermedad es extremadamente grave, difícilmente se podrá curar.

Al tratar con herbolaria, usar una cantidad de medicamentos tanto como una espiga de mijo, que se suspende al curar la enfermedad, si no se controla duplicar la cantidad, si aún no se cura multiplicar por diez, esta es la norma para controlar la enfermedad.

Para tratar enfermedades frías usar productos calientes; para tratar enfermedades calientes usar medicamentos fríos; para tratar enfermedades por indigestión alimenticia usar productos eméticos y catárticos; para el tratamiento de enfermedades infecciosa súbita por fantasmas (鬼 *gui*) y las causadas por parásitos tóxicos usar medicamentos tóxicos; para el tratamiento de abscesos, llagas y tumores usar medicamentos contra abscesos; en el tratamiento de enfermedades reumática, usar medicamentos para eliminar viento y humedad. Se debe elegir el medicamento acorde a su indicación.

Para cuando al enfermedad se encuentra por arriba del diafragma los medicamentos se toman después de los alimentos; cuando están por debajo del centro del abdomen, se toman los medicamentos antes de los alimentos; cuando la enfermedad se encuentra en las cuatro extremidades, o en los vasos es preferible tomar los medicamentos, con el estómago vacío (en ayunas) por la mañana; cuando la enfermedad está en la médula lo recomendable es tomarlo cuando el enfermo esté lleno y por la noche.

Las principales enfermedades son (las enfermedades que con más frecuencia se ven). Golpe de viento, criopatología, escalosfríos, fiebre, malaria, ataque maligno (zhong wu, enfermedad con agotamiento mental y emocional ocasionado por ataque de ánimas y demonios que ocasionan pérdida brusca del estado de conciencia, etc.), cólera, hidropesía, diarrea, disentería, obstrucción urinaria, estreñimiento, síndrome ben tun (ascenso brusco de energía desde el bajo vientre),

tos, vómito, ictericia, síndrome xiao ke diabético, humores retenidos, diarrea de alimentos sin digerir (adelgazamiento por falta de digestión de los alimentos), congestión y masas fijas y difusas del bajo vientre, ansiedad por ataque de energía patógena, ataques epilépticos, enfermedad infecciosa súbita por fantasmas (鬼 *gui*), obstrucción de la garganta, dolor de encías, sordera, ceguera, heridas traumáticas, esguinces, tumefacciones y abscesos, úlceras malignas, hemorroides, bocio, escrófula, tumores, los cinco desgastes y las siete lesiones del hombre, adelgazamiento por agotamiento físico extremo, leucorrea, metrorragia, amenorrea, úlceras de los genitales externos, parásitos y mordeduras de serpientes. Estas son las enfermedades que se estudian en este libro, con algunas pequeñas modificaciones, con base en estas enfermedades se buscará y seleccionará el medicamento adecuado."

Los productos medicinales que actualmente se usan en la clínica son muy similares a los que se mencionan en esta obra, además los ensayos de laboratorio en animales y estudios clínicos han demostrado ser efectivos contra esos padecimientos.

Esta obra para la dinastía Tang, ya se había extraviado, la versión actual fue hecha a partir de otras obras posteriores como el Clasificación Histórica de los Productos Medicinales (正类本草 *zheng lei ben cao*) y el Gran Compendio de Materia Médica (本草纲目 *ben cao gang mu*)[34] que registraron parte se u material.

Esta obra actualmente se ha traducido al inglés[35], contiene algunos

[34] Véase más adelante sobre las consideraciones generales y contenido principal de estas dos obras.

[35] Yang, S. (1998). *The divine farmer's materia medica: a translation of the Shen Nong Ben Cao Jing*. Blue Poppy Enterprises, Inc.

conceptos propios de su tiempo que a primera vista parecen bañados por una fuerte tendencia alquimista, por ejemplo "el mercurio... si se toma durante largo tiempo lleva a la inmortalidad", "Alisma 泽泻 *ze xie*)... si se toma durante mucho tiempo no se tiene hambre, se prolonga la vida y se siente el cuerpo ligero, la cara es brillante y se puede caminar sobre el agua", de perilla 紫苏 *zi su*) dice: "*Su consumo prolongado facilita un cuerpo ligero, no envejece y se prolonga la vida hasta la inmortalidad*".

La importancia de este libro en nuestros días es palpable. De 100 productos bencaológicos tomados al azar que maneja la herbolaria tradicional china mencionados en el libro 中药学*zhong yao xue*, "Herbolaria tradicional china", texto que actualmente se estudia en los institutos de medicina tradicional china, en China, y que contiene los productos que más se utilizan en nuestros días en cualquier lugar donde se practica dicha rama terapéutica. El 72% de los productos están referidos en el 神农本草经 *Shen nong ben cao jing*, "*Canon de herbolaria del Soberano de la Agricultura*".

A continuación se enlistan dichos productos:

› Efedra	Shennong Bencao jing
› Canela	Shennong Bencao jing
› Perilla	Bencao Jingji Zhu (Siglo V)
› Jenjibre	Desconocido.
› Elsotzia	Desconocido.
› Nepeta de Japón	Shennong Bencao jing
› Siler	Shennong Bencao jing
› Angelica baizhi	Shennong Bencao jing
› Qianghuo	Shennong Bencao jing
› Cadillo	Shennong Bencao jing

› Magnolia	Shennong Bencao jing
› Cebolla	Shennong Bencao jing
› Cilantro	Siglo XI
› Menta	Xinxiu Bencao (Siglo VII)
› Hojas de Mora	Shennong Bencao jing
› Flor de crisantemo	Shennong Bencao jing
› Arbol castizo	Shennong Bencao jing
› Pueraria	Shennong Bencao jing
› Bupleurum	Shennong Bencao jing
› Cimicifuga	Shennong Bencao jing
› Cola de Caballo	Siglo XI
› Yeso	Shennong Bencao jing
› Anemarrhena	Shennong Bencao jing
› Raíz de Trichosantes	Shennong Bencao jing
› Gardenia	Shennong Bencao jing
› Prunella	Shennong Bencao jing
› Escutelaria	Shennong Bencao jing
› Coptis	Shennong Bencao jing
› Felodendro	Shennong Bencao jing
› Genciana	Shennong Bencao jing
› Sofora	Shennong Bencao jing
› C. de rinoceronte	Shennong Bencao jing
› Rehmannia	Shennong Bencao jing
› Escrofularia	Shennong Bencao jing
› Peonia	Shennong Bencao jing
› Violeta	Shennong Bencao jing
› Madreselva	Shennong Bencao jing
› Forsitia	Shennong Bencao jing
› Diente de león	Xinxiu Bencao (Siglo VII)

- Bilis de buey — Shennong Bencao jing
- Verdolaga — Xinxiu Bencao (Siglo VII)
- Pulsatila — Shennong Bencao jing
- Bilis de oso — Xinxiu Bencao (Siglo VII)
- Ajenjo dulce — Shennong Bencao jing
- Ruibarbo — Shennong Bencao jing
- Hojas sen — Siglo XX
- Sávila — Siglo XX
- Semillas de Canabis — Shennong Bencao jing
- Almendra de durazno — Shennong Bencao jing
- Euforbia — Shennong Bencao jing
- Croton — Shennong Bencao jing
- Fitolaca — Shennong Bencao jing
- Corteza de magnolia — Shennong Bencao jing
- Alisma — Shennong Bencao jing
- Lágrima de Job — Shennong Bencao jing
- Llantén mayor — Shennong Bencao jing
- Talco — Shennong Bencao jing
- Acónito — Shennong Bencao jing
- Jenjibre seco — Shennong Bencao jing
- Hinojo — Xinxiu Bencao (Siglo VII)
- Pimienta negra — Xinxiu Bencao (Siglo VII)
- Cáscara de mandarina — Shennong Bencao jing
- Naranja — Shennong Bencao jing
- Sidra — Shennong Bencao jing
- Germinado de arroz — Bencao Gang mu
- Semillas de rábano — Bencao Chino-japones
- Mollera de pollo — Shennong Bencao jing
- Semillas de calabaza — Siglo XX

› Hojas de Moxa"	Desconocido
› Chuanxiong	Shennong Bencao jing
› Mirra	Siglo X
› Salvia	Shennong Bencao jing
› Alm. de chabacano	Shennong Bencao jing
› Flor de cártamo	Siglo X
› Pétalos de rosa china	Bencao Gang mu
› Pinelia	Shennong Bencao jing
› Toloache	Bencao Gang mu
› Concha de ostras	Shennong Bencao jing
› Sen de España	Shennong Bencao jing
› "Ciempiés"	Shennong Bencao jing
› Ginseng	Shennong Bencao jing
› Astrágalo	Shennong Bencao jing
› Camote del Cerro	Shennong Bencao jing
› Orozuz	Shennong Bencao jing
› Azufaifa	Shennong Bencao jing
› Miel	Shennong Bencao jing
› Cuerno de venado	Shennong Bencao jing
› Nuez	Siglo X
› Testículos de perro	Shennong Bencao jing
› Angélica dang gui	Shennong Bencao jing
› Gelatina de burro	Shennong Bencao jing
› Azucena	Shennong Bencao jing
› Fruto de trueno	Shennong Bencao jing
› Peto de tortuga	Shennong Bencao jing
› Piel de granada	Desconocido
› Nuez moscada	Siglo XX
› Amapola	Siglo X

› "Rabo" de melón	Shennong Bencao jing
› Ajo	Bencao Jingji Zhu (Siglo V)
› Nux vómica	Bencao Gangmu

El Registro de Médicos Notables (名医别录*Ming Yi Bie Lu*)

Otra obra que se ubica a finales de las dinastías Han, de autor desconocido (aunque se le atribuye también a Tao Hongjing), es un texto que agrega algunos conceptos teóricos y algunos otros productos a los referidos en el Clásico de Materia Médica del Soberano de la Agricultura, dado que el material de este libro fue resultado de la compilación hecha por varios médicos famosos es que recibe este nombre. El libro original se extravió, sin embargo, Tao Hongjing al recopilar el material del Soberano de la Agricultura también hizo un resumen de los productos contenidos por este libro y así preservar parte de su contenido, además de ser recopilado por Tao Hongjing también es incluido dentro del Zheng lei ben cao y el Gran Compendio de Materia Medica.

El Registro de Médicos Notables se divide en tres capítulos: superior, medio e inferior, incluye un poco más de 700 productos, los del nivel superior son 193, del nivel medio 243 y los del nivel inferior 294. En cada uno de los niveles se ordenan los productos medicinales de la forma siguientes: piedras, hierbas, productos de los árboles, productos animales, gusanos, peces, frutos, verduras y granos.

Esta obra además de registrar los productos medicinales que usaban los médicos notables antes de las dos dinastías Han y la dinastía Wei y Jin, registra los nuevos conocimientos y productos que se fueron abrevando posterior al Canon de Bencología del Soberano de la Agricultura, por ejemplo se le asigna al orozuz y a la flor bolita su efecto antitusigeno, así como el efecto antitraspirante y ansiolítico de la semillas de azufaifa el efecto antitusígeno del la pinelia y la cáscara de tangerina, así como la función que tiene la campamocha para controla la incontinencia urinaria y la espermatorrea, el efecto antiedema de la lágrima de Job, el efecto antihelmíntico del paraíso chino, etc.

Además de registrar el nombre principal,, otros nombres, indicaciones que registra el Shen non ben cao jing, El Registro de Médicos Notables también menciona las dosis de los medicamentos, su uso, la forma de preparar en decocciones, las técnicas de preparación y cosecha, la forma de secado, además algunos conceptos sobre las técnicas de cultivo.

Respecto a las propiedades de algunos productos hace una descripción más detallada y más correcta respecto a lo que actualmente se maneja; por ejemplo el Canon de Bencología del Soberano de la Agricultura refiere que la peonia blanca es de sabor amargo, naturaleza neutra, en cambio el Registro de Médicos Notables (名 医 别 录 *ming yi bie lu*) registra a la peonia como de sabor ácido y ligeramente fría, siendo ligeramente tóxica. La angélica dang gui, el Canon de Bencología del Soberano de la Agricultura la considera de sabor dulce, ligeramente cálida, en cambio el Registro de Médicos Notables (名 医 别 录 *ming yi bie lu*) la considera como de sabor picante y muy caliente.

Es la primer obra de Materia Médica que menciona algunas fórmulas.

No incluye tantos elementos neodaoístas como lo hace el Canon de Bencología del Soberano de la Agricultura, que el uso prolongado de tal producto alarga la vida o facilita tales o cuales capacidades extraordinarias.

Refiere las indicaciones de algunos medicamentos que anteriormente no se había mencionado.

Menciona muchos más "otros nombres" de los productos, por ejemplo la adenofora refiere otros seis nombres, la sofora refiere otros ocho nombres.

Esta obra es de un inestimable valor, las indicaciones referidas a la mayoría de sus productos, en la actualidad sigue siendo de aplicación clínica, además de ser una de las obras que fueron consultadas por los médicos de su tiempo, influyendo a bencaologistas de la talla de Li Shizhen y otros.

El desarrollo del conocimiento de la formulación (方剂 *fang ji*)

Respecto a las primeras referencias sobre el material de recetas, aparecen en el Capítulo sobre lo Más Importante Sobre Arte y Literatura del Libro de la Dinastía Han (汉书-艺文志 *han shu - yi wen zhi*), justamente en la obra en que aparece por primera vez referido el Huang di Neijing, refiere 274 volúmenes sobre fórmulas, los cuales son los siguientes:

Fórmulas para las Doce Enfermedades Bi Obstructivas de los Cinco Órganos y las Seis Vísceras 五脏六腑十二病方*wu zang liu fu bi shi er bing fang*) 30 volúmenes (capítulos).

Las Dieciséis Fórmulas para Hernias de los Cinco Órganos y las Seis Vísceras. (五脏六腑疝十六病方*wu zang liu fu shan shi liu bing fang*). 40 volúmenes (capítulos).

Las Doce Fórmulas para el Paludismo de los Cinco órganos y las Seis Vísceras (五脏六腑瘅十二病方*wu zang liu fu dan shi er bing fang*). 40 volúmenes (capítulos).

Las Dieciséis Fórmulas para Enfermedades por Viento Frío y Calor (风寒热十六病方*feng han re shi liu bing fang*). 26 volúmenes.

Fórmulas del Emperador Qin Shihuang del Emperador Amarillo, de Bian Que y Shu Fu (泰始、黄帝、扁鹊、俞拊方*qin shi huang di bian que shu fu fang*) 17 volúmenes.

Las Once Fórmulas para Enfermedades por Agresión a los Cinco Órganos (五脏伤中十一病方*wu zang shang zhong shi yi bing fang*). 31 volúmenes.

Fórmulas para Las Enfermedades Mentales de los Cinco Órganos (客疾五脏癫狂病方 *ge ji wu zang dian kuang bing fang*). 17 vol.

Fórmulas para Úlceras, Contracturas, Bocio (金创瘛瘲方 *jin chuang yu fang*) 30 vol.

Fórmulas para Ginecología y Pediatría (妇人婴儿方*fu ren ying ren fang*). 19 vol.

Método de los Clásicos para la Preparación de las Sopas (汤液经法*tang ye jing fa*). 32 vol.

Prohibición sobre Alimentos del Soberano de la Agricultura (神农黄帝食禁 *shen nong huang di shi jin*). 7 volúmenes.

Lo anterior explica que ya en la dinastía Han había, no solo un gran interés, sino también gran desarrollo en las prescripciones, sin embargo, la sustentación teórica y de apoyo clínico tendría que esperar al maestro de las fórmulas, Zhang Zhongjing.

El origen de la criopatología[36]

伤寒杂病论 *Shang han za bing lun* "Tratado de enfermedades varias causadas por la agresión de la energía patógena frío (criopatogenia)".

Una de las obras más importantes de la literatura de la medicina tradicional china es el 伤寒杂病论 *Shang han za bing lun,* "Tratado de enfermedades varias causadas por la agresión de la energía patógena frío", de 张仲景 Zhang Zhongjing (Aprox. 150-219). Médico famoso de los últimos años de la dinastía Han, época convulsionada por levantamientos campesinos armados, de mucha inestabilidad que ocasionaba grandes masacres y el desarrollo de enfermedades epidémicas constantes. A continuación se presenta el prólogo de la obra de 张仲景Zhang Zhongjing.

Cada que veo las referencias de cuando Bian Que diagnosticó al príncipe Guo, y al noble Qi Heng, no dejo de sentir que sus capacidades fueron excelentes, fue un hombre eminente. Lo extraño es que los hombres estudiosos de nuestros días no pongan atención a la medicina. De manera despreocupada investigan la técnica médica, tratan bien a los hombres poderosos y a sus familiares y tratan mal o evitan al pueblo y a los pobres. Para sí mismos utilizan medicamentos que les prolonguen su estado de salud y proteger así su vida.

Solo tienen fuerza para levantar sus pies y tratar a aquellos que tienen poder y fuerza, se prestan a servir rápidamente a aquellas personas que tienen una posición, se dedican a investigar y divulgar cosas secundarias y desprecian los aspectos básicos. Cuidan mucho de su

[36] El término criopatología, ha sido acuñado por el autor de la presente, tratando de usar una palabra que incluya el términos 伤寒 shang han, 伤 shang significa agresión, aquello que en medicina se puede entender como agente agresor, agente causante de una enfermedad, que puede equivaler al vocablo griego "patos", han significa frío, similar al vocablo crío, de ahí, criopatología.

apariencia externa, pero desgraciadamente su cuerpo se ve macilento y demacrado. Si la piel no existe, el pelo ¿dónde podrá pegarse? En forma repentina pueden ser atacados por las energías patógenas externas y sufrir de enfermedades a destiempo. En el momento que son afectados por la enfermedad se espantan, empiezan con temblores y no pueden moverse, de inmediato buscan a los shamanes para que les quite el castigo divino, pero cuando el shaman agota su métodos, solamente les queda pedir al cielo que, con una mano divina, les dé una larga vida de más de 100 años, que tengan un cuerpo valioso, que no necesiten de ningún médico.

Pero su cuerpo ya está agotado, su espíritu terminado, parecen cuerpos sin vida, ya enterrados profundamente en la tierra, otras personas lloran su desgracia. ¡Qué dolor!, los estudiosos de toda la sociedad se hacen los desentendidos, no hay nadie que tome conciencia de la situación, no valoran su propia vida, ¿estas personas que no ponen cuidado de su vida, cómo pueden hablar de belleza o de poder?, además dicen que no pueden proteger a otra persona que entienda el dolor de los enfermos, ellos no pueden proteger su cuerpo, no pueden comprender su enfermedad. El día que caen enfermos ellos mismos se colocan en una situación crítica y se desconciertan, parece que ven al demonio. ¡Qué desgracia! Aquellos que están bajo el cuidado de los estudiosos de la sociedad solo saben cuidarse de sí mismos, no cuidan su salud. Parece como si se estuviera caminando sobre una delgada capa de hielo, están en una situación muy peligrosa, ¡cómo pueden estar las cosas a este grado!

La gente de mi comarca siempre fue en gran cantidad, contábamos con 200 personas, desde el año 196, que no han pasado más de 10 años. Dos terceras partes de mis paisanos han muerto, de las personas que han muerto 7 de cada 10 lo han hecho de enfermedades causadas por

la energía patógena frío, me he sentido muy mal de tanta mortandad entre mis conciudadanos que al morir no han recibido ninguna atención. Desde entonces me he puesto a investigar, en forma amplia he buscado y compilado una gran cantidad de métodos de tratamiento para estos casos. He revisado el *Suwen*, el *Lingshu*, el *Nanjing*, el *Yin yang da lun*, el *tai lu yao lun*, y los he combinado con mi experiencia en el diagnóstico diferencial por medio del pulso, y he escrito el *Shan han za bing lun* que consta de 16 capítulos. Por medio del contenido de este libro, no se pretende decir que se puede tratar cualquier enfermedad, o que se puede apoyar en su fundamento teórico. Al momento de evaluar los síntomas del paciente puede este libro ayudar a evidenciar la causa de la enfermedad. Si se puede estudiar con seriedad este libro que he escrito, se puede obtener una ayuda importante en la comprensión de las enfermedades criopatogénicas.

En la naturaleza se encuentran los cinco elementos: madera, fuego, tierra, metal y agua. Todos los eventos y las cosas dependen de sus leyes para moverse y generarse. El hombre al recibir un actividad normal de los cinco elementos puede obtener una actividad fisiológica normal de los cinco órganos. Los canales y colaterales la mutua penetración de yin y yang, lo profundo, misterioso, sutil de las cosas dependen de esto. Si no se estudian estos principios profundos, ¿cómo se pueden entender sus misterios? En la antigüedad remota se tenía a shen nong, "soberano de la agricultura", Huangdi, "El emperador amarillo", 岐伯 Qi Po, 伯高 Po Gao, 雷公 Lei Gong, 少俞 Shao Shu, 少师 Shao Shi, 仲文 Zhong Wen[37].

[37] 岐伯 Qi Bo, 伯高 Bo Gao, 雷公 Lei Gong, 少俞 Shao Shu, 少师 Shao Shi, 仲文 Zhong Wen. La tradición los ubica como ministros del Emperador Amarillo Huangdi. Personajes que además de ser sus ministros eran médicos de alto nivel. Explicado por Ren Yingqiu en el Quan guo yi gu wen. Material para el estudio del chino clásico de toda la nación. Gui chou ren ming chu pan she. Guiyang R.P. de China pp.57.

En la antigüedad media se tenía a 长桑君 Chang Sangjun – 扁鹊Bian Que. En la dinastía Han Occidental se tenía a 公乘 Gong Cheng 阳庆 Yang Qin[38] y a 淳于意Guo Yuyi[39]. De la dinastía Han occidental a la dinastía Han oriental no se ha escuchado de médicos tan famosos como los antes mencionados. He observado que los médicos de hoy día no revisan el valor de los clásicos, tienen la tendencia a propagar los conocimientos que ellos han adquirido de la medicina y solo lo que ellos consideran que es un arte. Desde el inicio hasta el final utilizan viejos métodos para el tratamiento de las enfermedades. Al momento de interrogar al paciente, solamente le echan una revisada a la cabeza y boca; después de intercambiar algunas cuantas preguntas con el paciente inmediatamente hacen la receta. Al momento de tomar el pulso, exploran la región cun distal y no la chi proximal de la boca del pulso (cun kou), tocan la mano y no palpan la piel; no hacen una exploración combinada del pulso carotídeo, o del dorso del pie, ni de la boca del pulso; nunca exploran el pulso más de 50 veces.

En el momento que el paciente se encuentra en una situación peligrosa, no aplican un tratamiento oportuno, se les complica explorar el pulso de las tres regiones y los nueve lugares, no exploran la nariz, la región entre las cejas ni la región frontal, esto es lo que se conoce como "ver el cielo a través del orificio de una caña de bambú". De esta forma es difícil tratar las enfermedades.

Confucio decía que aquella persona que entiende las cosas desde su origen es de alto nivel, aquella persona que solo entiende las cosas por que las ha estudiado es de segundo nivel, aquella persona que entiende

---

[38] Personajes médicos importantes de la dinastía Han

[39] También conocido como Cang Gong 仓公 véase apartado sobre 淳于意 Chun Yuyi

las cosas por lo que ha oído es de un nivel inferior (生而知之者上，学则亚之。多闻博识，知之次也**). Yo soy un estudioso de la medicina, y utilizo la frase: "Aprender y estudiar la medicina, escuchar e investigar mucho para aumentar los conocimientos".**

Después que fue escrito el 伤寒杂病论 *Shang han za bing lun,* "Tratado de enfermedades varias causadas por la agresión de la energía patógena frío", debido a la continua inestabilidad militar y social desapareció, pero posteriormente fue de nuevo recopilado y puesto en dos volúmenes: el 伤寒论 *Shang han lun,* "Tratado de las enfermedades criopatogénicas", trabajo hecho por 葛洪 Ge Hong y el 金匮要略 *Jin gui yao lue,* "Sumario importante de la caja de oro" hecho por Lin Yi 林亿.

¿Pero quién fue Zhang Zhongjing?
Wong Wu (1936) dice:

"张仲景Zhang Zhongjing, el segundo del trío (junto con 淳于意 Chun Yuyi y 华佗 Hua Tuo), es el gran médico de todos los tiempos producido por China. Frecuentemente se habla de él como el Hipócrates chino y es venerado como el sabio de la medicina. Nativo de 南阳Nan Yang. Estudió medicina de su maestro Zhang Bozu 张伯祖. Muy poco se ha conocido sobre su vida excepto que durante el reinado de 灵帝 Ling Ti, 168 d.C., se graduó como doctor en literatura, y alrededor de 196 d.C., ocupó un puesto como mayor de 长沙 Changsha por algún tiempo.

Es extraño que no se encuentre algún expediente o documento de él incluso en los Anales de la dinastía Han (汉书 han shu), trabajo el cual contiene una colección completa de las vidas de todos los hombres importantes de ese periodo. Nuestro conocimiento de este gran médico no se basa en ninguna biografía escrita de él sino de algunas piezas de documentos del estudioso

陆懋修 Lu Maoxiu[40]*. Se dice que fue muy aficionado al estudio y notable por su piedad filial y culto a la familia. Rápidamente dejó atrás a su maestro en la habilidad de la medicina y llegó a ser ampliamente conocido en su distrito. Después, se retiró a la capital donde pronto ganó la reputación de ser el doctor más famoso del aquella época". Por esa razón incluso fue llamado como 张长沙 Zhang Changsha, el "Gran Sr. Zhang de la ciudad de Changsha".*

Se dice que Zhang Zhongjing dada su preocupación por la gente, las primeras dos semanas de cada mes hacía su trabajo como funcionario y las otras dos semanas se dedicaba a atender a los enfermos. Es muy probable que haya sido así, puesto que su obra está hecha por un literato y por un médico con gran habilidad y experiencia clínica.

Zhang Zhongjing continúa cimentando las bases de la medicina tradicional china tomando como elemento teórico fundamental el Suwen. En el libro que conocemos ahora como 伤寒论 *Shang han lun,* "Tratado de las enfermedades criopatogénicas", este incansable médico toma los lineamientos para el estudio de las enfermedades provocadas por la lesión de la energía patógena frío del capítulo "Tratado de las enfermedades febriles" del Suwen (素问- 热论 *Suwen - re lun*). Con base en la evolución de las enfermedades febriles de acuerdo a los "seis canales", Zhang estructura toda una metodología para su estudio clínico y su terapéutica. En cada uno de los seis canales se detiene a estudiar la evolución de la enfermedad de acuerdo a si se trata de un canal de la mano o del pie (dando un total de 12 canales), a si son por exceso o por deficiencia, son internas o externas, por frío o por calor, si el problema ha

[40] Médico e historiador de la dinastía Qing, escribió el Libro de los Médicos del Mundo (世补斋医书 shi bu zhai yi shu), en donde se hace una nueva descripción de nuevos términos resultantes de la evolución del conocimiento sobre la criopatología.

afectado el canal o ya penetró sus órganos o vísceras correspondientes. Además, para cada una de las distintas etapas de la enfermedad, propone una combinación de productos medicinales para su tratamiento.

En el 金匮要略 *Jin kui yao lue,* "Sumario importante de la caja de oro", Zhang Zhongjing, en seis volúmenes divididos en 25 capítulos, discute la diferenciación sindromática de varias enfermedades, entre ellas: malaria, apoplejía, atrofia del pulmón (tuberculosis pulmonar), dolor de corazón, enfermedades por flema y humores, síndrome xiaoke, "diabético", ictericia, hemoptisis, regurgitación, diarrea, síndrome zangzao, "menopáusico", amenorrea, embarazo, alteraciones postpartum, forunculosis, enfermedades exantemáticas, úlceras cutáneas, etc. Cada uno de estos cuadros los explica en función a los seis canales. Analiza los cuadros patológicos de acuerdo a su etiología, fisiopatología, diagnóstico y tratamiento. Enfatiza la importancia de la prevención de las enfermedades.

En el 伤寒杂病论 *Shang han za bing lun,* "Tratado de enfermedades varias causadas por la agresión de la energía patógena frío (criopatogénia)", se encuentran en total 269 recetas médicas, se mencionan 214 medicamentos, se enfatiza en la necesidad de saber adecuadamente cuáles son los medicamentos principales, los súbditos y los accesorios. Hay recetas que se recomiendan en infusión (sopa), en bolitas, en polvo, en maceración alcohólica, en lavados, en vaporizaciones, en gotas ópticas, lavados nasales, en emplastos, implantación rectal, aplicación vaginal, etc. La mayoría de las recetas aquí descritas, en la actualidad han demostrado su efectividad y confiabilidad clínica.

El 伤寒杂病论 *Shang han za bing lun,* "Tratado de enfermedades varias causadas por la agresión de la energía patógena frío", es una de las obras que más influencia ha tenido a lo largo de la historia de la medicina tradicional china. Todos los estudiosos importantes de su época y de las siguientes dinastías no dejaron de reconocer e investigar el valor de este clásico. Es una obra que toda aquella persona dedicada a cualquier rama de la medicina tradicional china debe estudiarla. Pronto su valor también fue reconocido en el exterior de China, incluso en nuestros días. En Japón existen sociedades dedicadas al estudio del contenido de este libro. En la actualidad, en todos los institutos donde se estudia medicina tradicional china en sus distintas modalidades se incluye como una materia el estudio de esta obra en uno o varios semestres.

En el occidente, año 130 aprox. en Asia menor nace Galeno, uno de los personajes -que al igual que Zhang Zhongjing- marcaría una ruta distinta en el quehacer médico.

Personajes importantes de esta época

华佗 Hua Tuo

A 华佗 Hua Tuo se le ubica como uno de los médicos más famosos de los últimos años de la dinastía Han de oriente (Dong Han 8 d.C.-220 d.C.), estudioso dedicado a la medicina desde corta edad, además de manejar la medicina interna, cirugía, ginecología, pediatría, acupuntura, etc. desarrolló una técnica conocida como 五禽之戏*Wu qin zhi xi*, que consiste en ejercicios físicos que imitan el movimiento de cinco animales: águila, venado, oso, tigre y mono. Todos los ejercicios físicos están adaptados de acuerdo a la teoría de la medicina tradicional china para la prevención de las enfermedades.

También es conocido Hua Tuo por su preparado anestésico en maceración alcohólica 麻沸散 *ma fei san*, con el cual pudo realizar intervenciones quirúrgicas de abdomen. Se cree que para entonces se disponía de algún instrumental quirúrgico que permitió tal avance.

A continuación se presenta un resumen de algunos fragmentos del *"capítulo sobre fórmulas y técnicas del libro de la dinastía Han posterior"* (*后汉书-方术列传 Hou Han Shu - fang shu lie zhuan*) escrito por 范晔 Fan ye (398-445) de la dinastía Song del Sur.

Hua Tuo era una persona a la que se le asignó el nombre de 元化 Yuan hua, del Reino沛 Shi del distrito谯 Jiao (hoy provincia de An Hui)... Hua Tuo fue un individuo que desde su infancia se dedicó a la investigación de la herbolaria y medicina en una forma muy profunda.

El número de productos medicinales que utilizaba para estructurar una receta eran solo unos cuantos, lo que indicaba su gran conocimiento de los mismos, los puntos seleccionados no sobrepasaban también de un número muy limitado, se dice que el número que más utilizaba eran 7, 8 ó 9 puntos. Si por alguna razón la enfermedad se presentaba en forma de crisis, y se localizaba en el interior del cuerpo, utilizaba acupuntura o pócimas de herbolaria, y si acaso no se curaba, le daba al paciente un preparado de la fórmula conocida como La Gran fórmula Anestésica" (麻沸散 *Ma fei san*) con lo que lograba que el paciente perdiera la sensación al dolor, y entonces abría el abdomen y lograba extirpar algunos tumores. Si la enfermedad se localizaba en los intestinos o el estómago, entonces la región afectada la lavaba para después cerrar, posteriormente utilizaba algunos medicamentos que colocaba sobre la herida. Pasados de 4,5 días la herida cerraba, y después de 1 mes aproximadamente el paciente curaba.

En una ocasión Hua Tuo en el borde del camino, se encontró a un hombre que padecía una fuerte obstrucción de la garganta, al verlo comentó: *"hace algunos momentos, al lado del camino, encontré un hombre que vende unas botellas de jugo de ajo y vinagre, compra litro y medio de ese líquido y bébelo; entonces la enfermedad se curará"*. El enfermo siguió las indicaciones de Hua Tuo, una vez que tomó el jugo, casi de inmediato el paciente vomitó un parásito que tenía forma de serpiente, la cual colgó en uno de los lados de coche de Hua Tuo. En el momento que Hua Tuo regresó a su casa, el hijo de este jugaba en la puerta de la casa, al ver a su padre, dijo: *"A los lados del coche hay una cosa colgando, seguramente es una cosa que te encontraste"*. Cada persona que viniera a visitar debía ver en la pared norte de la casa aquel parásito colgado en la pared. Era un parásito que medía la estatura de 10 hombres, esto indicaba el especial grado médico que tenía Hua Tuo.

En otra ocasión, Hua Tuo vio a un enfermo que padecía de un problema crónico, Hua Tuo consideraba que para poder curar su enfermedad era necesario que el enfermo tuviera un coraje intenso. Entonces pidió a las personas que lo ayudaban que se marcharan y que no lo asistieran, poco después pidió al enfermo que se hiciera a un lado, manifestando su desagrado y desinterés al mismo tiempo que lo insultaba. El enfermo entró en cólera e intentó golpear a Hua Tuo, al no lograrlo, el enojo del paciente fue mayor, en ese momento vomitó sangre oscura, poco después de esto el enfermo curó totalmente".

范晔 Fan Ye, en otra de las anécdotas, nos cuenta:

En cierta ocasión llegó un paciente a ser atendido por Hua Tuo. Al verlo, Hua Tuo comentó: "*Su enfermedad es muy crónica y muy grave, se debe operar del abdomen, sin embargo su vida no sobrepasará los 10 años, la enfermedad no puede ser atacada totalmente*". El enfermo no pudo aceptar tremendo dolor, pero tuvo que ser operado. Rápidamente curó, pero a los 10 años murió de forma irremediable.

El prefecto 陈登 Chen Deng, de la prefectura 广陵 Guan Ling, repentinamente tuvo la sensación de opresión en el centro del pecho, además el tinte facial fue rojo intenso, así como falta de apetito, Hua Tuo después de tomar el pulso comentó: "*El caballero dentro de su estómago tiene parásitos, estos han hecho una úlcera en el estómago e intestino, esto es por ingerir comidas crudas y frescas*". Una vez dicho lo anterior preparó una infusión de 1 litro y recomendó al enfermo que lo ingiriera en dos tomas. Después de un momento, el enfermo vomitó aproximadamente litro y medio de líquido con parásitos, la cabeza de los mismos era de color rojo, además se podía mover, después de esto el enfermo sanó, Hua Tuo comentó: "*Esta enfermedad puede repetir 3 años después, será necesario buscar un médico de buen nivel para que lo atienda*". Al llegar al tiempo estipulado Chen Deng volvió a enfermar, sin embargo Hua Tuo ya no se encontraba en la prefectura, y Chen Deng murió.

曹操 Cao Cao escuchó que el nivel médico de Hua Tuo era muy alto, por lo que lo mandó llamar, además con frecuencia exigía que él estuviera cerca del jefe militar. Cao Cao con frecuencia padecía de enfermedades de la cabeza que se acompañaban de vértigo. Después de que fue tratado por Hua Tuo la enfermedad desapareció.

Sin embargo, según nos cuenta la historia, el éxito de Hua Tuo en la enfermedad de Cao Cao, sería el responsable de su muerte.

La esposa del general 李 Li padeció de una enfermedad, por lo que solicitó los servicios de Hua Tuo, al verla este comentó: *"El feto ha sufrido y ya está muerto, sin embargo, aún no ha sido expulsado"*. Al escuchar esto el general comentó: "En efecto, en los días recientes ha sufrido un aborto, pero el feto ya fue expulsado". A lo que Hua Tuo dijo: "De acuerdo a la evaluación del pulso, el producto aún no ha sido expulsado del cuerpo de la madre".

El general consideraba que la evaluación de Hua Tuo era incorrecta.

En forma gradual, la esposa del general Li comenzó a mejorar. Después de más de 100 días la enfermedad de la esposa de Li de nuevo apareció, por lo que se solicitaron los servicios de Hua Tuo, al verla este dijo: *"Las manifestaciones pulsológicas son más o menos las mismas, aquí hubo dos fetos, al momento del aborto del primer feto la madre perdió mucha sangre, en consecuencia, el segundo feto no ha podido ser expulsado. Este último feto desgraciadamente también está muerto, los vasos sanguíneos no han podido nutrir al feto, además se encuentra cercano a los huesos de la columna"*.

A pesar de todo, el general Li permitió a Hua Tuo tratar a la enferma con acupuntura, le prescribió algunas plantas medicinales. Casi de inmediato, la enferma sintió que presentaba síntomas similares a los de un trabajo de parto, pero no lograba expulsar nada, a lo que Hua Tuo comentó: "El producto está muerto y seco, al parecer no puede salir por sí solo". Después pidió a la gente que ayudara, el resultado fue que efectivamente se trataba de un producto muerto, su cuerpo era irreconocible, sin embargo su cara ya estaba ennegrecida.

Fan Ye nos sigue comentando:

Estos son algunos ejemplos del alto grado profesional de Hua Tuo.

Hua Tuo fue una persona modesta y honesta, además consideraba que estar sujeto a las órdenes de Cao Cao era una situación muy difícil, por lo que con frecuencia añoraba con volver a su lugar de origen, así que después de pensarlo solicitó permiso a Cao Cao para regresar a su comarca y atender a su gente. Una vez que regresó con Cao Cao le informó que su mujer había estado enferma, por lo que el tiempo que tuvo que estar de permiso en su casa sobrepasó el tiempo otorgado. En otra ocasión que Hua Tuo regresó con los suyos, el caudillo militar escribió en varias ocasiones a Hua Tuo para que regresara, además ordenó al jefe provincial que de inmediato le enviara a Hua Tuo. El médico consideraba que Cao Cao no tenía suficiente autoridad para ordenar su regreso, lo que hizo enojar a Cao Cao. Ordenó a personas que fueran a investigar las actividades de Hua Tuo, encontraron que la esposa de Hua Tuo estaba sana, por lo que lo apresaron y después de ser regresado fue condenado a muerte. Xun Yu (uno de los ayudantes de Cao Cao), pidió clemencia a Cao Cao en favor de Hua Tuo, diciendo:

-*"En realidad, el nivel médico de Hua Tuo es muy alto, es un hombre entregado a la salud del pueblo, se debe evitar el castigo".*

Sin embargo la orden de Cao Cao fue cumplida. Antes de ser ejecutado Hua Tuo entregaba al carcelero un libro que él mismo había escrito, antes de ser hecho prisionero, diciendo:

-*"Este es un escrito que está hecho para salvar la vida de los hombres".*

Pero el encargado de la prisión tenía la orden de no recibir nada de Hua Tuo. Al no ser aceptados los escritos, Hua Tuo personalmente quemó su obra.

Antes de esto, el comandante Li padecía de accesos de tos, por lo que no podía dormir ni de día ni de noche. Hua Tuo consideraba que dicha situación se debía a que el enfermo padecía de un absceso intestinal (肠痈 *chang yong*), por lo que le dio dos fórmulas de medicamentos. Li, después de tomar los medicamentos, casi de inmediato vomitó litro y medio de sangre purulenta, desde ese momento la enfermedad gradualmente fue mejorando. En ese entonces Hua Tuo le comentó:

-*"La enfermedad del comandante después de 18 años volverá a repetir, si por algún motivo no se obtiene este medicamento, no podrá curar".*

Una vez dicho esto, le dejó el medicamento al comandante. Pasaron 5,6 años, uno de los conocidos de Li Cheng padeció del mismo problema que el comandante Li, por lo que le demandó ansiosamente que le diera el medicamento prescrito por Hua Tuo, Li Cheng no tuvo otra alternativa que darle el medicamento. Al mismo tiempo envió a la comarca de Hua Tuo para que se lo diera, sin embargo Hua Tuo ya había sido ejecutado. Después de 18 años Li Cheng padeció de nuevo la enfermedad, y debido a la falta de ese medicamento inevitablemente murió.

吴普 Wu Pu, del estado 广陵 Guan Ling, así como 樊阿 Fan A, del estado 彭城 Peng Cheng, estudiaban el arte médico de Hua Tuo. Wu Pu continuamente ayudaba a Hua Tuo en el tratamiento de los enfermos. Hua Tuo comentó a Wu pu: "El cuerpo humano debe moverse, solo de esta forma no podrá ser atacado por la enfermedad, si las personas practican actividad físicas, los alimentos pueden ser digeridos sin dificultad, la circulación de los canales será normal, y las enfermedades no podrán aparecer. Si los brazos se giran como el movimiento de una puerta nunca podrán ser atacados por la podredumbre. Por lo mismo los hombres de la antigüedad desarrollaban ejercicios físicos que le permitían tener una larga vida.

Ellos desarrollaban movimientos brincando como si fueran osos, movían los brazos semejando el giro de las alas de las aves, flexionaban y extendían la columna, así como las articulaciones de todo el cuerpo, de esta forma prevenían el envejecimiento prematuro. Yo tengo un método de ejercicios que he llamado Wu qin zhi xi 五禽之戏: el primer ejercicio lo llamo ejercicio del tigre (虎戏 *hu xi*), al segundo lo llamo, ejercicio del venado (鹿戏 *Lu xi*), al tercero es el ejercicio del oso (熊戏 *xiong xi*), al cuarto lo llamo ejercicio del mono (猴戏 *hou xi*), y el quinto es el ejercicio del pájaro (鸟戏 *niao xi*). Estos son ejercicios que también son útiles para prevenir las enfermedades, permite tener ágiles los pies, todo es desarrollado en base a los ejercicios de los antiguos.

Cuando el cuerpo tiene alguna molestia hay que desarrollar el método de los cinco ejercicios, al hacerlo es necesario que se llegue a sudar, después de esto la persona podrá sentirse con apetito". Wu Pu, siguiendo las indicaciones de Hua Tuo, practicó este método y pudo vivir más de noventa años, para entonces sus capacidades visuales y auditivas estaban conservadas, sus dientes eran fuertes y sanos.

Fan A fue estudiante de Hua Tuo y practicaba la inserción de agujas largas. De acuerdo con la concepción de todos los médicos de ese entonces, los puntos colocados en el tórax y el dorso no podían ser punzados más allá de 4 fen, sin embargo, Fan A usaba punciones de 1-2 cun. Los puntos a nivel del epigastrio los puncionaba de 5-6 cun, obteniendo resultados muy buenos. Fan A pidió a Hua Tuo algún medicamento para tonificar, a lo que Hua Tuo dio la hoja de la planta 青*qi ye* (*Rhus vernicifuga* Stokes), así como de Sello de Salomón (黄精 *Huang jing* (*Polygonatum sibiricum* Redoute); de la primera se usan 5 litros y de la segunda 14 onzas. Hua Tuo comentó: "Después de tomar este medicamento durante mucho tiempo se pueden eliminar los parásitos, tiene un efecto tónico sobre los cinco órganos, hace al cuerpo ligero y previene el encanecimiento". Fan A siguió los consejos de su maestro, durante tiempo prolongado tomó los medicamentos aconsejados por Hua Tuo, fue un hombre longevo que vivió más de 100 años. Los medicamentos antes referidos están en los cánticos del estado de Fan A.

涪翁 Fu Weng

En la dinastía Han Occidental vivió un personaje que habitaba cerca de los lagos, considerado como pescador. Se desconoce su nombre pero la gente le apodó "el viejo Fu" (Fu es uno de los lugares de la provincia de Sichuan). De acuerdo con lo escrito en el capítulo sobre historias de fórmulas y procedimientos (médicos) del Libro de la dinastía Han Posterior (后汉书-方术列传*Hou han shu- fang shu lie zhuan*) dice: "Vivía entre la gente y al ver algún enfermo tomaba su agujas, atendía al enfermo, obteniendo excelentes resultados, poseía el 针经 *Zhen jing*, Canon de acupuntura, y el 诊脉法 *zhen mai fa*, Métodos de diagnóstico por el pulso, los cuales fueron transmitidos a los demás». A decir de la tradición enseñó su técnica a muchos alumnos entre los que se encontraba 郭玉 GuoYu.

郭玉 Guo Yu

郭玉 Guo Yu (siglo I~II). Originario de la Provincia de Sichuan y discípulo de Fu Weng, se considera como un estudioso del pulso y de la técnicas de las agujas. Fue el encargado de la Oficina Médica Imperial del emperador 汉合帝 Han Hedi (89~105). Con el objeto de examinar la capacidad médica de Guo Yu, cierto día, el emperador Han Hedi, llamó a Guo Yu, en el lugar de un ministro de manos delicadas, colocó a una mujer y pidió a Guo Yu que pasara a tomar el pulso a los miembros de la corte, Guo Yu dijo: el pulso del lado izquierdo es yang, el del lado derecho es yin, hay pulso de hombre y de mujer, aquí hay un tipo de pulso que no corresponde, descubriendo el lugar que se ubicaba la mujer, lo que provocó la exclamación afirmativa del emperador. Otra de los aspectos que se recuerdan de Guo Yu es su gran sentido ético, decía que a toda persona sin distinguir su condición social había que atenderlos con todo el corazón.

Cuando atendía a los pobres, los resultados eran muy buenos, en cambio al atender a los hombre ricos y de poder, los resultados no eran muy satisfactorios, a lo que el emperador Han Hedi, preguntó el porqué, Guo Yu le comentó: "el médico debe estar libre, sin limitaciones y ataduras, para poder desplegar toda su sapiencia e inteligencia, solo así, se puede llegar a tratar adecuadamente al enfermo; si se encuentra tenso, inquieto, no podrá desarrollar toda su técnica. Al atender a los enfermos pobres, el médico se encuentra libre de ataduras e inhibiciones, por lo que puede desarrollar toda su capacidad e inteligencia; en cambio, cuando se atiende a los enfermos ricos la situación es totalmente diferente. Fue tan importante su influencia en el aspecto médico de su tiempo que en el Libro Posterior de la Dinastía Han se le dedica un apartado (后汉书-郭玉传 *hou han shu - guo yu chuan*). Ahí se dice: *"Aquellos hombre ricos que se encuentran cercanos al monarca... hay cuatro dificultades cuando se les brinda la atención médica: la primera es que consideran que su opinión es la más importante y no obedecen las órdenes del médico, la segunda dificultad es que no cuidan su cuerpo; la tercera dificultad es que hay debilidad de los huesos y articulaciones y no se puede usar los medicamentos y la cuarta dificultad es, evitar toda actividad física".*

"Hay diferentes grados de profundidad de punción, hay algunas prohibiciones y limitaciones al usar las agujas, no se debe tener miedo. Por otro lado se debe establecer la gravedad de la enfermedad; cuando se atiende a los ricos siempre se muestra recelosos y consideran que no podrán obtener beneficio alguno (que no se curarán). Estas son las razones por las que no curan, por lo tanto, el emperador ordenó que Guo Yu viviera en la Oficina Medica Imperial con cargo vitalicio, hasta su muerte.

Chun Yuyi 淳于意

Chun Yuyi (215 a.C.~ ?), Médico famoso de la dinastía Han del Oeste (206 a. C. - 24 d. C.). 司马迁Si Maqian, en su libro 史记*Shi ji*, "Crónica del historiador", anota que fue el jefe del almacén o de las bodegas del Reino 齐 Qi, por lo que se conoce también en la historia como 仓公 *cang gong* (jefe de la bodega). Se interesó en la medicina desde muy joven y fue discípulo de 公孙光 Gong Sunguang y otros médicos famosos. Es el único médico de la dinastía Han del Occidente referido por esta obra. Chun Yuyi al rehusarse a dar atención a algunos burócratas poderosos, fue apresado y puesto en prisión. Gracias a la petición hecha por algunas mujeres fue puesto en libertad y posteriormente fue recibido por el propio emperador 汉文帝 Han Wendi. El emperador lo interrogó sobre su actividad médica, Chun Yuyi contestó cada pregunta, además le mencionó el registro que había hecho de 25 casos, en el cual se mencionan aspectos muy detallados. Famoso por su técnica pulsológica, su riqueza terapéutica y su gran efectividad clínica; además, en este libro se registraron 25 historias clínicas, (conocidas como 诊籍 *zhen ji*) las primeras a las que se hace referencia en la historia de China. En cada una de las historias se registran datos sobre el paciente en una forma más o menos ordenada; por ejemplo: cada una de las historias clínicas debe contener el nombre, lugar donde habita, así como los síntomas principales, las recetas usadas y otros datos importantes sobre cada paciente.

De este material se pueden obtener distintas consideraciones, por ejemplo, en muchos de los casos que así se registran, hay varios en los que el diagnóstico se hace mediante la observación del tinte facial, otros mediante el pulso, en total se mencionan casi 20 diferentes tipos de pulsos, respecto al tratamiento se hablan diferentes procedimientos, por ejemplo: se menciona el uso de acupuntura, moxibustión, aplicación de compresas frías, etc. respecto a las fórmulas se preparan en forma de sopas, píldoras, polvos, etc.

Chun Yuyi además se encontró en el camino con los alquimistas que ya para entonces usaban el pulverizado de las Cinco Piedras para preservar la vida criticándola de manera permanente. En alguna ocasión el emperador Han Wendi le preguntó: *"¿hay posibilidad de errar al momento de determinar un pulso mortal? a lo que Chun Yuyi respondió "sí hay posibilidad de errar, no es totalmente seguro".*

En aquella época, el médico encontró sus instrumentos con los que pudo interpretar de una manera peculiar el fenómeno salud enfermedad, después de esto, ni la sociedad en general, nivel médico serían iguales; ya se había estructurado la cultura china.

Desarrollo global de la medicina tradicional china

Periodo que ocupa

Dinastía Jin	Jin Occidental 西晋	265-316
	Jin Oriental 东晋	317-420
Dinastías del Sur	Song 宋	420-479
	Qi 齐	479-502
	Liang 梁	502-557
	Chen 陈	557-589
Dinastías del Norte	Wei del norte 北魏	386-534
	Wei del Oriente 东魏	534-550
	Qi del Norte 北齐	550- 557
	Wei occidental 西魏	535-556
	Zhou del Norte 北周	557- 581
Dinastía Sui 随		581-618
Dinastía Tang 唐		618- 907
Las Cinco Dinastías	Liang Posterior 后梁	907-923
	Tang Posterior 后唐	923-936
	Jin Posterior 后晋	936-947
	Han Posterior 后汉	947-950
	Zhou Posterior 后周	950-960

Condiciones generales históricas y políticas

Durante este periodo de grandes cambios políticos y religiosos, esos casi 700 años, China vivió lo que se le ha llamado como la Edad Media. Después de la caída de la última dinastía Han, tanto factores interiores como externos condujeron a cambios y divisiones interiores muy grandes.

En el año 265 司马炎 Si Mayan fundó la dinastía Jin Occidental. El año 280 esta dinastía fue destruida. Durante este poco duradero periodo, China de nuevo obtuvo una corta unificación. Esta tendencia siempre existió a lo largo de todos los procesos de divisionismo que China tendría que vivir durante su historia, pero no se darían las condiciones para dicha unificación de un territorio tan grande y lleno de tantas presiones internas y externa

En un periodo no muy corto aparecería lo que se llamó "El desorden de los ocho reinos" (八王之乱 *Ba wang zhi luan*). En el norte, por más de 100 años, el territorio se dividió en 16 estados hasta que en el año 386 se fundó la dinastía 北魏 Wei del Norte. En el sur, en el año 317, se funda la dinastía 东晋 Jin Oriental. En el año 420 se continúan una a otra las dinastías 宋 Song (del sur), 齐 Qi, 梁 Liang y 陈 Chen. De esta forma las dinastías continuamente se encontraron en disputas territoriales y culturales entre el norte y sur así como con los grupos étnicos vecinos. Las minorías étnicas del Norte penetraron las planicies centrales (中原 *zhong yuan*), hubo una gran emigración hacia el Sur aproximadamente 700 mil habitantes. Las minorías de la región del Turkestán en forma ininterrumpida fueron poblando la región de las planicies centrales quienes vivieron junto a los Han, gradualmente se fue estableciendo una región multiracial que llega hasta nuestros días. Por otra parte, los pobladores del Norte fueron emigrando hacia el Sur, convirtiendo la ribera del Chang Jiang como la zona de intercambio económico, técnico y cultural entre los imperios del Norte y Sur.

El año 581, 杨坚夺 Yang Jianduo gobernando la dinastía Zhou del Norte estructura la dinastía 随 Sui, el año 589 el Sur cae, terminando así con la separación entre el Norte y el Sur, volviéndose a unificar China. El Emperador 随文帝 Sui Wendi practicó la política de disminuir las obligaciones a los campesinos, con lo que se impulsó la producción y la riqueza económica. A este próspero emperador lo sucedió el Emperador 随炀帝 Sui Yangdi, hijo y asesino del emperador Sui Wendi. Sui Yangdi aplicó una política agresiva contra el pueblo, lo que provocó su destrucción y caída del imperio Sui.

Sin embargo, la comunicación entre el Norte Sur ya se había establecido y daba las condiciones para el establecimiento de la dinastía Tang una de las dinastías más prósperas de China, la dinastía 唐 Tang.

Los primeros 130 años de las dinastía Tang fue de mucha prosperidad, la población aumentó 4 veces. Se considera a este periodo como el más productivo del periodo feudal de China. El poderío del Imperio se extendió del Oriente hasta la península de Corea, al Noreste hasta Asia Central, al norte hasta Mongolia, el Sur llegaba hasta la India. El Imperio Tang supo concentrar a las minorías étnicas haciendo un gobierno incluyente, fue un gobierno de una estructura más o menos completa, de instituciones fuertes con un sistema legal estricto lo que contribuyó al engrandecimiento económico. Después de estos 130 años se inició una época de decadencia que culminaría con la formación de las cinco dinastías.

Durante el periodo comprendido entre las dinastías Jin y la dinastías del Norte y Sur, se utilizó el modelo cultural de los clásicos confucianos, se desarrolló una serie de actividades recreativas de todo tipo, se amplió la política cultural e impulsó la evolución de todos los campos del conocimiento. La evolución de la pintura y de la caligrafía fue muy intensa, de esta época son 李白 Li Bai y 杜甫Du Fu, poetas que con su inspiración trascendieron las fronteras de China.

En el campo de las matemáticas destacó 祖冲之Zu Chongzhi. En el campo de la agricultura apareció una de las obras más completas de todos los tiempos conocida como 齐民要术*qi min yao shu*, influenciando de manera muy importante su época y mucho tiempo después. En este se refiere el uso de microrganismos en la elaboración de fermentos, así como muchos conocimientos importantes de veterinaria. El desarrollo de la metalurgia permitió la fabricación de un tipo de acero por irrigación (灌钢法*guan gang fa*) más duro y más maleable. Durante la dinastía Liang se escribió el libro el Espejo Gráfico de la Tierra (地镜图 *di jing tu*), donde se muestra una gran experiencia en la búsqueda de minas por medio de las plantas y árboles. Un hecho sin precedentes es la aparición de una de las formas más antiguas de la imprenta denominado estampado con molde (雕版印刷术 diao ban yin shua shu.). De este tiempo también data el mejoramiento en la construcción de puentes de piedra. Hoy en día, se encuentra el puente sobre el río Xiao en la provincia de Hebei, el desarrollo de la arquitectura y diseño de las ciudades como Changsha también es novedoso para su tiempo. Otro hecho que no puede pasar desapercibido es que en la dinastía Sui fue construido un enorme canal llamado 大运河 Da Yunhe, con una longitud de más de 2000 km. Al norte llegaba hasta Beijing y al sur hasta Hanzhou. En su paso atravesaba muchas importantes provincias chinas. Durante más de 1500 años, antes de la existencia de otros medios de transporte, este canal era una importante vía de comunicación y transporte entre el sur y el norte.

Durante este periodo, una situación novedosa alcanza a China; el confusionismo, budismo y daoísmo, estas tres religiones coexisten, compiten y se compenetran, influenciando todas las áreas del conocimiento, incluyendo la medicina. A manera de ejemplo, el Emperador de la dinastía del Sur Liang Wudi primero creía en los confucionistas, construyó algunos templos a Confucio, estableció una sala especial para los cinco clásicos confucianos, estableció doctorados sobre los cinco clásicos, posteriormente abrazó de manera ferviente al budismo, difundió y ordenó más de 700 sutras budistas, además era un practicante devoto de las normas taoístas, en varias ocasiones se entrevistó con el famoso taoísta de la época, Tao Hongjing (véase adelante), para practicar algunos ejercicios y tomar productos para tener una larga vida.

Un aspecto importante fue la aparición de la imprenta, en el periodo comprendido entre la dinastía Sui y Tang, que promovió de manera importante la difusión de la cultura en general. Durante la dinastía Tang el intercambio entre la nacionalidad 汉 *Han* (chinos) y otras razas se incrementó.

Otro hecho característico y fundamental de la dinastía Tang fue que uno de los más importantes emperadores 唐太宗 Tang Taizong en la capital instaló dos universidades 国子学 Guo Zi Xue, 太学 Tai Xue y otras universidades. Estas escuelas tenían más de ocho mil alumnos de todas partes del imperio. Alumnos de diferentes minorías étnicas que vivían en lugares alejados y que fue fundamental para la evolución del conocimiento de su tiempo.

Por ejemplo, se crearon lazos de unión incluso familiares con el Tíbet, lo que permitió un intercambio amplio en el campo de la medicina. Muchos de los libros de medicina y de calendarios fueron llevados y estudiados en el Tíbet. En lo que toca a la religión, durante este periodo se fortalecieron y combatieron entre sí las tres doctrinas más importantes: el Taoísmo, Confusionismo y Budismo. Algunos emperadores de los reinos dieron más importancia a alguna de ellas, pero básicamente las tres tendencias fueron seguidas en forma más o menos permanente.

Avances médicos

Durante el periodo que comprende desde la dinastía Jin hasta la época conocida como de las cinco dinastías (265-960), casi todos los aspectos de la medicina tradicional china tuvieron importantes avances, especialmente en lo concerniente a la teoría básica, la terapéutica, incluyendo la acupuntura, y un apartado muy especial: el de la herbolaria.

El desarrollo de la medicina en esta época se puede dividir en varios apartados:

Compilación, ordenamiento y explicación de las obras clásicas antiguas de la medicina tradicional China

La primera revisión, explicación y ordenamiento del Suwen fue hecha durante el periodo entre las dinastías Qi y Liang por 全元起 Quan Yuanqi, en su obra Explicación de las Enseñanzas del Suwen (素问训解 *Suwen xun jie*), desgraciadamente esta obra desapareció desde épocas muy tempranas.

La versión que más circula en la actualidad del Neijing data justamente de esta época, de la dinastía Tang, es la recopilada y ordenada por 王冰 Wang Bing (véase más adelante), sin embargo, se tiene a varios importantes revisores tanto del Suwen como del Lingshu. Entre los más destacados está 杨上善 Yang Shangshan, del periodo de Sui a Tang.

杨上善 Yang Shangshan (575~670). Siglo VI-VII, entre las dinastías Sui y Tang. Según se cita en varias obras, tales como el libro antiguo de la dinastía Tang 久唐书 *jiu tang shu*), "Médicos famosos de ayer y hoy"(古今医统 *gu jin yi tong*) a Yang Shangshan se le ubica como un personaje de alto nivel médico, que entre los años 605-616, en la corte imperial desempeñaba su profesión. Es considerado como uno de los primeros revisores del Neijing. Hasta nuestros días llega su obra, El黄帝内经太素 *Huang di nei jing tai su*, "La gran materia del primer canon del Emperador

Amarillo" (conocido también como el 太素 *Tai su*). Obra que consta de 30 capítulos, es la explicación y revisión del Neijing más antiguo que se conoce en nuestros días, por lo tanto, influyó de manera determinante en los estudios posteriores.

Al parecer, la explicación que dio sobre el pulso no fue la más adecuada, influyendo también de manera inadecuada sobre sus contemporáneos y futuras generaciones.

El año 570 nace Mahoma que marcaría el rumbo de los países árabes

El 太素 *Tai su* que se encuentra en nuestros días, solo contiene 23 capítulos (le faltan 7 del original). Consta de dos partes: el 素问 Suwen y el 针经 *zhen jing*, "Canon de acupuntura" (el otro nombre con que se conoce al 灵枢 Lingshu). Ordena el Neijing de acuerdo con sus diferentes apartados temáticos, por ejemplo refiere el contenido del Neijing sobre: teoría del yin yang, canales y colaterales, órganos y vísceras, puntología, circulación de las energías ying alimenticia y wei defensiva, las mediciones corporales, el diagnóstico, las manifestaciones clínicas, las nueve agujas, las diferentes técnicas de tonificación y sedación, criopatología, calor y frío, energías patógenas, ensayo sobre el viento, varias enfermedades, etc. En este libro no solo se rescata el contenido original del Neijing, ya que Yang Shangshan respetó los caracteres de la obra original la manera más integral posible y además agrega una amplia explicación especialmente de algunos caracteres difíciles basándose en obras como el libro Diccionario Etimológico de los Caracteres (说文*shuo wen*)[41] el 尔雅 *er ya* [42] *Explicación*

[41] Diccionario Etimológico de los Caracteres, obra escrita por 许慎 Xu Shen en el siglo I de nuestra era, el nombre completo es 说文解字 shuo wen jie zi)

[42] 尔雅 Er ya Uno de los trece clásicos, es considerado como el diccionario chino más antiguo que contiene glosas de textos antiguos, nombre etc. (siglo III a C.)

de Nombres (释名 shi ming)[43] y otros, este estilo posteriormente se haría tradición en las obras clásicas de la medicina tradicional china.

Pero entre los revisores de los clásicos de la medicina, Wang Bing destaca de manera importante sobre los demás.

Wang Bing 王冰

Wang Bing 王冰 médico famoso de la dinastía Tang (618-907). De acuerdo con el libro 古今医统 *Gu jin yi tong*, "Médicos de ayer y hoy", 王冰 Wang Bing fue Preceptor Imperial del Emperador 唐宝应 Tang Bao Ying (762-763) de la dinastía Tang. Además de reestructurar el Suwen, le añadió siete de los capítulos más extensos al Suwen actual e hizo importantísimas contribuciones para la recuperación de obras clásicas antiguas. A él se atribuye la escritura del 玄珠密语 *xuan zhu mi yu*, "Lenguaje secreto de la cuerda misteriosa". De 元和纪用经 *Yuan he ji yong jing*, "Canon de referencias de obras antiguas". 天元玉册 *Tian yuan yu ce*, "Libro de jade de la energía del cielo", y de otras obras.

A continuación se presenta el prólogo de Wang Bing para el Suwen.

Prólogo de la obras "explicación y notas agregadas al Suwen del Huang di nei jing"

(重广补注黄帝内经素问*zhong guang bu zhu huang di nei jing su wen*)

Conservar la energía "verdadera" (真气 *zhen qi*) del organismo permite eliminar las penalidades, favorece una vida larga y sana y al mismo tiempo

[43] Explicación de nombre, diccionario fonético que se cre data del siglo II de nuestra Era, obras necesarias para hacer la explicación y hermenéutica de las obras clásicas.

ayuda a que las personas débiles encuentren por fin la paz; sin embargo, sin las enseñanzas de los tres divinos soberanos[44] esto no es posible. Por ello, 孔安国 Gong Anguo,[45] en su introducción al 尚书 *Shang shu*,[46] dice: "Los libros de 黄帝Huangdi, 伏羲 Fuxi y 神农 Shennong se denominan 三坟 *san fen*; en ellos se explican los principios más importantes". 班固 Ban Gu,[47] en su libro 汉书-艺文志 *Han shu yi wen zhi*, "Libro de la dinastía Han. Lo más valioso del arte y literatura", afirma: "El número total de volúmenes del 黄帝内经 *Huangdi Neijing* es de 18, nueve de los cuales pertenecen al 素问 *Suwen* y nueve al 灵枢 *Lingshu*".

En el transcurso del tiempo, en especial durante los violentos cambios dinásticos, se condenaron a la destrucción numerosas obras; pero como siempre ha habido gente estudiosa del 黄帝内经 *Huangdi Neijing*, este se ha conservado y trasmitido de generación en generación. A veces lo escondían por temor a que no se le estudiara de forma adecuada, como ocurrió con el volumen 7, que ocultó el ministro de cultura. La parte del 黄帝内经 *Huangdi Neijing* que se conserva en la actualidad, correspondiente al 素问 *Suwen*, solo tiene ocho volúmenes. El Suwen posee un lenguaje simple, conciso y su contenido, de profunda importancia, tiene un interés imperecedero. En él se analizan los fenómenos del movimiento del cielo y la Tierra, se presenta los fenómenos del yin yang, se enuncian los principios generales de trasformación de todas las cosas, y se

---

[44] Los tres divinos soberanos son el 黄帝 Huangdi Emperador Amarillo, 神农 Shennong "Soberano de la agricultura" y el Soberano 伏羲 Fuxi a quien la historia tradicional china considera escribió el 周易 Zhou yi.

[45] Se trata de un taoísta famoso de la dinastía Han.

[46] Se dice que el 尚书 Shang shu, "Libro de la dinastía Shang", es uno de los cinco cánones (clásico) más famosos de la antigüedad.

[47] Escritor de finales de la dinastía Han que escribió el libro 汉书 Han shu "Libro de la dinastía Han"

reflexiona acerca de los signos de la vida y la muerte para que el hombre pueda dominarlos.

Todos estos conceptos, tan importantes, constituyen la base teórica del 养生之道 "método para alimentar la vida". Las enseñanzas del 素问 Suwen son válidas para comprender a los seres de la naturaleza, de modo que sus principios se pueden utilizar para entender la naturaleza intrínseca de las cosas, sin importar que sirvan para explicar fenómenos pasados o presentes, evidentes o confusos. El análisis puede llegar a ser muy exhaustivo y el resultado obtenido es aplicable, real y correcto; por tanto, cabe afirmar que la teoría del Suwen es el fundamento de la grande, profunda y enigmática medicina tradicional china.

A fin de que una persona con talento e inteligencia pueda asimilar de forma amplia los conocimientos, primero debe estudiar y comprender las obras clásicas antiguas, para lo cual necesita apoyarse en una explicación de estas. El 黄帝内经 *Huangdi Neijing* es difícil de estudiar, pero eso no significa que sea un conocimiento carente de la puerta o la ventana necesarias para penetrar en el salón de sus conocimientos. Solo hay que analizar con profundidad y entrega, indagar con ahínco en sus secretos y en sus misterios y dominar su esencia. De esa manera se puede alcanzar un nivel muy alto de conocimientos y un dominio profundo de ellos; si se persiste en esta vía, se logrará el éxito. Una vez que se alcanza ese nivel, los conocimientos obtenidos son como una luz, un espíritu de ayuda que orienta en medio de la oscuridad al hombre ávido de conocimientos, lo cual permite obtener grandes logros. En la historia ha habido hombres muy destacados, por ejemplo: Qin Yueren-Bian Que[48] 扁鹊, de la dinastía Zhou; y al 淳于意 Chun Yuyi,[49] de la dinastía Han, y 张仲景Zhang

---

[48] Véase el apartado correspondiente a Bian Que.

[49] Véase apartado correspondiente.

Zhongjing[50] y 华佗Hua Tuo[51] del periodo de los Reinos Combatientes. Todos estos médicos de gran talento recibieron las enseñanzas del Neijing y se apoyaron en su gran experiencia clínica. De esa manera, liberaron en gran medida a su pueblo de las penalidades y contribuyeron de forma continua y amplia al desarrollo de la medicina, lo cual tuvo un enorme valor para asegurar la salud de su gente.

Desde la juventud me sentí fuertemente atraído por la medicina, y desde temprana edad he puesto especial interés en el "método para alimentar la vida". He corrido con la enorme suerte de encontrar esta valiosa obra clásica que he utilizado como libro de consulta para la práctica clínica, Sin embargo, la edición existente contiene con frecuencia numerosos errores. El índice de los capítulos se ha perdido casi por completo o su secuencia se halla en total desorden, en algunos capítulos no existe relación entre los elementos de su contenido y no tienen un orden fijo.

La lectura del 黄帝内经*Huangdi Neijing* Primer Canon del Emperador Amarillo, resulta muy ardua y su utilización es en extremo difícil; esta situación ha persistido durante mucho tiempo, por lo cual se han hecho numerosas críticas al libro original, por ejemplo: hay capítulos repetidos, un mismo apartado tiene varios nombres o dos capítulos se encuentran juntos o poseen el mismo nombre. Se formula una pregunta y no se le da contestación o se le da una respuesta incompleta, o se añade otra pregunta o se agregan algunos conceptos.

El capítulo 经合 *Jing he*, "Unión de los canales",[52] se encuentra duplicado

[50] Véase el apartado correspondiente a Bian Que.

[51] Véase apartado correspondiente.

[52] Probablemente otro nombre que recibe alguno de los capítulos que hoy día forman el Suwen.

y se le ha agregado el nombre 针服 *Zhen fu*, "Utilidad de la acupuntura". [53] El capítulo 异法方宜论 *Yi fa fang yi lun*, "Consideraciones acerca del principio terapéutico según la región donde se habita", [54] se encuentra en el capítulo 咳论*Ke lun*, "Estudio de la tos". [55] El capítulo通评虚实论 *tong ping xu shi lun*[56] está englobado en el capítulo 四时实论 y el 四时刺逆从论*Si shi ni cong lun.*[57] El capítulo "Ensayo sobre las Regiones Cutáneas皮部论 *Pi bu lun* [58] contiene el capítulo Ensayo sobre los Canales y Colaterales 经络论 *Jing luo lun.*[59] El capítulo Ö着至教论 *Zhu zhi jiao lun*[60] está situado antes del capítulo 针解篇 *Zhen jie pian.*[61]

Los problemas de esa naturaleza son innumerables y por tanto constituyen una dificultad para el estudio y dominio del Neijing. Es como si se pretendiera subir la montaña 泰山 Taishan, [62] pero ¿cómo hacerlo si no existe ningún camino?, ¿cómo llegar a la isla donde sale el Sol si no se tiene embarcación alguna?

---

[53] Probablemente otro nombre que se da a alguno de los capítulos que en la actualidad forman el Suwen.

[54] Capítulo XII del original.

[55] Capítulo XXXVIII del original.

[56] "Teoría general sobre exceso y deficiencia", capítulo XXVIII del original.

[57] "Teoría de la punción a favor y en contra de las cuatro estaciones", capítulo LXIV del original.

[58] "Teoría de la distribución de las doce regiones cutáneas". Veáse capítulo XXXVI.

[59] "Teoría del sistema de canales y colaterales". Consúltese el capítulo XXXVII.

[60] "Verdades de los hombres sagrados". Veáse el capítulo LXXV.

[61] "Explicación de la utilidad de la acupuntura". Consúltese el capítulo XXXIV.

[62] 泰山Taishan. El monte Tai, el más oriental de los cinco montes sagrados, ubicado en la provincia de Shandong.

Así decidí dedicarme de lleno a investigar. Para ello recolecté una amplia cantidad de material relacionado y visité a estudiosos del Neijing a fin de que me ilustraran sobre la obra. Después de 12 años de arduo trabajo y de análisis continuos, logré dominar los aspectos más importantes, diferenciar lo correcto de lo incorrecto y satisfacer mi ambición.

En el curso de esos años, en la biblioteca del doctor 郭子Guo Zi encontré el libro de los secretos del profesor 张文仲 Zhang Wenzhong. [63] Ese tomo tenía un lenguaje claro y un contenido amplio y minucioso, con lo cual evité muchos problemas difíciles de resolver.

El temor de que esta obra grandiosa se perdiera y de que las generaciones futuras no pudieran apreciarla, con lo cual se interrumpirían así sus enseñanzas, me ha llevado a agregar a la obra su explicación; además, le he añadido los siete capítulos que faltaban para completar los 81 capítulos que debe tener 素问 Suwen original al que clasifiqué en 24 volúmenes y lo estructuré en un solo libro. La meta deseada es que esta obra se pueda asimilar, se comprenda su contenido y que la explicación añadida contribuya a su compresión y elimine las dudas de los estudiosos.

Respecto a las partes perdidas o a aquellas cuyo contenido no está interrelacionado, tomé material del libro y agregué algunas partes. En los

[63] Médico famoso del siglo VII, de la dinastía Tang. Al menos se conocen tres de sus obras dedicadas al estudio de las enfermedades causadas por la energía patógena, viento, por ejemplo; el 疗风气诸方 Liao feng qi zhu fang, "Todas las recetas usadas en el tratamiento de enfermedades causadas por la energía patógena viento". El (四时常服及轻重大方诸方 Si shi chang fu ji qing zhong da xiao zhu fang, "Tratamientos comunes de acuerdo a los cambios de las cuatro estaciones, así como todas las recetas grandes y pequeñas para los problemas leves y graves". Además, escribió el libro (随身备急方Sui shi bei ji fang, "Combinación de recetas para enfermedades agudas de acuerdo al tiempo". Obra que consta de 3 capítulos. Sus escritos desde tiempos remotos desaparecieron, pero algunos de sus conceptos se encuentran incluidos dentro del (外台秘要 wai tai mi yao, "El libro secreto de la plataforma externa". Véase capítulo correspondiente

capítulos incompletos que no se pueden entender, busqué las palabras adaptables al significado original, con el fin de hacerlos inteligibles. Aquellos capítulos mezclados entre sí, cuyo contenido carece de relación y que tienen extraviado el nombre, les asigné uno según el contexto y lo coloqué en la parte inicial de cada capítulo. En cuanto a las preguntas y respuestas del Emperador Amarillo y de sus ministros, que estaban en lugares donde el título no correspondía con el contenido de ellas, examiné el significado de los caracteres de aquella época y agregué otros para facilitar su comprensión. Eliminé los caracteres desordenados que no se entendían y conservé su contenido básico. Con el fin de poner énfasis en aquellos contenidos con un valor muy profundo, escribí otro libro, el libro de la Cuerda Misteriosa 玄珠 *Xuan zhu*,[64] para que sus principios se hicieran más accesibles. En el proceso de restauración de la obra, escribía en rojo los caracteres agregados por mí para diferenciarlos de los que eran originales.

Deseo que el significado de la doctrina de los soberanos de la antigüedad se exprese tal como están ordenadas las estrellas en el cielo, al igual que las ostras se diferencian de los peces en el agua clara, de la misma forma que sea útil para que las actividades, tanto del Emperador como de los ministros y de los plebeyos, no se vean interrumpidas, que su conocimiento sea útil para que los chinos y los extranjeros puedan tener una larga vida, que los médicos logren obtener buenos resultados terapéuticos, que los estudiosos puedan tener una dirección correcta, que los conocimientos de los verdaderos médicos se difundan después de muchos años, que los hombres puedan sentir la grandeza de nuestros antecesores, y que la protección brindada por sus conocimientos sea infinita.

---

[64] Nombre simplificado de la obra 玄珠密语 Xuan zhu mi yu, "Lenguaje secreto de la perla misteriosa", que se cree fue escrita por Wang Bing. Desgraciadamente extraviada.

Dinastía Tang, año 762

Difusión del contenido de las enseñanzas de Zhang Zhongjing

Después de la estructuración del Tratado de Criopatología de Enfermedades Varias (伤寒杂病论 *Shang han za bing lun*), debido a la gran inestabilidad social y a las continuas guerras, la obra se vio truncada. Gracias a la valiosa intervención de 王叔和 Wang Shuhe esta obra fundamental de la medicina tradicional china se pudo rescatar. En este tiempo se ordena y gracias al desarrollo de la imprenta esta obra se difunde. Hacia el periodo de las dinastías del Norte y del Sur ya hay una gran cantidad de libros impresos. Aunque fueron siempre limitados, solo se distribuía entre algunos maestros que los daban a sus alumnos para que los estudiaran. Incluso Sun Simiao tuvo problemas para obtener una copia del libro de Zhang Zhongjing. Destaca que en el primer libro de Sun Simiao, Las Fórmulas Necesarias para la Vida (千金要方 *qian jin yao fang*) contiene muy poca información sobre criopatología o del sumario de la caja dorada, en cambio la segunda obra Las Fórmulas protectoras para la vida (千金翼方 *qian jin yi fang*), le dedica varios capítulos a la obra de Zhang Zhongjing, en particular en los capítulo IX y X, incluso esta obra es considerada como de las más importantes para el estudio tanto del Tratado de Criopatología como del Sumario de la Caja Dorada.

Es en este tiempo cuando aparecen las primeras revisiones del Canon de las 81 dificultades (nan jing), especialmente la obra Revisión Extensa del Canon de Dificultades del Emperador Amarillo 黄帝众难经注 *huang di zhong nan jing zhu*) de revisión hecha por 吕广 Lu Guang, el libro Revisión del Canon de Dificultades del Emperador Amarillo (黄帝八十一难经 hecha por 杨玄操 Yang Xuancao.

El Desarrollo de la pulsología

Durante esta época se escribieron los libros más importantes de la pulsología, que basados en los conocimientos contenidos en obras como el Neijing, Nanjing y el Tratado de Criopatología, dieron las bases para el desarrollo de esta importante herramienta del diagnóstico de la medicina tradicional china.

El Canon del Pulso (脉经 *Mai Jing*)

Considerada como la primer obra especializada en el estudio del diagnóstico, el autor de esta maravillosa obra fue 王叔和 Wang Shuhe.

¿Quién fue Wang Shuhe?

Se cuenta con muy poca información biográfica de este gran personaje fundamental de la medicina tradicional china, se conoce también con el nombre de 熙高平 Xi Gaoping y se ubica como originario de la provincia de Shandong. Nació hacia finales de la dinastía Han y murió a principios de la dinastía Jin, su tiempo no fue muy distante del de Zhang Zhongjing. En sus primeros años fue un médico andante o errante, posteriormente y gracias a su gran capacidad médica ocupó un puesto durante la oficina médica imperial. La historia lo considera como un personaje no solamente con un nivel alto de conocimientos teóricos sino también con una buena actitud de servicio, y un gran estudioso de todo libro que le caía en las manos, por lo que es reconocido y admirado por sus contemporáneos y generaciones futuras.

Se sabe que en sus últimos años vivió en la Provincia de Hubei en donde se contruyó un templo para venerar su memoria.

Wang Shuhe fue uno de los más importantes revisores fue del 伤寒杂病论 *Shan han zabing lun*, de 张仲景 Zhang Zhongjing Wang compiló el libro, lo ordenó, le agregó algunas partes y lo volvió a editar dándole el nombre de 金匮玉函 *Jin gui yu han*, "El Sumario de la caja valiosa".

Pero 王叔和Wang Shuhe no pasaría a la historia como el primer revisor del Tratado de Criopatología, sino que nos dejó el primer libro dedicado exclusivamente al estudio del pulso, el 脉经*Mai jing*, "Canon del pulso". Wang hace una compilación de toda la información que en su tiempo había sobre pulsología. Relaciona el 内经 *Neijing*, 难经 *Nanjing*, la obra de 张仲景 Zhang Zhongjing, de 扁鹊 Bian Que, y otros médicos famosos de su época, así como su propia experiencia clínica, para fundirlos en una sola obra. Con el objeto de ubicar mejor el contexto en el que se escribió la obra, a continuación se presenta el prólogo del Canon.

Prólogo del Mai jing

"El fenómeno del pulso es muy enigmático y profundo, ya que sus características son muy difíciles de determinar. Por ejemplo, es difícil establecer la diferencia entre un pulso cuerda de un pulso tenso, un pulso flotante de un pulso hueco, es fácil entender desde el punto de vista teórico, pero en la práctica es difícil. Es fácil caer en el error de que un pulso profundo es un pulso escondido y se puede cometer un gran error el elaborar su fórmula; un pulso tardo se puede confundir con un pulso lento, y por lo tanto pueden aparecer algunos errores. De la misma forma se pueden confundir varios tipos de pulsos, y diferentes enfermedades pueden mostrar pulsos muy semejantes.

La función de los medicamentos, está estrechamente relacionada con la vida del hombre. Los médicos Yi He (医和, Bian Que (扁鹊) alcanzaron un nivel muy alto, además fueron gentes que pensaban mucho, 张仲景 Zhang Zhongjing fue un hombre igualmente sabio, que si al momento de observar el cuerpo y determinar alguna patología y si alguna cosa le parecía confusa, volvía repetidamente a investigar y así establecer correctamente el cuadro. Por esto él en el Tratado de Criopatología, aplica toda una serie de prohibiciones y limitaciones a la Fórmula Para Sostener la Energía (承气汤 cheng qi tang);[65] *para aquellos casos de vómito seco (náuseas) o hipo había que hacer un minucioso interrogatorio para investigar el estado del calentador inferior.*

Por otra parte el contenido de las obras de la antigüedad es muy profundo, hay pocos hombres más contemporáneos que sepan usar esas obras, el contenido de los clásicos de la antigüedad es profundo y difícil de entender y no es fácil su popularización, esto hace que los futuros estudiosos no logren entender los aspectos esenciales de la medicina y que tengan una visión parcial y sean presumidos con sus habilidades. Lo anterior conduce a que una enfermedad leve se convierta en un problema incurable y una enfermedad rebelde llegue a un extremo de pérdida de la esperanza de ser curada. En realidad no debe ser así. Ahora se ha hecho una selección que parte desde 岐伯Qi Bo, llegando a Hua Tuo con las teorías de sus clásicos y sus importantes procedimientos compilados en diez capítulos.

El origen de los cientos de enfermedades (de cada una de las enfermedades) está dividida de acuerdo a sus especialidades y ordenada de manera secuencial; los cuatro métodos diagnósticos (la observación, auscultación

---

[65] Fórmula base para el tratamiento del síndrome Yangming, que indica la presencia de calor en el interior, manifestado por fiebre elevada, sed, pulso grande, tipo exceso, sed intensa, etc. Sus componentes son: ruibarbo, corteza de magnolia y cáscara de naranja.

– olfacción, el interrogatorio y la palpación) eran de su manejo. Llegando a 王Wang (王遂 Wang Sui, famoso médico de la dinastía Han Occidental, considerado como gran especialista en el estudio de los clásicos, y experto en diversos procedimientos médicos), 阮Ruan (阮炳 Ruan Bing, hombre de la dinastía Jin, también conocido como 阮河南 Ruan Henan y famoso por su gran arte en la nutrición), 傅 Fu y 戴 Dai (No se especifica de quienes se trata), 吴 Wu (se refiere a 吴普 Wu Pu, uno de los estudiantes de Hua Tuo), 葛 Ge (Se refiere a 葛玄Ge Xuan famoso alquimista del periodo de los Tres Reinos y antepasado de Ge Hong), 吕Lu (se refiere a 吕广 Lu Guang, hombre del periodo de los Tres Reinos, entre sus obras destaca el Canon de Acupuntura de la Caja de Jade 玉匮针经 yu kui zhen jing, además se le considera como uno de los revisores más importantes del Nanjing, Canon de la Dificultades), 张 Zhang (se refiere a 张苗 Zhang Miao, médico de la Dinastía Jin famoso por su arte médico y como nutriólogo), quienes hicieron diversas y diferentes revisiones de los clásicos, yo personalmente también de hecho mi propio registro. Si en efecto se investiga a conciencia y se puede llegar hasta lo más profundo se puede alcanzar el grado de los eminentes de la antigüedad remota y así se evitará que la gente en el futuro muera joven."

Contenido

El *Mai jing* consta de 10 volúmenes y los aspectos más fundamentales son:

› 1. Determina correctamente el método de investigación pulsológica en la región del 寸口 *cun kou*, "boca del pulso", la división de las tres regiones: 寸*cun*, distal, 关 *guan*, media, y 尺 *chi*, proximal. Así como la correspondencia con los órganos y vísceras, promueve la utilización en la clínica de la investigación del pulso como un método de diagnóstico importante. (Hay que recordar que antes de esta obra, el médico chino ya contaba con tres clásicos importantes, que sin estar dedicados exclusivamente al estudio del pulso, contienen importantes contribuciones, estos son: el *Neijing*, el *Nanjing* y el *Shang han lun*.)

› 2. El *Mai jing* describe la forma de diferenciar 24 distintos tipos de pulsos, los cuales son: *Fu* (superficial), *kou* (hueco), *hong* (creciente), *hua* (resbaladizo), *shuo* (rápido), *cu* (abrupto), *xian* (cuerda, "cordalis"), *jin* (tenso), *cheng* (profundo), *fu* (escondido), *ge* (timpánico), *shi* (exceso), *wei* (colapsado), *se* (áspero), *xi* (filiforme), *ruan* (suave), *ruo* (débil), *xu* (vacío), san (disperso), *huan* (semilento), *chi* (lento), *jie* (arrítmico irregular), *tai* (arrítmico regular), *dong* (saltante).

› 3. Unifica el diagnóstico pulsológico con la enfermedad o la sintomatología y el tratamiento. Como ejemplo se tiene la siguiente referencia: "En pacientes con cefalea y/o apoplejía (algunos tipos) se presenta un tipo *jin* tenso en la región *cun* distal". "Un pulso lento y áspero se presenta en casos de sangrado en la región inferior del cuerpo, o disentería o en casos de hiperhidrosis".

Este libro después de su publicación, rápidamente fue asimilado y difundido entre el mundo médico, en poco tiempo se encontró en Japón y Corea, a través de la ruta de la seda, llegó hacia el mundo árabe, y se sabe que el gran médico persa Avicena incluyó mucho el contenido del Maijing en sus obras médicas, que posteriormente se difundieron hacia Europa. En Persia, en el siglo XIV, en una de las enciclopedias médicas se ubica la obra de Wang Shuhe.

Los Secretos del pulso *(脉决 mai jue)*

Después de que el Canon del Pulso se difundió en China y ya que su lenguaje no era muy claro o entendido, esto motivó una serie de revisiones; entre las más conocidas destacan "Los Secretos del Pulso" *(脉决 mai jue)* también conocido como "Las Secretos del Pulso de Wang Shuhe *(*王叔和脉决 *mai shu he mai jue)*. Se dice que la autoría es de 高阳生Gao Yangsheng de las Seis Dinastías, que le atribuye el libro a Wang Shuhe.

Los Secretos del Pulso usa el muy popular estilo de siete caracteres de ese entonces, para explicar algunos aspectos teóricos y prácticos del estudio del pulso en combinación con una vasta experiencia clínica. Gao propone un sistema que denomina los "Siete en la Superficie, los ocho en el interior y los nueve dao". Los siete tipos de pulso en la superficie son: flotante, hueco superficial, resbaladizo, exceso, cordalis, tenso y rebosante; los ocho tipos de pulsos interno son: débil (profundo), profundo, suave, áspero, lento, escondido, oculto y desfalleciente; los nueve pulsos "dao" son: largo, corto, deficiente, acelerado, arrítmico a intervalos regulares e irregulares, timpánico, movido y delgado. Esta forma de clasificar a los tipos de pulso facilita su comprensión y dominio.

El manejo de la pulsología de Gao al parecer dependía de una amplia experiencia clínica, él consideraba que el fenómeno del pulso es un evento complejo que puede o no estar directamente relacionado con la enfermedad, no puede generalizarse; la asignaba un gran valor al pulso como preventivo.

Sin duda Los Secretos del Pulso y el Canon del Pulso se complementan, para dar las bases más sólidas para el desarrollo ulterior de la pulsología.

El Desarrollo de la Etiología de las Enfermedades

Durante esta época se presenta el mayor desarrollo en el estudio de la rama de la MTC encargada del estudio de la etiología de las enfermedades, ese conocimiento se concentra en el libro *Etiología de Todas las*

Enfermedades. Ni antes ni después hay una obra de tal peso sobre esta área del conocimiento. Actualmente sigue siendo referente para estudiar la etilogía de muchas enfermedades.

Tratado del Origen de Todas las Enfermedades

De la efímera dinastía Sui (581-618) nos llega una de las obras de etiología, fisiopatología y sintomatología más importante de la medicina tradicional china, el Tratado del Origen de Todas las Enfermedades (诸病源候论 *Zhu bing yuan hou lun,* escrita por 巢元方 Chao Yuanfang (550-?) y otros, según lo que dice la introducción a este libro y publicada en año 610.

De Chao Yuanfang se tiene poca información sobre su vida. Se sabe que el Emperador Sui Yangdi lo hizo muy famoso y fue quien cambió el nombre de la era de ese emperador a la "Gran Empresa" (605~616) y que ocupó el cargo de médico imperial.

El libro consta de 50 volúmenes dividido, en 67 especialidades (门 *men*), menciona 1739 cuadros nosológicos. A cada una de las enfermedades les estudia su etiología, su sintomatología, diagnóstico, tratamiento y prevención. Al final agrega un apéndice en donde se indica la forma de efectuar ejercicios físicos para la prevención de esa enfermedad.

Esta obra enciclopédica contiene, además de la concepción clásica de la enfermedad, algunos otros elementos importantes. Por ejemplo, le confiere a los males febriles una tendencia epidémica, considera que en el ambiente hay algunos factores que ocasionan esas enfermedades, que son fácilmente transmisibles y que, además, se pueden usar medicamentos para prevenirlos. Comenta que la teniasis (*Taenia saginata*) es causada por la ingestión de carne cruda de res. Hace análisis precisos de algunas enfermedades tales como la diabetes mellitus, el beriberi, la lepra, etc. Por ejemplo dice: "Los pacientes con el síndrome 消渴 *xiao ke*, `diabético', tienen como síntomas, sed insaciable, mucha orina... fácilmente desarrollan abscesos y forúnculos, la enfermedad es más frecuente en personas obesas, estos individuos abusan de alimentos dulces, condimentados y grasosos"[66]

Después de la dinastía Tang muchas de las obras referían algunas de las citas del libro y sus puntos de vista. Durante la dinastía Song era una de las obras obligadas en las escuelas de medicina, y en los exámenes su contenido era referido constantemente, sin duda es una de las obras más importantes de la cultura médica de China.

Avances en el campo de la bencaología

Después de los grandes avances en el estudio de las plantas durante épocas previas, el conocimiento de nuevos productos motiva a los expertos de la época a registrarlos y a hacer nuevos análisis.

El 本草经集注 *Ben cao jing ji zhu*. "Recopilación explicatoria del canon de bencaología"

Desde que se escribió el 神农本草经 *Sheng nong ben cao jing*, "Canon de bencaología del soberano de la agricultura", el conocimiento de las plantas medicinales había aumentado en forma importante, sin que se

[66] La segunda parte del Vol. 5 contiene 8 cuadros nosológicos relacionados con el "síndrome o enfermedad diabetiforme" 消渴xiao ke; algunos de ellos relacionados con la ingestión de todos o algunos de los productos recomendados como elíxir de la inmortalidad. Ver "Revisores del Instituto de Medicina Tradicional China de Nanjing". 诸病源候论教义 Zhu bing yuan hou lun jiao yi. "Revisión del Tratado del Origen de Todas las Enfermedades". Ren min wei sheng chu pan shi, Beijing. R.P. de China 1983. pp. 147-156.

haya registrado dicha información, al menos por las obras o referencias que llegan a nuestros días. 陶弘景 Tao Hongjing (452-536) fue un estudioso incansable de la medicina escribió varias obras médicas, pero la más importante es la que estamos tratando. Tomó como base el 神农本草经 *Sheng nong ben cao jing,* "Canon de Materia Medica del Soberano de la Agricultura", y le agregó otros 365 productos siguiendo el mismo esquema de la obra antigua, de esta forma aumentaron al doble los productos medicinales usados en la práctica clínica.

En lo que se refiere a la clasificación, no siguió la división de su obra bencaológica antecesora, así como de la obra Los Registros de los Médicos Notables (名医别录*Ming yi bie lu*), escribiendo en rojo el contenido del Clásico de Materia Medica del Soberano de la Agricultura y en Negro el contenido del libro Los Registros de los Médicos Notables (名医别录 *Ming yi bie lu*). Además Tao reclasificó a los 730 productos medicinales en siete grupos: las piedras (y jades), las plantas, los árboles, los gusanos y animales, los frutos y granos, los alimentos y los otros. En lo referente a la naturaleza de los medicamentos la divide en 8 tipos: fría (寒*han*), ligeramente fría (微寒 *wei han*), muy fría (大寒 *da han*), neutra (平*ping*), cálida (温 *wen*), ligeramente cálida (微温*wei wen*), muy cálida (大温 *da wen*), y muy caliente (大热 *da re*).

Otra de las contribuciones de esta obra, es el haber dedicado una capítulo especial al estudio de algunas plantas que tienen propiedad similares en el tratamiento de determinada enfermedad, por ejemplo el uso de siler, planta de caracol, raíz de genciana, chuanxiong en el tratamiento de enfermedades ocasionadas por el viento, el uso de manzanilla real, gardenia, perilla en el tratamiento de ictericia. este sistema permite hacer una selección más precisa entre los productos con funciones o indicaciones clínicas similares.

Desgraciadamente el 本草经集注 *Ben cao jing ji zhu*. "Recopilación Explicatoria del Canon de Bencaología", desapareció desde la dinastía Song, la obra original no se dispone de él en nuestros días, sin embargo su contenido se encuentran en el Libro Clasificación Histórica de Materia Médica (正类本草 *Zheng lei ben cao*) y en el Gran Compendio de Materia Médica (本草纲目 *Ben cao gang mu*).

Para darnos una idea de lo valioso de esta obra, a continuación, se incluye el prólogo que escribió en su obra.

"Al examinar las indicaciones para las cuales se recomiendan los medicamentos, se ubica una enfermedad por producto, sin embargo, y por ejemplo hay más de 10 tipos de "golpe de viento" , se ubican más de 20 tipos de enfermedades tipo criopatología. Si se vuelve otra vez al "golpe de viento" y se toman las manifestaciones básicas de la enfermedad y las manifestaciones especiales que tiene el enfermo se elige el medicamento para su tratamiento. Las transformaciones de la enfermedad son miles, no se puede contemplar con una sola frase. Las obras médicas son cerca de miles de volúmenes, y con todos estos volúmenes no pueden determinar totalmente las causas y el tratamiento de todas las enfermedades.

Las obras médicas y médicos como 医和Yi He 医缓 Yi Huan del periodo de los Reinos Combatientes, ahora ya no los vemos. Los clásicos daoístas hacen una breve descripción de método y proceder médico de Bian Que, ahí se registra los medicamentos que usaba en el tratamiento de las enfermedades, son completamente correspondientes con la intensión terapéutica de los que usan los bencaologístas (本草家*ben cao jia*). Lo que se puede observar de los médicos de las ambas dinastías Han, como 仓公 Cang Gong, 淳于意 Chun Yuyi, 华佗 Hua Tuo y otros, es que ellos también poseían un buen método de investigación del funcionamiento de los productos medicinales.

La grandiosa obra de Zhang Zhongjing, el Tratado de Enfermedades Varias y de Criopatología (伤寒杂病论 *shang han za bing lun*) es lo más excelso de las obras médicas en materia de Formulación, también llega a un grado impresionante de manejo de las plantas, además de que no hay quien pueda hacer más en el campo de la pulsología y del diagnóstico mediante la observación de tinte facial, por tanto, la aplicación en la clínica se hace muy flexible. Lo que corresponde con la cirugía que permite abrir el abdomen y el pecho, así como las técnicas para cortar huesos y tendones, esta es una técnica médica distinta que no está en el campo de acción de la herbolaria.

A partir de la dinastía Jin se reconoce a médicos como 张苗 Zhang Miao[67] 宫泰Gong Tai,[68] 刘德Liu De,[69] 史脱Shi Tuo,[70] 靳邵Jin Shao, [71] 赵泉Zhao Quan,[72] 李子豫Li Ziyu,[73] quienes fueron médicos famosos de su época. Hay también gentes de alto rango social como 阮德如Ruan Deru, 张

---

[67] Reconocido como gran médico de su época por su gran capacidad diagnóstica y terapéutica.

[68] Ubicado como gran médico, pasa a la historia por haber tratado una persona a la que tuvo que viajar una larga distancia, famoso por haber dejado la Fórmula de los Tres Producto (三物散 san wu san) en el tratamiento asma.

[69] Famoso médico que desde niño se interesó en la medicina, ya como médico fue conocido por gran destreza, tanto que ocupó uno de los puestos más importantes dentro de la Oficina Médica Imperial.

[70] Gran médico conocido por su destreza diagnóstica y terapéutica, especialista en el tratamiento de ictericia, ocupó puesto importante en la Oficina Médica Imperial.

[71] Gran conocedor de Materia Médica por su destreza en la preparación de las Cinco Piedras (五石散 wu shi san) y otras famosas fórmulas de su tiempo.

[72] No se tiene información de este personaje.

[73] Conocido por su destreza en las fórmulas desde pequeño, con el tiempo, la gente consideraba que se comunicaba con los espíritus (de la curación).

茂先Zhang Wuxian, y otros, también se ubica a gentes que tuvieron la capacidad de alejarse de la sociedad como 皇甫谧 Huang Fumi, así como 葛洪 Ge Hong, apodado también Zhi Chuan 稚川, no se puede olvidar a 蔡谟 Cha Mo, 殷渊源 Dian Yuanyuan, y otros, que fueron grandes investigadores de la herbolaria. Durante el tiempo del Emperador Liu Song de la dinastía del Sur, se puede recordar a 羊欣 Yang Jin, 王微 Wang Wei, 胡洽 Hu Ha, 秦承祖 Qin Chenzu, durante el tiempo del Emperador a Xiao Qiwang se recuerda a 褚澄 Zhu Peng, 徐文伯 Xu Wenbo y otros, médicos con gran capacidad terapéutica, ya que curaban nueve de diez pacientes. Casi todos estos famosos médicos escribieron sus propias obras médicas, al ver el contenido de sus obras, todos adoptan las reglas de uso de la herbolaria. De manera ocasional usan otros productos que no aparecen en los libros de bencaología, pero en todo momento se hace una investigación de su naturaleza y su uso, y en ningún momento se rebasa la metodología descrita para el uso de las plantas.

En el libro de 范汪方Fan Wang se contiene más de cien capítulos. De la misma forma se encuentra las Fórmulas de Bolsillo (肘后方*zhou hou fang*) escrito de 葛洪 Ge Hong quien registra fórmulas baratas e incluso la aplicación de tratamientos que consisten en el uso de un solo producto, así como fórmulas o productos que se pueden localizar fácilmente en el campo o que no se encuentran en las obras clásicas de herbolaria. De los productos ahí descritos, algunos son resultado de la experiencia de la gente del campo, otros diferentes en las regiones, también hay diferencias en cuanto a su uso. Por ejemplo, la Fórmula de Rizoma de Loto (藕皮散 *ou pi san*) que se usa en el tratamiento de enfermedades de la sangre, que es descubierto por los cocineros, el uso de correhuela (牵牛子*qian niu zi*) para el tratamiento de edema, probablemente fue descubierto por los campesinos, el puré de ajo que se prepara el los expendios de galletas, se puede usar como antiparasitario.

El pino rastrero (地松 *di song*) es un buen producto en el tratamiento de heridas. Estos ejemplo evidencian que las cosas en la naturaleza, todo puede ser usado, sin embargo es necesario investigar para determinar, aunque estos productos no son los más usados por la herbolaria.

El médico de bajo nivel de nuestros días, al momento de tratar a los enfermos, pone poca atención en el estudio de la bencoalogía, algunos de ellos usan fórmulas muy antiguas, algunos creen en algunas anécdotas, algunos tienen confianza en su memoria, cuando pueden hacer una fórmula que contiene algunos productos se sienten demasiado orgullosos, esto lo único que refleja es sus carencias. No se sabe las relaciones de mutua oposición, mutuo rechazo, etc. Es como si no supieran. No se sabe en qué momento se usa un producto de manera inapropiada, o de las dosis de los productos. Si de chiripa curan algún enfermo, consideran que la fórmula es de su experiencia. Si se encuentra a algún enfermo que tiene diez días o medio mes de padecimiento, el médico considera que se trata de alguna enfermedad muy profunda o de difícil tratamiento, no tiene idea como encontrar la causa de la enfermedad, además actúa de manera deshonesta, además exige al enfermo que le pague más, no asumen de manera alguna los errores cometidos y mucho menos aceptan ser criticados. Si hay algún error de interpretación o de aplicación del sistema protocolario del sistema del ejército o del estado por el estudio de los cinco clásicos confucianos, no pasa nada grave. Si la hacer alguna fórmula se comete un error se puede poner en peligro la vida del enfermo. Los oficiales y el soberano deben poner más atención a esto y ofrecer una adecuada vigilancia a este problema."

El 新修本草 *Xin xiu ben cao*, "La nueva bencaología reparada"

La dinastía Sui inició y consiguió en parte la segunda unificación de

China, pero fue durante la dinastía Tang que se consiguió esa meta, así como las condiciones políticas y económicas para garantizar un periodo prolongado de paz y estabilidad social. Esto permitió el desarrollo de la cultura en general y de la medicina. El 本草经集注*Ben cao jing ji zhu*. "Recopilación explicatoria del canon de bencaología", de 陶弘景 Tao Hongjing, fue elaborado durante la época de la división de China y no contenía información de los medicamentos del norte, por lo que bajo una nueva situación política de China se revisaría la bencaología.

En el año 657, ya durante la dinastía Tang, 苏敬 Su Jing solicitó al gobierno Tang que se estudiaran los conocimientos sobre herbolaria. El famoso emperador 唐高宗Tang Gaozong apoyó el proyecto de Su Jin y financió a otros 22 profesionales entre los que se encontraban 李世勣Li Shiji, 长孙无忌 Zhang Sunwuji , 许孝崇 Xu Xiaochong、李淳风 Li Chunfeng、孔志约 Kong Zhiyue (personajes muy famosos y funcionarios de la corte imperial Tang) que se encargaran de esta tarea (En el occidente un diccionario de herbolaria solicitado por un gobierno fue hasta 1542 en Londres Inglaterra).

En el año 659 concluyeron su labor publicando el libro 新修本草 *Xin xiu ben cao*, "La nueva bencaología reparada" también conocido como 唐本草 *Tang ben cao* "Bencaología de la dinastía Tang".

Este libro, toma como base los 730 productos del 本草经集注 *Ben cao jing ji zhu*, "Recopilación explicativa del canon de bencaología", agrega otros 114 productos medicinales (total 844 productos). Incluye algunos productos que por el intercambio ya establecido con otros países habían entrado a China, como el alcanfor de Borneo, la pimienta, etc. Este libro, por una parte contaba con la explicación escrita de cada uno de los productos medicinales, y por la otra con dibujos de las plantas, implantando un estilo. Por desgracia el capítulo correspondiente a los dibujos se perdió y hasta nuestros días llega solo el ejemplar escrito. El gobierno de Tang lo consideró como libro de texto obligado para el estudio de las plantas, obra que se mantuvo así durante los siguientes 300 años Esta obra pronto pasó a otros países, por ejemplo al Japón, el año 713 que además fue considerada como una obra máxima.

Poco se sabe de 苏敬 Su Jin (599—674), por ejemplo se conoce que otro de sus nombres fue 苏恭 Su Gong, ocupó algunos puestos de burócrata durante la dinastía Tang y que además de haber encabezado el proyecto de este libro, escribió otro conocido como Ensayo de Tres Expertos para el Tratamiento del Beriberi (三家脚气论 *san jia jiao qi lun*) escrito junto con 徐思恭 Xu Engong y 唐临 Tang Lin y otros.

El Suplemento de Materia Medica (本草拾遗 *ben cao shi yi*)

Obra escrita durante la dinastía Tang por 陈藏器 Chen Cangqi, publicada el año 739. Chen también va imponiendo una moda de considerar que las obras previas son muy importantes pero desde que se escribieron les hace falta algunos otros medicamentos que no incluye por eso hace falta agregarlos. Su obra consta de 10 volúmenes, el primero está dedicado a una especie de índice, los siguientes 6 volúmenes los dedica a registrar los productos agregados, y los últimos tres a la explicación de los dichos productos.

Esta obra como tantas otras que desapareció, sin embargo afortunadamente obras como Bencaología y Clasificación Histórica de los Productos Medicinales (正类本草 *Zheng lei ben cao*) la registran y parte de su contenido. Incluye más de 447 productos, el Gran Compendio de Materia Médica (本草纲目 *ben cao gang mu*) registra 368 productos de este libro y además exalta el valor de Chen.

La Materia Médica de Shu (蜀本草*shu ben cao*)

Esta obra fue elaborada durante la dinastía Shu posterior (935-960), de ahí su nombre, obra de 韩保昇Han Baosheng quien se ubica como un personaje con gran capacidad en el manejo de las plantas, fue miembro de la Academia Médica Imperial de su dinastía. Fue una obra que sobre todo explica la parte gráfica de la bencaología reparada. Consta de 20 volúmenes, amplía la información incluida en su obra base, la Bencoalogía reparada.

Obra desaparecida pero posteriormente incluida en Bencaología y Clasificación Histórica de los Productos Medicinales (正类本草 *Zheng lei ben cao*) y en el Gran Compendio de Materia Médica (本草纲目 *ben cao gang mu*).

Otras Obras

Durante la dinastía Tang, como ya se mencionó anteriormente, se establecieron lazos incluso matrimoniales entre los chinos y tibetanos, estos además reprodujeron algunas estructuras del estado chino. La medicina no estaría ajena a estos intercambios. El libro 月王药诊 *Yue wang yao zhen*, "Diagnóstico y herbolaria de la Soberana Luna" (En sánscrito Somaratsa), es un ejemplo de dicha influencia. Obra compilada por varios médicos tibetanos y chinos destancan: Mahagyinda de origen chino, Khyun-Po Tsetse, Khyun-po Dam-tshugs, y RCog-la sMan-pa, éstos últimos tres de origen tibetano. En la obra se describen 329 productos medicinales, así como diferentes tópicos de fisiología, patología y terapéutica, además de algunas técnicas tales como la aplicación de sangrías, estudio de la orina con fines diagnósticos. Además de incluir aspectos propios de la medicina tibetana, agrega algunos aspectos propios de la medicina tradicional china, por ejemplo: la teoría de yin yang, cinco elementos, órganos y vísceras, etc. con lo que muestra la influencia que ya tenía la medicina china sobre la tibetana, aunque no de manera completa, sí es una de las primeras obras sincréticas de MTC, la medicina tibetana.

Durante la misma dinastía hubo un gran comercio y mutua influencia entre China y otros países. Gracias a esto se alcanzó una gran penetración en China de productos medicinales, especialmente aquellos llamados aromáticos. El libro 海药本草 *Hai yao ben cao* "Bencaología de los productos medicinales venidos del mar" (más allá del mar, ultramar), fue escrito a finales del siglo XIX y principios del X, por 李旬Li Xun, quien trabajó en una tienda de productos medicinales de árabes en Cantón. Incluye una gran cantidad proveniente de otras partes alejadas de China y se refiere con especial atención al liquidámbar, romero, benjuí, mirra, alcanfor de Borneo, clavo, etc.

De la dinastía Tang también nos ha llegado la obra 食疗本草 *Shi liao ben cao* "Bencaología del tratamiento con alimentos", escrita por 孟诜孟 Meng Hao. Esta sintetiza y da base a una de las especialidades de la medicina tradicional china: el tratamiento usando como recurso terapéutico la alimentación. Es considerada como la primer obra de dietoterapia de la MTC.

Otra obra es el 食性本草 *Shi xing ben cao*, "Bencaología de la naturaleza de los alimentos", escrito por 陈士良 Chen Shiliang el año 934, describe a detalle la naturaleza de ciertos alimentos manejados como medicamentos, además hace una amplia revisión sobre fórmulas elaboradas con medicamentos en el tratamiento de ciertas enfermedades, sigue los lineamientos terapéuticos de la obra antecesora.

También hay una obra que, por desgracia desparecić pero siguió marcando una línea de investigación. Conocido como Ensayo sobre la

Naturaleza de los Medicamentos (药性论 *yao xing lun*) escrito por 甄权 Zhen Quan durante la dinastía Tang. Este libro estudia a los medicamentos de acuerdo con su nombre, naturaleza (fría y caliente), si es considerado como medicamento emperador, ministro, súbdito o adjuvante, sus prohibiciones, funciones, indicaciones, técnicas para procesarlos y en su caso, eliminar la parte tóxica, etc. A muy pocos productos les estudia el tropismo hacia canales (归经 *gui jing*). Por otra parte menciona que el cinabrio sí puede ser tóxico a pesar que en el Clásico de Materia Médica del Soberano de la Agricultura (神农本草经 *shen non ben cao jing*) diga que no es tóxico. Se considera que este libro es de los más importantes para estudiar la naturaleza de los alimentos, de ahí su nombre. Referido por Sun Simiao y fue transcrito por Li Shizhen en el Gran Compendio de Materia Médica (本草纲目 *ben cao gang mu*)

La búsqueda del fármaco de la inmortalidad y el origen de la alquimia

He colocado en este apartado la historia de la alquimia porque es durante esta época en la que tuvo un desarrollo más definitivo, además influyó de manera determinante en los principales personajes de este periodo de la evolución de la medicina tradicional china.

Se define la alquimia como el arte de trasmutar metales en oro. Una de las etapas más discutidas de la evolución de la medicina fue la de la búsqueda del elixir de la eterna juventud. Durante el periodo de las dinastías del Sur y Norte, especialmente, los monjes daoístas fueron los más empeñados en su búsqueda. A la postre el resultado fue, por un lado, el desarrollo de la alquimia que influiría posteriormente en el desarrollo de la química moderna y por otro, dejaría su influencia importante en la evolución de ciertas técnicas y procedimientos para la preparación de algunos medicamentos y fórmulas que se utilizan dentro de la medicina china.

La farmacéutica actual tiene sus origen en la alquimia, también se puede decir que la química primitiva, la protoquímica, es justamente la alquimia, esta nace probablemente con la búsqueda de nuevos procedimientos para la fundición de los metales. Se tiene registrado el origen de la alquimia en el periodo de los Reinos Combatientes, en ese tiempo se ubica al *fang shi* (方士), que se considera como el artesano, el maestro, el inventor, quienes cumplieron un importante papel para satisfacer a los gobernantes de larga vida y aumentar la producción de oro y plata, sus inventos y probablemente sus locuras no lograron de manera muy significativa su objetivo inicial, pero sí contribuyeron en el desarrollo de las técnicas de fundición de metales, preparación de los productos médicos, la producción de nuevos productos y fórmulas, el desarrollo de algunos nuevos productos alimenticios, etc.

Ya durante la dinastía Han del Este, los daoístas dieron un fuerte impulso a la alquimia. 魏伯阳 Wei Boyang de esta dinastía escribió el libro (周易参同契 *zhou yi shen tong qi*) además es considerada como la primer obra sobre la alquimia y una de las más importantes obras de la escuela de los daoístas estudiosos de la yilogía (易学 *yi xue*).

Ahí se menciona la fácil vaporización del mercurio, así como el fenómeno de la reacción química del azufre, registra que el óxido de plomo (Pb_5O_4) al carbonizarse se obtiene de nuevo el plomo. Enuncia los elementos rudimentarios de las fórmulas de la transformación química de la materia, explica los instrumentos alquimistas y algunas de las fórmulas de medicamentos de la época.

El esplendor de la alquimia siguió al gran desarrollo del daoísmo durante las dinastías Jin y Tang. Uno de los grandes médicos de la época Ge Hong, además de ser uno de los más importantes personajes de su tiempo fue uno de los más grandes alquimistas de todos los tiempos. Una de sus grandes obras es el 抱朴子 Bao pu zi, nombre con el que Ge Hong se autonombraba. Ge Hong (281~341), esta obra dividida en dos partes. Su contenido incluye desde teosofía hasta varios métodos de diversas ciencias. La primera parte incluye principalmente alquimia, técnicas de nutrición de la vida, qi gong, etc. Las técnicas de alquimia las divide en tres grandes, el elíxir de la larga vida 金丹 *jin dan*), el medicamento milagroso (仙药 *xian yao*) y la técnica para la producción del oro y la plata (黄白 *huang bai*). Por su contenido se puede observar que Ge Hong no solo era un alquimista experto, sino que era un científico en busca de nuevos procedimientos para la producción de nuevos productos.

En este libro se registran varias fórmulas de reacciones químicas. Por ejemplo, al aplicar calor al cinabrio se produce mercurio y al dejar de nuevo condensarse se vuelve a producir de nuevo cinabrio $Hg^0 + S^0 \rightarrow Hg^{II}S^{-II}$, además aparece la forma de intercambiar el fierro con el cobre en el sulfato ($CuSO_4 + Fe \rightarrow FeSO_4 + Cu$), estas fórmulas que son descritas en los últimos siglos, Ge Hong menciona los procedimientos para llevarlas cabo. Además, menciona la aplicación en medicina de algunos minerales, por ejemplo: el efecto de las sales de cobre para evitar la putrefacción, así como del "plomo amarillo" (PbO 黄丹 *huang dan*), además refiere una gran cantidad de productos como el azufre, la sulfato de cobre (CuS), el mirabilite, el yeso y su aplicación en la clínica.

Otro distinguido alquimista fue Tao Hongjing de la dinastía Liang. Una de sus obras que legó fue Fórmulas de Alquimia (合丹法式 *he dan fa shi*), en donde se registra una gran cantidad de reacciones químicas, por ejemplo, se menciona la forma para saber si una sustancia es nitrato de potasio ($KNO_{3)}$ o no, si al quemarlo el humo que se desprende es violáceo, verdoso, entonces sí es $KNO_{3.}$

Otro personaje que no podía estar excluido de los grandes alquimistas fue Sun Simiao, en sus libros se mencionan varios elementos alquimistas, además escribió un libro especializado en alquimia. Elementos Básicos de Alquimia de Alcoba (丹房诀要 *dan fang jue yao*). Además, en el libro "Las Recetas Necesarias para la Vida (千金要方 *qian jin yao fang*) refiere la fórmula Gran Unidad Espíritu Esencia (太一神精丹 *tai yi shen jing dan*) está compuesto principalmente de óxido de arsénico. Se refiere también al uso de cloruro de mercurio, el primero lo recomienda en el tratamiento de fiebre recurrente y malaria, aplicado externamente tiene efecto vermífugo; el segundo aplicado externamente para drenar abscesos y sacar lo tóxico, promoviendo la cicatrización.

Respecto a la controvertida alquimia se pueden hacer las siguientes consideraciones:

› La pauta inicial fue idealista, la búsqueda del elíxir para alcanzar la inmortalidad, por supuesto que no logró la meta esperada, sino que intoxicó y mató a mucha gente, incluso 6 emperadores de la dinastía Tang murieron por el uso de brebajes mágicos para la inmortalidad.

› Al quitar ese misticismo se puede encontrar una gran cantidad de conocimientos sobre una protoquímica sobre la cual se edificará la química moderna.

› La alquimia de la dinastía Tang pasó a Arabia después a Europa y de ahí al resto del mundo.

› Muchos de los procedimientos para la elaboración de los medicamentos proviene de la alquimia, por ejemplo la técnica conocida como sublimación (升华 sheng hua) es desarrollada por los alquimistas, muchas de las fórmulas antisépticas se desarrollaron en ese entonces.

La ingestión de productos minerales y la búsqueda del elixir de la inmortalidad durante el periodo de las dinastías Jin y durante las dinastías del Norte y del Sur tuvo un impulso importante. Durante el periodo de los Reinos Combatientes y hasta la época de la dinastía Han Occidental la utilización de productos minerales era una especialidad terapéutica. Durante el periodo de estudio que se trata en este apartado era muy conocida la fórmula 五石散 *Wu shi san*, "polvo de las cinco piedras", la cual es: polvo de estalactitas,[74] azufre,[75] cuarzo blanco, cuarzo rojo, y caolín. Los componentes se molían y se ingerían en forma de polvo.

Después de la ingestión el paciente experimentaba calor en todo el cuerpo por lo que tenía que vestir ropa fría, ingerir bebidas frías, comer alimentos fríos, dormir en cama fría; entre más frío mejor. Los efectos colaterales de dichos procedimientos eran muy devastadores. De acuerdo con la referencia de 皇甫谧 Huang Fumi se presentaba retracción de la lengua hasta la garganta, o se presentaban úlceras y aftas, o degeneración purulenta de la piel, etc. Huang Fumi utilizó dichos procedimientos y padeció en carne propia los efectos de dichos procedimientos era tan grande su problema que llegó a pensar en suicidarse en los últimos años de su vida fue combativo de dichos procedimientos. En el 诸病源候论

[74] Polvo de estalactitas, Zhong ru shi. Medicamento considerado de sabor dulce, de naturaleza cálida, penetra a pulmón y riñón. Tiene la función de calentar a pulmón, fortalece a yang, desciende la leche. Se utiliza en el tratamiento de tos y respiración asmática, tos por frío, impotencia sexual, dolor de la región lumbar y rodillas, así como, falta de leche durante la lactancia. Dosis 9-15 gramos. Contiene básicamente carbonato de calcio.

[75] Azufre (硫磺liu huang). Sabor ácido, naturaleza cálida. Penetra a los canales de riñón e intestino grueso. Externamente tiene la función de eliminar los parásitos y ser antipruriginoso; por vía oral tiene la función de fortalecer a yang y favorecer la expulsión de las heces fecales. La dosis por vía oral no debe ser mayor de 3 gramos (en decocción). No debe usarse en pacientes con deficiencia de yin ni en embarazo.

Zhu bing yuan hou lun "Tratado del origen de todas las enfermedades" se comentan 26 enfermedades producidas por el uso de dichas técnicas.

El asar o dorar algunos productos medicinales es una de las técnicas de preparación para disminuir sus efectos colaterales y en algunos casos para potencializar su efecto, es durante este periodo que se populariza este procedimiento.

Una de las obras escritas por 雷敩 Lei Xiao el 雷公炮炙论 *Lei gong pao zhi lun* "tratado de asado de los productos medicinales de Lei Gong". En esta obra que consta de tres capítulos, se refiere la preparación, procedimientos para la disminuir o eliminar la toxicidad de más de 300 productos medicinales, mediante el asado, decocción, uso de miel, uso de macerados, uso de grasa, aceites, emplastos externos, etc. o bien para incrementar su efecto.

Obras de la MTC y Médicos Importantes de la Época

Desde la dinastía Jin hasta la dinastía Tang abundaron muchas obras de la MTC que ya no se dedican al tratamiento de un solo aspecto de la medicina tradicional china, sino que pretenden abarcar diferentes tópicos de la misma. Desgraciadamente, la mayor parte han desaparecido y en la actualidad solo nos llegan algunas de ellas. Destacan por su importancia cinco libros: El 肘后方 *Zhou hou fang*, los dos libros de Sun Simiao (véase más adelante), el 外台秘要 *Wai tai mi yao* y el libro tibetano 四部医典 *Si bu yi dian*. A continuación, se estudia la importancia de cada uno de ellos.

肘后方 *Zhou hou fang* nombre simplificado del 肘后备急方 *Zhou hou qiu zu fang*, "Recetario de bolsillo[76] de urgencias medicas". Escrito por 葛洪 Ge Hong (?281-341).[77]

葛洪 Ge Hong

Ge Hong Originario de la provincia de Jiang Su, apodado 抱朴子 Bao Puzi, considerado como una gran profesional de la medicina, alquimia, del daoísmo， enciclopedista y amante de la cultura en general. Es ubicado también como bohemio, activista político, viajero, experto en arte marcial, etc. Su Abuelo, 葛玄Ge Xuan fue prominente alquimista y funcionario de la corte del Reino Wu (uno de los reinos, del periodo conocido como Tres Reinos), su padre, 葛悌 Ge Ti también fue prominente funcionario, por tanto Ge Hong es considerado como descendiente de burócratas terratenientes, sin embargo, su vida dio un vuelco importante, su padre murió cuando Ge Hong era aún niño, después de esto se presentaron situaciones que llevaron a una gran miseria al joven Ge Hong, su estado de rebeldía por una pérdida de su estado socioeconómico, lo acompañó a lo largo de su vida, hasta que murió, viviendo para las técnicas alquimistas de los daoístas en las montañas Luo Fu shan 罗浮山 luo fu shan de la provincia de 广东 Guang dong. La historia ubica a Ge Hong como la expresión más evidente de la un iconoclasta de la cultura y la medicina en general.

Se dice que revisó más de 1000 volúmenes de obras médicas, como resultado de su interactuar médico escribió el libro Fórmulas de la Caja

---

[76] 肘后 Zhou hou significa "detrás del codo". En la antigüedad, los objetos no pesados podían ser cargados en las largas y anchas mangas, justo detrás del codo, de ahí el nombre. Podría corresponder a los manuales de bolsillo que en la actualidad se usan.

[77] Otros consideran que vivió entre 284-364.

Dorada (金匮药方 *jin kui yao fang*).[78] Descrita como una obra compleja, que entre sus principales virtudes está la descripción de fórmulas diseñadas para situaciones de urgencia. Posteriormente se selecciona el contenido médico y sobre todo la descripción de las fórmulas diseñadas para el tratamiento de las situaciones de urgencia, convirtiéndose en el libro "Recetario de bolsillo de Urgencias Médicas" (肘后方 *Zhou hou fang*). Dada la metamorfosis que sufrió esta obra, fue necesaria su revisión, dicho libro fue revisado y aumentado por 陶弘景 Tao Hongjing y después por 杨用道 Yang Yongdao, de la dinastía Jin. En la actualidad el libro que se tiene es el corregido y aumentado por este último revisor. El 肘后救卒方 *Zhou hou qiu zu fang,* "Recetario de bolsillo de urgencias médicas", que circula en nuestros días consta de 8 volúmenes. Del primero al cuarto tomo se tratan lo que 陶弘景 Tao Hongjing denominó las enfermedades internas. Incluye dolor del corazón y abdomen, lesión por la energía patógena frío (criopatología), enfermedades por cambios climáticos, apoplejía, edema, ictericia y otras enfermedades agudas.

Del quinto al sexto volumen se incluyen las enfermedades de origen externo entre las que se encuentran abscesos y forúnculos, úlceras, enfermedades de los oídos y ojos, etc. En el séptimo libro se ven enfermedades tales como parasitosis o lesión por los animales, intoxicaciones, etc. y en el octavo se discute el tratamiento de varias enfermedades agudas, etc.

Dentro de los aspectos más importantes que se tratan en este libro está la descripción detallada de las enfermedades infecto-contagiosas, especialmente de la viruela. Hay la siguiente cita: "... es una enfermedad epidémica que se manifiesta por la aparición de vesículas, estas aparecen

---

[78] No confundir con la obra, Sumario de la Caja Dorada de Zhang Zhongjing 金匮要略 jin kui yao lue

en todo el cuerpo incluyendo cabeza y cara, son redondas y como vesículas de fuego. De su interior aparece un exudado blanco, es una enfermedad altamente mortal, debido a una energía maligna y tóxica". Por otra parte, en el volumen 7 hace una descripción detallada de los que podría corresponder a la "tifo de las malezas" enfermedad producida por la *Rickettsia tsutsugamushi*.

Otra de sus famosas obras es el conocido como 抱朴子 Bao Pu Zi, que es su apodo, Primera y Segunda Parte, en donde plasma sus conocimientos sobre alquimia y las técnicas de preservación de la vida. Esta obra es considerada una de las fundamentales por los daoístas y en especial los alquimistas. Fue invariablemnete consultada por una gran cantidad de médicos de su época y en especial posterior a él.

孙思邈 Sun Simiao

Uno de los personajes que llama la atención desde los primeros pasos de acercamiento a la historia de la medicina tradicional china es Sun Simiao.

Antes de iniciar este trabajo me imaginaba a un personaje sencillo, dedicado a sus pacientes, con un grave sentido ético y médico, sin embargo, al investigar más sobre él, aparece ante nosotros un ser complejo que se interesa prácticamente en todos los aspectos de su época. Además, la dinastía Tang fue una de las más prolongadas y prósperas de la historia china. Para poder lograr tal estabilidad especialmente los primeros 130 años, probablemente se debió entre otras cosas al desarrollo económico, además de una serie de elementos filosóficos, religiosos, culturales, etc. que aparecen referidos en la introducción de este capítulo. Cualquier personaje de ese tiempo debió haber manejado estos elementos para poder brillar como Sun Simiao.

Sun Simiao nació en lo que ahora se conoce como la provincia de Shanxi, en el año 581[79] y murió el año 682, es decir 101 años, hay quienes consideran que vivió 142 años.[80] De acuerdo a los historiadores fue un niño enfermizo y pobre, sin embargo, algunas obras lo ubican como un niño pródigo (圣童 *sheng tong*), la tradición lo ubica como alguien que se memorizaba más de mil caracteres de los libros por día. Antes de los 20 años había leído no solo las obras más importantes de su época sino la de sus antepasados. Dichas obras no nada más eran los clásicos, sino las más importantes de medicina de su época. El emperador de la corte Sui solicitó que fuera "Doctor del Colegio Imperial" (国子博士 *guo zi bo shi*), sin embargo declinó la oferta aduciendo estar enfermo. Posteriormente, durante la dinastía Tang, Sun Simiao fue invitado a ser oficial, tanto por el Emperador 唐太宗 Tang Taisong como por 唐高宗 Tang Gaosong, incluso se le ofreció un salario imperial y a pesar de todo declinó tal halago.

Mucho de lo que se sabe sobre Sun Simiao aparece en la obra conocida como "Libro de la dinastía Tang Anterior "久唐书 *jiu tang shu*), en donde se ubica como uno de los personajes más importantes de su tiempo.

Por ejemplo se dice: "Sun Simiao… a los siete años ya sabía leer y podía escribir varios miles de caracteres, a tierna edad ya había leído a 庄子 Zhuang Zi,[81] el libro de las Mutaciones (周易 *zhou yi*), así como a 老子 Lao Zi (la obra, es decir el Canon del Dao y del De 道德经 *dao de jing*)".

---

[79] Existen controversias respecto al año en que nació Sun Simiao, la mayoría considera que fue en esta fecha, durante la dinastía Sui.

[80] https://new.qq.com/omn/20181030/20181030A0ME5R.html

[81] Zhuang Zi no solo hace referencia al filósofo, sino que hace alusión a la obra. Esto es válido para el término Lao Zi otra de las formas de entender al Canon del Daoísmo 道德经 Dao De Jing.

Otras obras además de ubicar a Sun Simiao como daoísta lo consideran también como budista. Tal como lo refiere la misma obra, donde continua diciendo:

"... Entendía los cánones budistas y podía interpretarlos adecuadamente, El Emperador 隋文帝 Sui Wendi, así como 唐高宗 Tang Gaozong en varias ocasiones pidieron a Sun Simiao fuera oficial burocrático, sin embargo, Sun Simiao declinó la oferta".

Además de ubicarse como médico con sus grandes contribuciones, como se verá más adelante, a Sun Simiao se le ubica como un gran daoísta. Dentro de la historia de la cultura china se le considera como el médico y daoísta.

Sus contribuciones a las diversas "técnicas para alimentar la vida" 养生之道 *yang sheng zhi dao*) a la alquimia, antes de dedicarse con más entereza a la medicina escribió varias obras sobre alquimia y diversos métodos para alimentar la vida. Las principales son: Secretos de los clásicos de la alquimia" (太清丹经要诀 *Tai qing dan jing yao jue*), Ensayo sobre el dragón y el tigre (龙虎论 *long hu lun*), Los secretos de la alquimia 烧炼秘诀 *shao lian mi jue*), etc. Desgraciadamente estas obras desaparecieron en breve y solo se tienen el título y algunos fragmentos de ellas.

En la búsqueda del desarrollo de sus diversos temas de interés viajó por varios monasterios y montañas sagradas, entre las más importantes se encuentran las siguientes: 泰山 Tai, 黄山 *huang shan*, 峨眉眉山 *e mei shan*, etc.

Se considera a Sun Simiao como el descubridor de la pólvora, o bien sobre lo dicho por él, se desarrolló el sistema para la producción de este producto. Esta técnica se refiere en los libros médicos de la "producción del fuego escondido que proviene del azufre".伏火硫磺法 *fu huo liu huang fa*), por desgracia, esta información no se puede confirmar; en términos generales, no se ubica un inventor de la pólvora, aunque parece atractivo adjudicarse a un personaje de la talla de Sun Simiao.

Según el Libro de la dinastía Tang Anterior" 久唐书 *jiu tang shu*), Sun Simiao murió en el año 682, quien dado a su alto grado de desarrollo en las técnicas daoístas, su cadáver no se descompuso. Después de varios meses, su cara aún conservaba el color, por lo que la tradición asigna a Sun Simiao haber alcanzado el grado de inmortal.

Sun Simiao y su obra

Uno de los aspectos en los que la mayoría del material revisado sobre la obra de nuestro personaje, es quien hace una de las mejores revisiones de todo lo previo a su época, permitiendo así su continuidad. Gracias a él, mucho del conocimiento previo se puede tener en nuestros días y permite su continuidad.

Las obras que hicieron de Sun Simiao un personaje que no pasaría a la historia por alto y que por el contrario, lo ubican como uno de los pilares fundamentales a lo largo de milenios, son las obras conocidas como "Mil Recetas de Oro Necesarias" 千金要方 *Qian jin yao fang*) y las "Mil Recetas de Oro Protectoras" 千金翼方 *qian jin yi fang*). Cada una de estas está formada por 30 capítulos.

La primera de ellas fue escrita en el año 649 y según lo referido en su prólogo, tardó 30 años en concluirla. La segunda de sus obras aparentemente la inició en el año 673 y después de 4 años la completó; poco tiempo después, en el año 682 murió. El título de sus libros, al decir del mismo Sun Simiao proviene de que "La vida es más importante que mil monedas de oro", por esta razón, el autor de la presente, al hacer una traducción más simbólica y no tan literal, traduce 千金要方 *Qian jin yao fang como* "Miles de Recetas Necesarias para la Vida" y la segunda, 千金翼方 *qian jin yi fang,* como "Miles de Recetas protectoras para la Vida". De aquí se intuye un alto grado daoísta, tomando como referencia la frase que proviene del Dao de jing.

Sun Simiao trata en su obra todas las especialidades de la medicina tradicional china, así como la nutrición, bencaología, terapéutica alimenticia, etc. En la práctica clínica muestra su gran experiencia en ginecología y pediatría. En el 千金要方 *Qian jin yao fang,* "Miles de recetas necesarias para la vida", dedica tres capítulos al estudio de ginecología y dos a pediatría. En el campo de la ginecología, enfatiza la necesidad de regular los ciclos menstruales. Incluye la descripción de enfermedades muy específicas de este campo. En el área de la nutrición y tratamiento y prevención de desnutrición hace algunos comentarios y descripciones muy importantes. Por ejemplo, en la descripción del bocio considera que existe una estrecha relación con la ingestión de un tipo de agua de mala calidad.

Y una de sus grandes frases.

"Lo más importante que hay entre el cielo y la tierra es la vida"

De la misma forma en la cual se basa para definir el título de sus obras, no se puede concebir toda la obra de Sun Simiao sin considerar el marco teórico Daoísta.

Como se verá más adelante, uno de los aspectos que más enfatizan los biógrafos de Sun Simiao es su gran sentido ético. Esto se puede observar en los dos primeros apartados del primer capítulo de su primera obra: "La Gran empresa médica" 大医习业*da yi xi ye*) y el capítulo sobre "La esencia de la honestidad del gran médico" 大医精诚 *da yi jing cheng*).

Para que el lector de habla hispana tenga una idea más aproximada de la obra de Sun Simiao, a continuación se presenta la traducción del índice de sus dos obras médicas.

Índice del libro Miles de Recetas Necesarias para la Vida 千金要方 *Qian jin yao fang*)

Capítulo	Título
› I	Introducción
› II	Ginecología (primera parte)
› III	Ginecología (segunda parte)
› IV	Ginecología (tercera parte)
› V (1º)	Pediatría
› V (2º)	Pediatría
› VI	Enfermedades de los orificios
› VII	Enfermedades tóxicas de viento y beriberi
› VIII	Enfermedades por energía patógena viento
› IX	Criopatología (primera parte)
› X	Criopatología (segunda parte)
› XI	Hígado
› XII	Vesícula biliar
› XIII	Corazón
› XIV	Intestino delgado
› XV (1)	Bazo
› XV (2)	Bazo
› XVI	Estómago

› XVII Pulmón
› XVIII Intestino grueso
› XIX Riñón
› XX Vejiga
› XXI Síndrome xiao ke diabético, Síndrome lin disúrico, hematuria y edema
› XXII Tumores, úlceras, forúnculos
› XXIII Hemorroides
› XXIV Antitóxicos, enfermedades difíciles de tratar
› XXV Enfermedades de urgencias
› XXVI Dietoterapia
› XXVII Naturaleza de los alimentos
› XXVIII Pulsología
› XXIX Acupuntura (primera parte)
› XXX Acupuntura segunda parte (puntos y tratamiento de patología más frecuente)

Índice del libro Miles Recetas Protectoras para la Vida (千金翼方 *Qian jin yi fang*)

Capítulo **Título**
› I Sin título (Se discute sobre la recolección, econocimiento, almacenamiento, clasificación, etc.
› II Los medicamentos
Minerales
Primera parte
Segunda parte

Tercera parte
Plantas Primera parte
(medicamentos superiores)
(medicamentos inferiores)
Segunda parte
(medicamentos superiores)
(medicamentos inferiores)
› III Plantas
Medicamentos superiores
Medicamentos inferiores
Árboles
Primera parte
Segunda parte
Tercera parte
Productos humanos y animales
› IV Gusanos y productos del mar
Frutos
Verduras
Granos y cereales
Otros
› V Ginecología (primera parte)
› VI Ginecología (segunda parte)
› VII Ginecología (tercera parte)
› VIII Ginecología (cuarta parte)
› IX Criopatología (primera parte)
› X Criopatología (segunda parte)
› XI Pediatría
› XII Nutrición
› XIII Sobre el Abastecimiento de Cereales

- › XIV Sobre el habitat
- › XV Sobre los procedimientos tonificantes
- › XVI Ataque de viento (primera parte)
- › XVII Ataque de viento (segunda parte)
- › XVIII Enfermedades misceláneas (primera parte)
- › XIX Enfermedades misceláneas (segunda parte)
- › XX Enfermedades misceláneas (tercera parte)
- › XXI Patología general (las diez mil enfermedades)
- › XXII La alquimia en la preparación de los productos
- › XXIII Sobre úlceras y abscesos (primera parte)
- › XXIV Sobre úlceras y abscesos (segunda parte)
- › XXV Diagnóstico (Tinte facial y el pulso)
- › XXVI Acupuntura y moxibustión (primera parte)
- › XXVII Acupuntura y moxibustión (segunda parte)
- › XXVIII Acupuntura y moxibustión (tercera parte)
- › XXIX Sobre las prohibiciones (primera parte)
- › XXX Sobre las prohibiciones (segunda parte)

Influencia de la obra de Sun Simiao sobre la Herbolaria

A decir de los biógrafos, la influencia de Sun Simiao sobre la herbolaria, fue definitiva. Por ejemplo, 傅维康 Fu Weikang[82] dice: "El desarrollo que tuvo Sun Simiao respecto a sus obras antecesoras como El Canon de Herbolaria del Soberano de la Agricultura (神农本草经 *shen nong ben cao jing*), Explicación sobre las Recopilación de Herbolaria (本草集注 ben cao ji zhu), Bencaología de la Dinastía Tang

[82] 傅维康Fu Weikang. 中国医学史. 上海中医学院出版社, 1990., pág 123.

(唐本草 *tang ben cao*) fue mayor, además en muchos aspectos tiene un sello muy particular".

En los primeros capítulos de su última obra, refiere una gran cantidad de información sobre plantas, dividiéndolas por su origen, es decir plantas de origen mineral, origen animal, incluyendo los productos de origen humano (la placenta, por ejemplo), los productos de los árboles como la corteza, raíces,, las frutas, los cereales, las verduras, etc. En total se refieren 853 productos, a cada producto le estudia su sabor y naturaleza, función, indicaciones terapéuticas principales, recolección, preparación, etc.

Se puede resumir la influencia de Sun Simiao sobre la bencaología en los siguientes aspectos:

Sobre la eficacia e investigación de los productos medicinales:

Sun Simiao a lo largo de una amplia experiencia clínica, de la búsqueda de diversos métodos para preservar una vida plena (dado que de niño fue azotado por muchas enfermedades), del continuo trabajo con los enfermos y de registrar la experiencia de otros médicos y pueblo en general, logró acumular una vasta experiencia en el manejo de los productos medicinales. A él se debe el uso de determinados productos en el manejo de patologías muy concretas, por ejemplo, el uso de la placenta humana para el tratamiento de *pterigión*. El uso de jengibre y semilla de rábano para el manejo del vómito es un procedimiento descrito por Sun Simiao y que después referiría Li Shizhen en su libro. El uso del hígado de animales como cerdo, buey, conejo, cabra para tratar enfermedades de los ojos.

El uso de algas marinas y productos del mar ricos en yodo para el manejo del bocio endémico, así como el uso de tiroides de cabra para tratamiento de enfermedades tiroidales. Aprovechar productos como el siler 防风 *fang feng*) y la evodia 吴茱萸*wu zhu yu*) para el tratamiento del beriberi. Refiere el uso de raíz de alum 常山*chang shan*) para tratar el paludismo. Recomienda la utilización de la escutelaria (黄芩*huang qin*), el felodendro (黄柏 *huang bo*), sófora (苦参 *ku shen*) para disentería. Usa la areca betel (槟榔 *bin lang*) para filariasis. Recomienda el uso de Tricosantes (天花粉 *tian hua fen*) y rehmannia cruda生地黄*sheng di huang*) para tratamiento de la enfermedad *xiao ke diabetiforme*, etc.

Por otra parte, Sun Simiao divide a los productos medicinales en 65 grupos, de acuerdo con su uso; por ejemplo para el tratamiento de enfermedades ocasionadas por energía patógena viento ubica a 76 productos, entre los que se encuentra, además de los productos usados comúnmente en el tratamiento de esta energía patógena, se incluye a la angélica dang gui(当归 *dang gui*), la raíz de genciana (秦艽 *qin jiao - qiu*), ligústico chino 藁本*gao ben*), efedra (麻黄 *ma huang*), pueraria (葛根*ge gen*), etc.

Para el tratamiento de enfermedades reumáticas que se manifiestan por dolor dorsolumbar ubica a 77 productos, tales como la gelatina 阿胶 阿 *a jiao*), las obleas de cuerno de venado (鹿茸*lu rong*), cuerno de venado (鹿角 *lu jiao*), cistanche (肉苁蓉*rou cong rong*), etc.

Enfatiza en la necesidad de prescribir los medicamentos de acuerdo con la diferenciación sindromática.

Probablemente después de Zhang Zhongjing, Sun Simiao sea uno de los exponentes de la medicina tradicional china, más proclives a usar y fomentar la selección de los productos y las fórmulas de acuerdo con la diferenciación sindromática. Por ejemplo, para el tratamiento de cuadros tipo deficiencia hace una descripción de cómo agregar o retirar algunos productos de acuerdo a la sintomatología que lo acompañe, por ejemplo: tomando como referencia un caso del cuadro de deficiencia que se acompaña de dolor de cabeza agregar lycium (枸杞子*gou qi zi*), si hay muchas ensoñaciones; agregar hueso de dragón (龙骨 *long gu*), si se acompaña de fiebre, agregar rehmannia cruda (生地黄 *shen di huang*); si va acompañado de sudoración fría, agregar angélica dang gui (当归 *dang gui*), jengibre seco (干姜 *gan jiang*), etc.

Enfatiza en la necesidad de usar las dosis de acuerdo con la constitución y estado general del paciente. Además, refiere la necesidad de ajustar las dosis de los productos dependiendo del lugar donde se cultivaron o recolectaron. Por otra parte, recomienda adaptar la dosis de los productos de acuerdo con el clima. Defendía la necesidad de ajustar las dosis de los productos y de no seguir utilizando las dosis altas o bajas que se venían usando desde la antigüedad.

Respecto a la técnica de cocción de determinados productos, también hizo algunas contribuciones. Refiere la cantidad de agua con la que se deben cocer determinados productos, así como el tiempo de cocción. Ya dentro de una fórmula, remarca qué tipo de medicamentos se deben cocer antes o después y en qué momento agregarlos, por ejemplo: los productos verdes como la menta (薄荷 *bo he*) generalmente se agregan de 5 a 10 min. después de la primera cocción. Estudió la frecuencia con la que se debe tomar determinada cocción, la relación con alimentos que se deben consumir y/o evitar, etc.

Enfatiza en la dietoterapia

Sun Simiao, en su primer libro dedica un capítulo a la dietoterapia, ahí divide a los alimentos en frutas, verduras, cereales y productos del mar; tiene una frase que dice:

"El médico, primero debe conocer el origen de la enfermedad, debe saber cómo combatirla, debe iniciar el tratamiento con dieta, posteriormente sino se resuelve debe emplear medicamentos".

"El médico debe cuidar el cuerpo, por tanto, debe conocer los alimentos, para salvar al enfermo debe hacerlo con rapidez, por lo que serán necesarios los medicamentos… quien no tiene pericia en el manejo de los alimentos no puede controlar bien la vida".

En términos generales y a manera de ejemplo Sun Simiao hace las siguientes recomendaciones en relación con las enfermedades de los órganos:

Para enfermos del hígado recomienda: Alimentos tipo "anestésicos"(麻食 *ma shi*)[83], carne de perro, pera y el puerro.

Corazón: Trigo, carne de carnero, chabacano, cebollín chino.

Bazo: Cebada, carne de res, azufaifa y girasol

Pulmón: Mijo glutinoso, carne de pollo, durazno y cebolla.

Riñón: Frijol, cerdo, mijo, hojas de leguminosas.

En el capítulo de dietoterapia Sun Simiao refiere 162 productos medicinales, la mayoría son productos tonificantes. Enfatiza en la técnica de reconocimiento, recolección, almacenamiento y procesamiento de los productos medicinales.

---

[83] Uno de los sabores importantes que se manejan en el arte culinario chino es una serie de productos que al consumirlos da la sensación como si la lengua quedara anestesiada, como la pimienta.

Uno de los aspectos que recomienda Sun Simiao es que los productos medicinales deben ser recolectados en una determinada etapa de maduración, ni antes ni después, además comenta sobre las distintas técnicas de secado, así como de las diversas formas de almacenamiento y preparación utilizando técnicas diversas para dorar, asar, etc., para prevenir el efecto tóxico de algunas de las plantas.

Viajero incansable, visitó las principales montañas. Por ejemplo, es a partir de Sun Simiao que se ubica a la rehmannia cruda 生地黄 *sheng di huang*) y la rehmannia preparada (熟地黄 *shu di huang*).

Enfatiza sobre las diferencias del sitio de producción de los productos medicinales. Sun Simiao, fue un gran conocedor de lugares donde crecían o desarrollaban mejor los diversos productos, las tierras que deberían emplearse para el cultivo de determinados productos, así como las condiciones climáticas en las que se desarrollaban otras. Dado su gran conocimiento sobre los diversos aspectos de la herbolaria, se le asignó el título de "Rey de los medicamentos" (药王 *yao wang*) y dado que vivió sus últimos años en la montaña Taibai (太白山*tai bai san*), también se le asignó el título del "Rey de la Montaña de los Medicamentos" (药王山 *yao wang shan*).

Sun Simiao también recibió la influencia de la medicina hindú, que considera que las diez mil cosas son medicamentos (万物皆药*wan wu jie yao*), y desarrollo varios conceptos de lo que ahora se conoce como naturismo.

Influencia de la obra de Sun Simiao sobre la acupuntura y moxibustión

Como se podrá ver en el índice de sus dos obras, la importancia que le asigna a la acupuntura y moxibustión es definitiva. Es raro encontrar obras como estas en las que se trate acupuntura y herbolaria a la vez, casi siempre los médicos terapeutas en herbolaria no utilizan acupuntura y viceversa, por ejemplo, Zhang Zhongjing, Li Shizhen, Wang Shuhe etc. Todos ellos, dedicados a la herbolaria, casi no refieren el uso de la acupuntura. Por otro lado, los acupunturistas de esta época y de etapas posteriores, tampoco trabajan con el uso de las plantas.

La influencia que dejó Sun Simiao con su obra sobre la evolución de la acupuntura y moxibustión fue trascendental, a lo largo de toda la historia posterior, la influencia que imprimió en algunos aspectos llega hasta nuestros días.

A Sun Simiao se le considera que su obra contribuyó a la acupuntura y moxibustión en los siguientes aspectos:

1. Incluye los conocimientos de obras previas que de no ser por sus obras no tendríamos información e incluso probablemente ni de los títulos de las obras que lo precedieron.

2. Es el primero en considerar los puntos "阿是 Ashi de reflejo doloroso".

3. Refiere una amplia variedad de combinaciones de puntos para diversas patologías; incluye más de 400 combinaciones (aquí se incluyen los 13 puntos gui 十三鬼穴 *shi san gui xue*, que se le ha asignado en el tratamiento de enfermedades mentales), refiere el tratamiento de más de 100 patologías.

4. Enfatiza en el uso de la moxibustión. La última parte del capítulo XXIX se dedica a las diversas formas y aplicaciones de la moxibustión y considera el uso de moxibustión en síndromes de naturaleza

caliente (recientemente se ha demostrado que la acupuntura puede ser útil en el manejo de cuadros febriles, en donde no se debe usar es en los casos de calor por deficiencia de yin). Así como el uso de la moxibustión con fines preventivos.

A decir de Zhang Weimin[84], Sun Simiao hace una amplia investigación sobre los puntos extracanales, refiere 132 puntos con nombre y localización, además de 70 sitios que no tiene nombre pero que pueden corresponder con puntos extracanal.

1. Hace una descripción de la técnica de medición de cun con el dedo pulgar y de los tres cun que corresponden con la distancia de los cuatro dedos extendidos.

2. Enfatiza en el uso combinado de los tres procedimientos: acupuntura, moxibustión y herbolaria. No se puede prescindir de ninguno de ellos.

Influencia de Sun Simiao sobre los ejercicios para la prevención de las enfermedades

Como todo buen daoísta y practicante permanente de las diversas técnicas de alimentar la vida, incluyendo las diversas técnicas de Qi gong, Dao yin, etc.

Entre las más importantes referidas en sus libros están las siguientes tres:

1. El método de las seis energías de Sun Simiao (孙思邈六气法 Sun si miao liu qi fa), método que consiste en la emisión de diversos sonidos al expirar el aire para tonificar diversos órganos.

84 张慰民Zhang Weimin. (1990). 孙思邈的针灸学成就 Éxitos de Acupuntura y Moxibustión de Sun Simiao. 黑龙江中医药 Heilongjiang Zhong yi yao, 38-40.

2. Método de ejercicios de eliminación y captación de Sun Simiao (孙思邈吐纳法 sun si miao tu na fa), método que consiste en tomas diversas, posturas a diferentes horas del día para preservar la salud.

3. Método Dao Yin de Sun Simiao (孙思邈导引法 sun si miao dao yin fa), método especial de ejercicios.

Además de lo anterior, Sun Simiao recomendaba que para poder mantener fortalecida la energía精 *jing* esencial, era necesario mantener una determinada actitud frente a la vida, por ejemplo: preocuparse poco, no tener ambiciones desmedidas, enojarse poco, no ponerse triste, ya que de lo contrario se puede alterar la circulación de la energía ying alimenticia y wei de protección externa, desordenando la circulación de la sangre y la energía.

Las contribuciones de Sun Simiao a la medicina china, siguen siendo de mucha actualidad, algunas corresponden a su tiempo y dentro de una concepción diacrónica deben ser consideradas como tal y poder adaptarlas lo mejor que se puede a nuestra concepción actual.

Esto es válido para otros tantos estudiosos de la medicina china, que su sapiencia ha edificado un gran palacio en el cual vivimos y cada día nos sentimos con más pertenencia, puesto que ese palacio es nuestro, personas como Sun Simiao nos lo han heredado y así tendremos que heredarlo a los que nos siguen.

Dada la calidad de sus obras, estas fueron llevadas a Japón, Corea, Vietnam, junto a otras obras de la medicina tradicional china, fueron la base de estudio de la medicina en aquellos países.

El Sentido Ético de Sun Simiao

Como se ha mencionado Sun Simiao por el contenido de su obra, fue un buen daoísta, además gran practicante de la alquimia, muy en boga dentro de los daoístas, además de médico, filósofo, maestro y un sin número de atributos que se le pueden asignar a ese gran hombre, no podía escapar a dar a sus discípulos y médicos algunos aspectos de ética médica, que por esa razón el autor de la presente lo ha denominado como el "Hipócrates de la Medicina Tradicional China" Ma Poying considera que ese título se debe dar a Zhang Zhongjing.

A manera de ejemplo, en el capítulo La esencia de la honestidad del gran médico (大医精诚 *da yi jing cheng*) del primer capítulo de su primer libro dice:

"El médico tiene que ser virtuoso 有德you de (y debe tener actitud, cuerpo 有体 you ti)... el gran médico cuando trata a un enfermo debe hacerlo con el espíritu en paz y la voluntad fija, no debe pensar en sus ambiciones... no debe preguntarse a sí mismo qué va a obtener por ese servicio, debe ver a niños y a adultos con la misma actitud..."

"...El médico al llegar a la casa del enfermo, aunque la belleza llene sus ojos, no debe de fijarse a sus alrededor; aunque los bellos sonidos penetren en sus oídos, no debe mostrar estar complacido; aunque las delicias se ofrezcan frente a él, debe de comer como si no tuviera apetito; aunque los manjares y vinos sean puestos ante sus ojos, debe mirarlos como si no los hubiera..." "no debe de hablar demasiado ni burlarse, no debe de gritar ni discutir, no debe criticar a la gente ni presumir de su reputación, no debe criticar a otros médicos, no debe de vanagloriarse de su alto sentido ético › y, si al azar cura una enfermedad, (no debe) levantar la cabeza, tomar una actitud de distinción y decir que bajo del cielo no hay lo supere...".

Sun Sumiao, siguiendo la tradición, fue un respetuoso de la experiencia dejada por sus antepasados. Compila una parte importante del 伤寒论 *Shan han lun* "Tratado de criopatología" en su libro 千金翼方*Qian jing yi fang* "Las mil recetas de oro protectoras", esta parte es una de las más confiables revisiones del 伤寒论 *Shan han lun.*

Otro de los aspectos que la mayoría de los historiadores asignan a Sun Simiao, fue haber definido claramente la diferencia entre la patología que tiene el niño y la mujer, de ahí que en sus dos grandes obras aparezcan capítulos especialmente dedicados al estudio de la fisiología y patología del hombre y del niño.

Como todo buen chino, daoísta y respetuoso de los ritos, Sun Simiao edifica su obra sobre sus antecesores, y da su mérito refiriendo sus obras. Este es un aspecto ético importante dentro de la cultura del pueblo chino, el respeto a sus antepasados es fundamental.

A pesar de toda la influencia de la alquimia y la búsqueda del elixir de la eterna juventud, no dejó de considerar el marco teórico de la medicina tradicional china sino por el contrario lo fortaleció.

Wang Dao y el 外台秘要 *Wai tai mi yao*

El 外台秘要 *wai tai mi yao*, "Secretos Médicos de un Oficial". Obra sintética y sincrética escrita por 王焘 Wang Dao. Wang Dao fue nieto de uno de los Emperadores de la dinastía Tang; vivió en el siglo VIII de nuestra era y tenía acceso a las bibliotecas de la corte y privadas. El mérito que tiene este libro es que compila muchas de las obras que después de escribirse y de una corta difusión se perdían. Consta de 40 volúmenes y 1104 apartados. Incluye conocimientos de todos los campos de la medicina.

En este libro se describen con lujo de detalle las diferentes tipos de exantemas, distribución corporal y estados de evolución de las vesículas de la viruela. Algunos aspectos preventivos y la utilización de algunos medicamentos para su tratamiento. Se recomienda el uso de productos marinos, como las algas, en el tratamiento del bocio simple. La utilización de hígado de mamíferos en el tratamiento de la ceguera nocturna, etc. Describe el origen de cada fórmula, la forma de preparación, las modificaciones que ha tenido dicha fórmula, sus indicaciones y toda una serie de elementos muy valiosos para los estudiosos de la herbolaria tradicional china.

Para mala fortuna 王焘 Wang Dao no tenía gran experiencia médica y da la impresión que su obra fue compilada por otros médicos. A lo largo del texto se le da más importancia a la moxibustión y en algunos apartados se combate a la acupuntura.

Wang Dao, incluyó más de 6000 fórmulas en donde se describe primero la enfermedad y posteriormente se refiere la fórmula correspondiente para su tratamiento. Otro de los méritos de esta obra fue haber compilado algunas obras perdidas que van desde la dinastía Han, pasando por la Sui hasta la Tang, que de no ser por esta no tendríamos información ni siquiera de su nombre. Desgraciadamente Wang Dao no era médico, por lo que la experiencia clínica que refiere es pobre, sin embargo, es una obra que tiene gran importancia para la medicina china.

El 四部医典 *Si bu yi dian*, "El diccionario médico de cuatro partes"

El 四部医典 *Si bu yi dian*, "El diccionario médico de cuatro partes", también conocido como Fórmulas Médicas en Cuatro Tomos (医方四

续 *yi fang si xu*) es obra del médico tibetano 宇妥·宁玛云丹 Ningtuo - Ninmayuandan, que el año 753 publicó su obra. En 1546 fue reeditado y difundido en todo el Tíbet. Ningtuo viajero incansable, desde la región del Tíbet llegó a China, la India, lo que conocemos ahora como Nepal, Paquistán, etc. Ningtuo Yuandangongbu por todos los lugares donde viajó recopiló la experiencia de los pobladores en el tratamiento de algunas enfermedades. De la medicina tradicional china tomó su teoría básica y el conocimiento de las plantas locales y las traídas de otras partes. El 四部医典 *Si bu yi dian*, "Las cuatro partes del diccionario médico", está escrita a manera de diálogo en versos de 7 y 9 palabras.

Este libro fue introducido en el siglo XVI-XVII a Mongolia y ahí fue traducido, posteriormente, también a otros idiomas. Hay traducciones completas o parciales al ruso, inglés, alemán, japonés, etc. Consta de 156 capítulos. Sin duda es una de las obras más importantes de la medicina tibetana, describe los elementos fundamentales de anatomía, fisiología, diagnóstico, terapéutica, tratamiento usando una gran cantidad de procedimientos, basado especialmente en fórmulas y un capítulo especial sobre fragancias medicamentosas.

Recientemente se ha publicado una colección de lujo.

Las cuatro partes son:

› 札居 *Za ju*. Contiene los aspectos básicos de fisiología, patología, diagnóstico y tratamiento.

› 协居 *Xie ju*. Abarca los aspectos comparativos de los sistemas teóricos de las diferentes medicinas.

› 门阿居 *Men a ju*. Contiene la clasificación y tratamiento de las diferentes enfermedades.

› 其玛居 *Qi ma ju*. Engloba el diagnóstico, diagnóstico diferencial, tratamiento interno y externo, medicamentos y fórmulas. 四部医典 *Si bu yi dian*, "Las cuatro partes del diccionario médico", es la obra más importante de la medicina tibetana en la actualidad, aún después de más de 1000 años, sigue guiando la medicina del Tíbet.

Acupuntura y Moxibustión

En el campo de la acupuntura y moxibustión destaca la primera obra dedicada al estudio de estas técnicas, **"El ABC de Acupuntura y Moxibustión"** (针灸甲乙经 *Zhen jiu jia yi jing*), considerada como la primera obra especializada de acupuntura y moxibustión. Escrita entre los años 260-264. Es de importancia básica especialmente para los estudiosos de estas dos técnicas terapéuticas de la medicina tradicional china. Escrita posterior al Neijing, en los primeros años de la dinastía Jin occidental por 皇甫谧Huang Fumi.

¿Quién fue 皇甫谧 Huang Fumi? A más de 1,700 años de distancia es difícil saber mucho sobre algunos datos biográficos de este personaje fundamental dentro de la historia de la medicina tradicional china.

皇甫谧 Huang Fumi nació en el año 215 en lo que ahora se conoce como la provincia de Gansu, en los últimos años de la dinastía Han posterior. Murió ya en la dinastía Jin, el año 282, a los 68 años de edad. Según lo narrado por Zhen Zhiya[85], Huang Fumi vivió una infancia pobre, sin embargo, su interés por la cultura y los libros fue permanente y es considerado como un respetuoso perene de las obras clásicas y de las enseñanzas de los sabios de la antigüedad.

---

[85] 甄志亚 Zhen Zhiya y Col. 中国医学史 Zhong guo yi xue shi, Historia de la Medicina China. Jiangxi ke xue ji shu chu ban she. Nanchang R. P. de China 1987. pp 89-91.

Una de las razones que lo llevó al estudio de la acupuntura fue que a los 48 años de edad padeció, al parecer, de una enfermedad probablemente de tipo reumático, hemiplejia y sordera. Fue tratado durante algún tiempo seguramente con plantas medicinales y otras técnicas sin tener buenos resultados, hasta que lo atendió un acupunturista, quien lo curó. Fue tanto el interés que tuvo a partir del control de su enfermedad, que desde ese entonces se dedicó al estudio de la acupuntura. Después de aprender y empeñarse con la acupuntura y moxibustión nos dejó como legado su libro, el 针灸甲乙经 *Zhen jiu jia yi jing*, "El ABC de Acupuntura y Moxibustión".

Por otra parte, se sabe que en su edad adulta, seducido por la búsqueda del "elíxir de la eterna juventud", se dedicó a la práctica de estas técnicas. Narrado por él mismo en el prólogo de su libro[86], debido a sus problemas reumáticos y de preservar una larga y sana vida, utilizó los procedimientos en boga para tal fin. Sin embargo, esto produjo un adelgazamiento corporal intenso. tuvo que estar postrado en cama, incluso fue tan fuerte su enfermedad que pensó en suicidarse. Por fortuna para él y para los estudiosos de la acupuntura, se dedicó al estudio del素问 Suwen, del 灵枢 Lingshu y del Palacio Luminoso 明堂 Ming tang[87] (razón por la cual a lo largo de la historia recibió el título de tres partes).

---

[86] Huang Fumi. Dinastía Jin (282 d. C) 针灸甲乙经 Zhen jiu jia yi jing. Reeditado y Explicado por el Instituto de Medicina Tradicional China de Shandong. 针灸甲乙经校释 Zhen jiu jia yi jing xiao shi. Ren ming wei sheng chu ban she. Beijing 1979.

[87] 明堂 Ming Tang, palacio luminoso, lugar del palacio imperial donde el Emperador imponía los castigos, otorgaba premios u ordenes importantes. A lo largo de la historia este término se usó mucho para referirse a obras médicas, su uso era con el objeto de indicar que el contenido tiene tanto valor o veracidad tanto como lo dicho por el Emperador en ese sitio.

Nombre del libro

A lo largo de la historia y en especial en los primeros años posteriores a su "edición", el libro recibió varios atributos.

En el 随书 *Sui shu,* "Libro de la dinastía Sui", era conocido como el 黄帝甲乙经 *Huang di jia yi jing,* Canon ABC del Emperador Amarillo", y se asegura que estaba formado por 10 volúmenes. En el 久唐书*jiu tang shu,* "Libro antiguo de la dinastía Tang", se le menciona como黄帝三部针灸甲乙经 *huang di san bu zhen jing,* "El ABC de Acupuntura y Moxibustión en Tres Partes del Emperador Amarillo", de 13 volúmenes y se considera que fue escrito por 皇甫谧 Huang Fumi. Las tres partes a las que hace alusión es que está basado en tres libros principales, el 针经 Zhen jing que es otro nombre del 灵枢 Lingshu (conocido también como Canon de Acupuntura (针经 zhen jing), el 素问 Suwen (véase Neijing) y el Aspectos Importantes de la Terapéutica con Puntos para Acupuntura y Moxibustión del Palacio Luminoso (明堂孔穴针灸治要 *ming tang kong xue zhen jiu zhi yao*). En el 新唐书。艺文志 *Xin tang shu - yi wen zhi* "Capítulo sobre Lo esencial del arte y literatura del nuevo libro de la dinastía Tang", se le otorga el mismo nombre pero se refiere a él compuesto por 12 volúmenes.

El nombre actual se da desde la dinastía Tang y se atribuye escrito por Huang Fumi.

Los términos 针 *zhen,* acupuntura, y 灸*jiu,* moxibustión, a partir de aquí se harán costumbre, ya que los libros posteriores dedicados al estudio de la acupuntura llevarán implícito el término moxibustión.

Sobre los caracteres 甲 *jia* y 乙 *yi,* aunque no está explicada la razón por la cual se aplican éstos, ambos se refieren a los dos primeros de los

10 Troncos Celestes (天干tian gan), por tanto, el autor de este trabajo los traduce como "El ABC". Por una parte, debido a que se trata de dichos troncos y, por otra, porque discute aspectos básicos de la medicina tradicional china y es el primer libro especializado dedicado al estudio de la acupuntura y moxibustión.

Prólogo

El tiempo necesario para que se haya generado el conocimiento médico ha sido muy largo.

Desde la antigüedad remota el Soberano de la Agricultura comenzó probando las plantas y así determinó la naturaleza de los mismos, se fue abrevando el conocimiento de los cientos de medicamentos. Posteriormente el Emperador Amarillo junto con 岐伯 Qi Bo, 伯高 Bo Gao, 少俞 Shao Shu y otros investigaron el funcionamiento en el interior, de los cinco órganos, las seis vísceras y en el exterior sintetizó el conocimiento sobre el sistema de canales y colaterales, la sangre y la energía, así como lo referente a la observación y el pulso, marcaron la relación entre los cambios en la naturaleza con los que ocurre en el hombre. 伊尹Yi Yin[88] era un ser con capacidades extraordinarias, que había heredado los conocimientos sobre las plantas del Soberano de la Agricultura (神农*shen nong*), con lo que preparaba sus decocciones.

Los médicos notables de la antigüedad media fueron 俞跗 Shu Fu[89], 医缓 Yi Huang, 扁鹊 Bian Que del Reino Qin destaca el médico 医和 Yi

[88] Véase apartado correspondiente

[89] Shu Fu, la tradición lo ubica como médico de la antigüedad remota (上古 shang gu), ministro del Emperador Amarillo, con una mayor inclinación a la cirugía o medicina externa.

He, de la dinastía Han destaca 仓公 Cang Gong (Otro nombre de 淳于意 Chun Yuyi), su conocimiento es la base con la que se puede aclarar la teoría de la medicina, se puede dominar las reglas del tratamiento de las enfermedades, evitando atender al enfermo de manera superflua. De la dinastía Han (del Este) destacan también 华佗 Hua Tuo y 张仲景 Zhang Zhongjing quienes por sus maravillosas fórmulas y técnicas fueron sobresalientes para ser utilizadas por la sociedad, sin embargo, no es posible registrar con detalle su origen y final. Justamente cuando Hua Tuo cuando vio a 刘季琰Liu Liyan ,el encargado de las ofrendas de licores para los antepasados, se percató de que su enfermedad era producto de la malignización de la enfermedad por alteraciones emocionales, y lo atendió, con lo que rápidamente se curó, además dijo: la enfermedad de 刘季琰Liu Liyan dentro de 9 años podrá volver, al momento de que se vuelva a presentar habrá algunas molestias, inevitablemente se presentó la malignización de energía y la enfermedad se volvió a presentar así como su muerte.

Ocurrió tal como él pronosticó. Zhang Zhongjing al ver al asistente del emperador 王仲宣 Wang Zhongxuan[90] quien en ese entonces tenía 20 años le dijo: "estás enfermo, al llegar a los 40 años las cejas se comenzarán a caer, y 6 meses después podrá venir la muerte". Además, le recomendó que tomara la Fórmula de las Cinco Piedras[91], diciendo que

---

[90] 王仲宣 Wang Zhongxuan (177-217), uno de los más importantes escritores de la dinastía Han del Este. El más prominente de los Siete Hijos de la Era del reinado del Emperador Xian Di

[91] La Fórmula de las Cinco Piedras (五石汤 wu shi tang), aparece referida posterior a Zhang Zhongjing en el libro de Sun Simiao, está compuesta por Calcitum, sal natri, hematita, hueso de dragón, concha de ostra, escutelaria, orozuz, tricosantes, anemarrhena, canela, yeso, y ruibarbo. La función es enfriar el calor del estómago, sedar el fuego, evitar la sed y controlar las crisis convulsivas. Se recomienda en el tratamiento de intranquilidad opresión del pecho, sed intensa y otras manifestaciones del calor en el estómago.

si tomaba dicho preparado su enfermedad podría curar. 王仲宣 Wang Zhongxuan no tomó en serio las palabras de Zhang Zhongjing, recibió los medicamentos pero no los tomó.

Después de tres días, Zhang Zhongjing volvió a encontrarse con Wang Zhongxuan y le preguntó: "¿el señor ya tomó los medicamentos que le prescribí?", la respuesta fue: "sí ya los tomé", a lo que Zhang Zhongjing contestó: "de acuerdo a las manifestaciones del tinte facial, no parece en lo absoluto que se haya tomado la Fórmula de las Cinco Piedras, ¿por qué el Sr. juega así con la salud?" a lo que 王仲宣 Wang Zhongxuan no tuvo más que contestar. Después de 20 años, se le fueron cayendo las cejas a Wang, 187 días después de haberse caído las cejas, 王仲宣 Wang Zhongxuan murió, de acuerdo con lo predicho por Zhang Zhongjing. Estas dos situaciones indican que incluso ni 扁鹊 Bian Que ni 仓公 Cang Gong podían superar su nivel médico. 华佗 Hua Tuo era de carácter arrogante, se sentía orgulloso de su alto nivel médico, y al final fue asesinado.[92] 张仲景 Zhang Zhongjing desarrolló y popularizó los diez capítulos del Clásico de las Decocciones (*汤液经 tang ye jing*) de 伊尹 Yi yin[93], usado con gran eficacia en el tratamiento de las enfermedades.

En la dinastía Reciente (la dinastía Jin), el Jefe de la Oficina Médica Imperial 王叔和Wang Shuhe ha ordenado y editado la obra de Zhang Zhongjing, hizo una elección muy apropiada, que puede corresponder perfectamente con las patologías, lo que facilita enormemente su consulta.

---

[92] Véase la historia de Hua Tuo.

[93] Yi Yin, famoso personaje de la dinastía Shang, que durante un tiempo fue el encargado de la cocina del Rey Tang y posteriormente fue primer ministro. Se ubica como un gran conocedor de las propiedades de las plantas y los alimentos. Se cree que escribió el Clásico de las Deccociones.

De acuerdo con el libro de los Siete Sumarios (七略*qi lue*)[94] y el capítulo Lo más Importante del Arte y Literatura del Libro de la Dinastía Han (汉书-艺文志 *han shu - yi wen zhi*), refiere que el Primer Canon del Emperador Amarillo (黄帝内经 Huangdi Neijing) está formado por 18 volúmenes. En la actualidad se tiene al Canon de Acupuntura (针经 *zhen jing*) de nueve volúmenes y el 素问 Suwen también de nueve volúmenes, lo que da un total de 18 volúmenes, esto es pues el Neijing. Algo de su contenido se ha perdido, su teoría es profunda y amplia, los conceptos que se mencionan son muchos, el contenido que posee que se pueda aplicar directamente a la clínica es poco, hay partes que están muy desordenadas.

Al revisar las Historias de 扁鹊 Bian Que y 仓公 Cang Gong de los Registros del Historiador (史记。扁鹊仓公列传 *Shi ji - bian que cang gong lie chuan*) se puede dar cuenta que los conocimientos médicos de 淳于意 Chun Yuyi provienen del Suwen. El Suwen describe de manera minuciosa y profunda la enfermedad. El Lingshu es la obra base de la descripción del sistema de canales y colaterales así como del pulso. El contenido de estas dos obras resulta profundo y misterioso, no es fácil entenderlo. Por otra parte, se tiene el libro Aspectos Importantes de la Terapéutica con los Puntos de Acupuntura y Moxibustión del Palacio Luminoso (明堂孔穴针灸治要 *ming tang kong xue zhen jiu zhi yao*) que también son libros médicos heredados del Emperador Amarillo y de 岐伯Qi Bo. El contenido de los tres libros es muy similar, sin embargo, las partes repetidas y desordenas no son una o dos.

En los años de la Era 甘露 Gan lu del Emperador 遭魏 Cao Wei, me enfermé de un cuadro de parálisis, además estuve sordo más de cien días, mis malestares fueron muchos, la mayor parte de las fórmulas que tomé no

---

[94] Obra de la dinastía Han Occidental obra de Liu Xian, desaparecida, ubicada como el primer material gráfico clasificado.

fueron efectivas. En este tiempo el contenido más importante de esta tres obras las ordené, el material repetido lo eliminé, seleccioné el contenido más esencial y lo concentré en un material de 12 volúmenes. El Libro de las Mutaciones (易经*Yi Jing*) dice: "al observar las cosas ordenadas y organizadas, entonces se puede ver claramente los principios que rigen a las diez mil cosas que hay entre en cielo y la tierra. ¿Cuál es la norma o principio que rige el estado de cualquier cosa? las cosas se deben ordenar de acuerdo a su naturaleza, es decir agrupar (聚 ju)..."

Sobre su contenido

Como se ha mencionado, este libro está estructurado con base en tres obras previas, el素问 Suwen, el 灵枢Lingshu y el 明堂孔穴针灸治要 *Ming tang kong xue zhen jiu zhi yao,* "Aspectos importantes del tratamiento con los puntos de acupuntura y moxibustión del palacio luminoso". Los primeros dos son las dos partes conocidas de nuestro libro el *Huang di Neijing,* "El primer canon del Emperador Amarillo". La última obra citada, el tiempo se encargó de desaparecerla, se sabe de ella por referencias de obras como la que aquí no ocupa.

A continuación se hace una descripción simplificada de cada uno de los volúmenes que componen el "ABC de acupuntura y moxibustión":

› **Volumen I**
Discute sobre la actividad espiritual de cada uno de los órganos, las manifestaciones de los cinco órganos y las seis vísceras en lo referente a su clasificación en yin yang, las relaciones interno-externas, sobre los doce puntos *yuan,* origen de los doce canales (十二原穴 *shi er yuan xue*). Los cuatro mares (四海 *si hai*), sobre la circulación de la energía, la clasificación de la energía ying alimenticia y *wei* de protección externa, su relación con el Sanjiao, sobre los líquidos corporales, sobre los cinco colores, etc.

› **Volumen II**

Dedicado a las ramas principales y ramas colaterales de los 12 canales principales, sobre los canales extraordinarios y el tamaño de estos, sobre los puntos de partida y confluencia de los doce canales, sobre los canales tendinosos, etc.

› **Volumen III**

Da una explicación sobre la localización topográfica de los puntos. Menciona los puntos localizados en las distintas regiones del cuerpo.

› **Volumen IV**

Refiere el estudio pulsológico de los distintos canales, de acuerdo a diferentes condiciones fisiológicas y fisiopatológicas, así como de los diversos lugares en donde se puede evaluar el pulso.

› **Volumen V**

Técnicas de punción, prohibiciones, la utilización de los distintos tipos de agujas de acuerdo a la patología y a las distintas variaciones fisiológicas y patológicas.

› **Volumen VI**

Volumen dedicado al estudio de la patología, técnicas de punción de acuerdo con las alteraciones de la dinámica de la energía, así como exceso o deficiencia de los órganos y vísceras. Las manifestaciones de las alteraciones del ascenso y descenso de los líquidos turbios, etc.

› **Volumen VII**

Estudio de las enfermedades criopatogénicas de acuerdo con los 6 canales, su etiología, fisiopatología y tratamiento acupuntural.

› **Volumen VIII**

Estudio de las enfermedades criopatogénicas cuando afectan a los cinco órganos.

› **Volumen IX**

Invasión de la energía a varios órganos y canales, su etiología fisiopatología y manifestaciones clínicas.

› **Volumen X**

Estudio del síndrome bi obstructivo, de las enfermedades por viento, de la parálisis espástica, así como del síndrome wei atrófico.

› **Volumen XI y XII**

Tratado de las misceláneas. En estos libros se incluyen enfermedades que no pudieron ser clasificados en los anteriores apartados de patología.

Este libro, de manera resumida, es considerado como la obra más importante de la acupuntura y moxibustión de todos los tiempos, ahí se ubican los nombres y localización actual de los enerpuntos, propuso un estilo de los libros futuros de esta especialidad, describe 349 puntos, de manera detallada muestra las principales técnicas de punción y manipulación. Además de definir la localización de los puntos, refiere las técnicas para su correcta localización, la prohibición para la punción de ciertos puntos. La profundidad de punción, así como el número de conos de moxibustión que se deben quemar en esos puntos. Al final del libro, muestra su experiencia en la selección de puntos para más de 200 enfermedades, propone más de 500 recetas de puntos.

Este libro ha tenido una gran influencia hasta nuestros días, personajes de la talla de Sun Simiao decía: "Quien aspire a ser un gran médico, es necesario que lea el Suwen y el ABC de Acupuntura y Moxibustión (凡欲为大医，必须谙《素问》，《甲乙》 *fan yu da yi bi xu an Suwen, Jia yi*)

Este libro ha sido traducido al inglés y se conoce *The Systematic Classic of Acupuncture & Moxibustion.*[95]

Otras áreas de la medicina

En el área de la traumatología 蔺道人Lin Daoren (790~850) escribió el libro"Fórmulas secretas de los ángeles para el diagnóstico y tratamiento de heridas" 仙授理伤续断秘方 *Xian shou li shang xu duan mi fang*, considerado como la primer obra especializada en la materia. Es un libro que consta de un solo capítulo pero hace una extensa revisión del tratamiento de las fracturas y luxaciones, menciona de manera detallada el diagnóstico, las técnicas para limpiar una herida resultante de alguna fractura, los sistemas de tracción, fijación, uso de emplastos externos, entablillado de las fracturas, etc. Refiere de manera detallada la técnica para la reducción de una luxación de hombro, muy similar a la usada en la actualidad. Refiere más de 40 fórmulas entre emplastos, sistemas para irrigar las heridas, así como ciertas fórmulas vía oral para facilitar la recuperación de las fracturas, esguinces y luxaciones.

En el área de obstetricia se tiene el libro de 徐之才Xu Zhicai 十月养胎法 *Shi yue yang tai fa*, "Método de nutrición fetal durante los 10 meses del embarazo" (10 meses lunares), escrita en la dinastía 北齐 Qi

[95] Huangfu, M. (1994). The Systematic Classic of Acupuncture & Moxibustion. Blue Poppy Enterprises, Inc.

del Norte, varios de los conocimientos que escribe Sun Simiao algunos años después, fueron tomados de este libro.

Ya en plena dinastía Tang, el año 852, 昝殷 Zan Yin escribe su maravillosa obra "El Tesoro de la Ginecología y Obstetricia (经效产宝 *Jing xiao chan bao*), considerada como la primera obra especializada de ginecobstetricia que hay en China. En este libro se recoge la experiencia popular en el manejo de los problemas de esta materia. Aunque en la actualidad no se tiene esta obra, se sabe por medio de otras que la aluden, que constaba de 3 capítulos. El primero relacionaba el diagnóstico y tratamiento de amenorrea, leuocrrea y embarazo; el segundo proporciona las fórmulas para el tratamiento del parto y distocias. El último capítulo explica la patología que se presenta después del parto. Se tienen registradas más de 378 fórmulas usadas en el tratamiento de enfermedades gineco-obstétricas. Se hace una detallada exposición de la intranquilidad fetal (胎动不安 *tai dong bu an*), enfatizando que la tranquilidad del feto depende de las enfermedades de la madre. Aquí aparece por primera vez referida la fórmula de los cuatro productos (四物散 si wu san) que posteriormente se denominará 四物汤 *si wu tang.*

En el campo de la pediatría en la dinastía Tang se ubica el libro "Canon de la mollera" (颅囟经 *Lu xin jing*) de autor desconocido, es considerado como la primera producción especializada de pediatría. Aquí se menciona los métodos para evaluar el pulso en los niños, el tratamiento de temblores (crisis convulsivas), desnutrición (empacho) así como otras patologías. Hace una descripción detallada de la erisipela y las técnicas para evitar el tétanos infantil, mediante una adecuada técnica para cortar el cordón umbilical.

En el área de la medicina externa (外科 *wai ke*) destaca la obra Fórmulas heredadas de Liu Juanzi (刘涓子鬼遗方 *liu juan zi gui yi fang*).

Enseñanza de la medicina

Uno de los aspectos que demandó el desarrollo de la medicina tradicional china durante este periodo fue el de la enseñanza. De acuerdo con el libro 唐六典 *Tang liu dian*, "Seis Clásicos de la dinastía Tang", se sabe que durante el periodo de las Cinco Dinastías (*Wu tai*) ya se tenían escuelas de medicina.

Dentro de ellas se obtenían grados, había lo que podríamos llamar "Doctor en medicina", además de ayudante o asistente y otros grados. Durante la dinastía Sui (581-618) se contaba con un centro conocido como 太医署*Tai yi shu*, "Centro médico gubernamental". Dicho lugar contaba con bencaólogos, médicos, maestros o técnicos del jardín botánico, doctor en medicina, ayudante, doctor en masaje, etc.

En la época de la dinastía Tang (618-907), en el año 624, el gobierno imperial ordenó la formación del nuevo centro médico, el cual estaba dividido en 4 departamentos: el "gubernamental", el médico (propiamente dicho), el departamento de enseñanza y departamento de preparación de medicamentos.

Dicho centro tenía:

Grados

	Doctor	Asistente	Maestro	Técnicos	Estudiantes
Médicos:	1	1	20	100	40
Acupun.	1	1	10	20	20
Masaje	1		4	16	15
"Ocultista"	1	2	8	10	

Los estudiantes tenían que aprender:

› Tratamiento corporal	7 años
› Pediatría	5 años
› Úlceras y abscesos	5 años
› Ojos, oídos y boca	4 años

En aquel tiempo los libros que debían manejar a la perfección eran: El 素问*Suwen*, el 神农本草经 *Shen nong ben cao jing*, "El canon de herbolaria del soberano de la agricultura", el 脉经 *Maijing*, "El canon de pulsología", 针灸甲乙经 *Zhen jiu jiayijing*, "ABC de acupuntura y moxibustión", etc. Posteriormente, ya podían integrarse a sus diferentes especialidades. Cada mes, estación y año presentaban exámenes solo quienes los aprobaban continuaban, de lo contrario eran dados de baja.

La evolución de las prácticas sexuales y su relación con la medicina.

La terminología que se usaba en la antigüedad para definir este conocimiento incluye 房中*fang zhong*, 房内 *fang nei*, 房室 fang shi, 阴道 yin dao, etc. Literalmente 房中 *fang zhong* se traduce como "al centro de la alcoba" "en la alcoba",房内 *fang nei* en el interior de la alcoba, 房室 *fang shi*, simplemente alcoba y 阴道 yin dao puede traducirse como el método de los yin, aunque también significa directamente vagina, etc. Actualmente se usa el término 性学*xing xue*, que es la ciencia de las relaciones sexuales o sexología.

Una de las características especiales de la sexología china de la antigüedad es que el objetivo de investigación y práctica no es solo la reproducción o como obtención de placer, sino principalmente un recurso más para aumentar la longevidad; utilizar las relaciones sexuales como recurso para la salud y la longevidad. Probablemente no exista otra cultura donde se le haya dado tanta importancia a este aspecto.

Por ejemplo, en el Clásico de los Secretos de la Mujer (玄女经 *xuan nu jing*), también conocida como la doncella secreta, dice:

" *Como en el cielo y la tierra, se requiere del movimiento de yin y yang; el yang al recibir a yin se trasforma, el yin al recibir a yang se moviliza. Un yin y un yang mutuamente usados y movilizados, cuando se entiende esto (el dao), además de felicidad se obtiene fortaleza y una larga vida...*"

Los aspectos principales de la sexología antigua de China eran además de preservar la salud mediante las relaciones sexuales, era la reproducción y la búsqueda de relaciones sexuales satisfactorias. El deseo desmedido de sexo (la lujuría) es una de las primeras cosas que era reprobada, y se consideraba como uno de los aspectos fundamentales de alto nivel de control del método sexual; el movilizar la energía (行气 *xing qi*), acumular el líquido seminal, el recogerlo y no perderlo, fortalecer la energía *jing* esencial para la médula, es el objetivo más alto de la técnica y a través de esto, conseguir tener una vida más larga y sana. Respecto al control de la actividad sexual, desde el Suwen del Neijing se puede apreciar eso.

Una de las metas principales de la técnica sexual es la de movilizar la energía (行气*xing qi*). Respecto a esto, desde los primeros documentos aparecen referencias e incluso algunas obras; desde los documentos desenterrados de la tumba de Mawangdui.

Por ejemplo, hay cuatro materiales escritos sobre bambú que tratan directamente sobre la metodología sexual o higiene sexual: Las Díez Preguntas (十问 *shi wen*), Método de la Unión Yin Yang (合阴阳方 *he yin yang fang*), Discusiones Sobre el Dao verdadero Bajo el Cielo (天下之道谈 *tian xia zhi dao tan*) y Métodos Prohibidos Diversos (杂禁方*za jin fang*), además hay otros tres documentos escritos sobre tela que tratan directamente del tema: Los Métodos para Nutrir la Vida (养生方 *yang* *sheng fang*), Métodos Terapéuticos Diversos (杂疗方 *za liao fang*) y El Libro de Ginecobstetricia (胎产书 *tai chan shu*).

Se sabe que la técnica sexual tuvo un importante progreso durante la dinastía Han y especialmente durante la dinastía Tang, para después en la dinastía Song tendría un proceso más lento y algo prohibido. Por ejemplo, en el Capítulo Lo más Importante del Arte y Literatura del Libro Han (汉书-艺文志*han shu - yi wen zhi*) hay ocho libros referidos sobre el tema.

Para la dinastía Han del Este, se ubica una de las obras más importantes, el Clásico de la Mujer Pura (素女经*su nu jing*), esta obra desaparecida, parte de su contenido se encuentra dentro de una de las obras de referencia más importante Las Fórmulas para el Corazón Médico (医心方 *yi xin fang*) escrita por el japonés Tanba Yasunori, completado en el año 984, la obra en japonés se conoce como Ishinpō. Esta obra es una recopilación de varias obras médicas y considerado como una de las joyas históricas de Japón.

De la dinastía Sui se siguen mencionando algunas de las obras referidas en el Libro Han así como algunas otras, una de las más importantes es la editada por 葛洪Ge Hong, Métodos Secretos de La Alcoba Principal (序房内秘术 *xu fang nei mi shu*). otra de las obras más importante de todos los tiempos es el Clásico del Dao Secreto de la Mujer Pura (素女秘道经 *su nü mi dao jing*), conocida como el Clásico de la Mujer Misteriosa (玄女经 *xuan nu jing*).

En la dinastía Tang destacan varias obras especializadas, por ejemplo, en el Capítulo Lo más Importante del Arte y Literatura del Nuevo Libro Tang (新唐书-艺文志 *xin tang shu - yi wen zhi*), se refiere "El Libro Secreto de Técnicas Sexuales de Ge Hong (葛氏房中秘书*ge shi fang zhong mi shu*) y dentro de las principales obras médicas como las escritas por 孙

思邈 Sun Simiao, Wang Dao, se dedican varios capítulos a la explicación de algunas técnicas sexuales, etc. Dentro de estas destacan las famosas 18 técnicas sexuales de Sun Simao (房中术十八法 *fang zhong shu shi ba fa*).

Se hace una serie de recomendaciones para la correcta práctica sexual, desde cómo debe ser la actitud hacia las relaciones sexuales, cómo debe ser la mujer para poder tener una larga vida mediante la práctica sexual, el número de eyacualaciones que se deben tener, los movimientos, que se debe respirar el aliento de la mujer para poder nutrirse de ella, en qué días después de haber terminado la menstruación se debe tener relaciones sexuales para tener un hijo varón o una hija, una serie de prohibiciones para evitar padecer de alguna enfermedad relacionada con el sexo, etc.

Para la dinastía Song, las técnicas sexuales se ubican como los procedimiento secretos de los daoístas, las principales obras se incluyen dentro del Canon Daoísta (道藏 *dao cang*)[96], además se ubica a las técnicas sexuales como uno de los elementos más importantes para las diversas técnicas de qi gong para cultivo del cuerpo interior (炼内丹*lian nei dan*)[97], y usan palabras ocultas o secretas para referirse a las técnicas sexuales y las técnicas para "cultivo del cuerpo interior". Se considera a este periodo como el más reaccionario y donde en la sociedad feudal a ultranza retrasa la evolución de este conocimiento. Sin embargo, las obras médicas aún mantenían un tipo de lenguaje no oculto, no remarcaban

[96] 道藏 Dao cang, Canon daoísta, colección de más de 1500 obras daoístas, que datan desde el tiempo de los Reinos Combatientes hasta la dinastía Song.

[97] Dentro de las prácticas alquimistas para la preservación de la vida o la salud, se distinguen don grandes variantes la alquimia interna (炼内丹 lian nei dan) y la externa (炼外丹 lian wai dan), la primera se basa en una serie de ejercicios para fortalecer el dan tian, la base de la energía jing esencial a través de la respiración, ejercicios, alimentos, abstinencia o regulación de relaciones sexuales eyaculatorias, etc.) y la segunda se refiere al uso de medicamentos que buscan tonificar la energía jing esencial y prolongar la vida.

las diversas técnicas sexuales, sino que se enfocó más a describir más la sexología dentro de la reproducción. Dentro de las obras más importantes se encuentran Excelentes Fórmulas para la Mujer (妇人良方 *fu ren lian fang*), Fórmulas para la vida 济生方 ji sheng fang, Tareas Confucianas para sus Parientes (儒门事亲 *ru men shi qin*), Propiedades de las cosas (格致余论 *ge zhi yu lun*), etc. (véase más adelante).

Para principios del Siglo XX, 叶德辉 Ye Dehui rescató varias obras a partir del libro Las Fórmulas para el Corazón Médico (医心方 *yi xin fang*) del japonés Tanba Yasunori 医心方y otras, las cuales son: Clásico de la Doncella Oscura (玄女经 *xuan nu jing*), Las Fórmulas de la Mujer Misteriosa (玄女方 *xuan nu fang*), Los Secretos de la Sexualidad (玉房秘决 *yu fang mi jue*), Lineamientos Sobre Sexualidad (玉房指要 *yu fang zhi yao*), (洞玄子*dong xuan zi*), etc. Esta obras no aparecen registradas en enciclopedias como el Mar de Letras (辞海 *ci hai*) y otras.

Se puede decir que la evolución de los conocimientos de sexología, aparecen principalmente dentro del ámbito de los daoístas, posteriormente pasa a la doctrina daoísta y posteriormente es incorporado dentro de la medicina. A partir de la dinastía Song, no es que se pierda sino que cambia de forma y se introduce como un procedimiento dentro de las diversas técnicas del qi gong, y una parte se separa para ser incluida como una especialidad médica, esto permite que se le aplique la teoría a esta práctica y así facilita su desarrollo. Sin embargo, se sigue manteniendo como una cosa prohibida y oculta.

Como se ha mencionado, uno de los principales aspectos de las técnicas sexuales es la de aprovechar este sistema para preservar la salud, y tener una larga vida. Se sabe que la eyaculación a pesar de ser el elemento más importante del placer en el hombre, lleva implícito el desgaste de la energía jing esencial y el desgaste del shen, lo que conduce a un su agotamiento prematuro. Hay algunas personas que después de tener relaciones sexuales con determinada frecuencia (cada dos o tres días) con eyaculación, se sienten con vértigo, fosfenos o mucho cansancio y si este proceso continúa se puede presentar adelgazamiento corporal, dentro de la medicina tradicional china se considera como "exceso de actividad sexual" o "desgaste de la energía yang del riñón", etc.

Esto desde el punto de vista psicológico impone una carga emocional para el chino, en cambio en el occidente no se comparte este aspecto, algunos consideran que la alegría no cansa, incluso se llega a decir que la falta de actividad sexual hace perder la salud, se considera que la pérdida de líquido seminal es solo pérdida de una pequeña cantidad de proteínas y por supuesto que en ningún momento se menciona que el llevar a cabo la práctica sexual frecuente puede fortalecer el cuerpo y prolongar la vida.

Las normas directrices de la práctica de la sexualidad en la China antigua se pueden ubicar dentro de las siguientes tres aspectos:

1. Uno de los aspectos más importantes culturales de la China antigua es la concordancia entre el cielo y la naturaleza (天人相应 *tian ren xiang ying*), este concepto considera que el hombre es parte de la naturaleza y debe estar acorde a los cambios que ocurren en su exterior, solamente quien sabe adaptarse a dichos cambios puede mantener una vida sana y larga, el hombre y la mujer son la expresiones de yin y yang, la unión entre el hombre y la mujer es un fenómeno de interrelación yin yang, y es una forma de respetar el gran 道 dao de la naturaleza, por tanto no solo no lesiona al ser humano sino que lo beneficia.

2. Los vestigios de quienes veneraban los genitales externos, este es otro de los procesos en la evolución del conocimiento sobre sexología, durante algún tiempo se consideró que los genitales eran lo más importante, lo

más especial del ser humano, y también se consideró que en cuanto la función de los genitales disminuía, la vida también lo hacía, de esta forma, la sexualidad estaba ligada a la vida. Si se podía mantener una función sexual sin desvanecerse, ¿por qué la vida no podía ser larga? De ahí probablemente viene el concepto de que los genitales son la expresión externa del riñón o el "riñón exterior" (外肾*wai shen*), los conceptos de la energía jing esencial del riñón, la puerta de la vida (命门 *ming men*) y lo que siempre ha manejado la medicina tradicional china, que la vida está directamente relacionada a la potencia del riñón, el órgano que controla la sexualidad principalmente es el riñón.

3. El método mediante las relaciones sexuales propuesta por los "inmortales" (神仙家 *shen xian jia*) como tonificante. Así, las relaciones sexuales apropiadas junto con otras técnicas como: el uso de medicamentos para la longevidad, el uso de bebidas o brebajes, así como las diferentes técnicas de ejercicios (吐纳 *tu na*).

Dentro de las técnicas sexuales de este tipo dice: el líbido y el orgasmo es el principal promotor de la energía jing esencial, si no se elimina; no hay eyaculación, esto conduce a que mediante la contención de la energía jing esencial se tonifica el cerebro, este es uno de los mejores métodos para tonificar. Si no se lleva a cabo el contacto sexual, también es inadecuado, por esto en el libro Lineamientos Sobre Sexualidad (玉房指要 *yu fang zhi yao*) dice:

"El Emperador Amarillo preguntó a la doncella pura (素女 Su nu): En la actualidad se dice que para aspirar a una larga vida no se debe tener relaciones sexuales, ¿cuál es la razón de esto? Su Nu contestó: no es correcto. El cielo y la tierra tienen un proceso de cierre y apertura, yin y yang y tienen su proceso de transformación. El hombre debe respetar las normas de cambio de yin y yang, adaptarse a los cambios de las cuatro

estaciones. Ahora se tiene el deseo pero no se tienen relaciones sexuales, entonces el espíritu shen no se difunde, se contiene, atrapa a yin y yang, ¿cómo se puede autonutrir, ejercitar la circulación de la energía y cómo renovarse? Si el pene no se mueve o se colapsa, lo recomendado es tener actividad sexual frecuente y hacer ejercicios, para poder activar pero sin eyacular, así se preserva la energía jing esencial. El contener la energía jing equivale a tonificar, es el 道dao de la vida".

Como se puede ver, el aspecto fundamental que plantea la sexología china es la de mantener relaciones sexuales sin eyacular, sin perder el líquido esencial, esto equivale a tonificar, el no tener relaciones tampoco es lo adecuado ya que se elimina el motor generador de la energía jing esencial, uno de los procedimientos más potentes para fortalecer la energía jing esencial es justamente una adecuada higiene sexual. Desde tiempos remotos se tiene el concepto de Técnica de tonificación recolectora (采补术 *cai bu shu*), mediante la cual, el yang del hombre se tonifica mediante el yin de la mujer.

La clave del éxito de la teoría y práctica de las técnicas sexuales es lo referente a dominar los "Ocho Métodos para Nutrir" (治八益 *zhi ba yi*) y eliminar las "Siete Reducciones" (去七损 *qu qi sun*)[98]. En el Capítulo V Consideraciones Acerca del Contenido y Utilidad de la teoría del yin yang del Suwen dice:

Quien conoce la teoría de las "siete lesiones y los ocho valores" (七损八益 *qi sun ba yi*)[99] puede restablecer el equilibrio entre 阴阳 yin y yang;

---

[98] Qi sun ba yi. Estos temas han sido motivo de una gama amplia de explicaciones.

[99] Hay muchas opiniones al respecto de la teoría de las siete lesiones y los ocho valores. 七 Qi significa siete; 损 sun significa lesionar, desgastar o dispersar; 八 ba significa ocho; 益 yi, tonificar, administrar, nutrir, ventaja, a favor de, etc. Para el Profesor 烟建华 Yan Jianhua, 损 sun significa reducir, digerir o degradar, y 益 yi significa desarrollo. Visto así, sería controlar el yin y tonificar a yang, o por medio de controlar a yin se puede tonificar a yang.

de lo contrario, podrá caer en un debilitamiento temprano. Al llegar a los 40 años, la energía ancestral se encontrará desgastada a la mitad y se observará un fenómeno de debilitamiento; a los 50 se experimentará una sensación de cuerpo pesado y falta de agudeza visual y auditiva; y a los 60 se pondrá de manifiesto impotencia, un gran debilitamiento de la energía ancestral (元气 *yuan qi*), alteración funcional de los nueve orificios y manifestaciones patológicas caracterizadas por exceso en las partes superiores del cuerpo (por ejemplo: en la cabeza) y deficiencia en la región inferior del organismo, así como rinorrea y lagrimeo.

De ahí que se haga énfasis en que quien conoce el método se mantendrá fuerte, de lo contrario se presentará un debilitamiento temprano. Quien viva en concordancia con los cambios de yin y yang en la naturaleza se diferenciará de quien no los siga.

El inteligente podrá seguir el "método para alimentar la vida" (养生之道 *yang sheng zhi dao*) como medida preventiva, mientras que el tonto solo utilizará alguna medida cuando se presente la enfermedad; de esta forma, su energía esencial ya estará débil. La energía esencial del hombre inteligente será potente y este podrá incluso tener no solo buena agudeza visual y auditiva, sino también cuerpo ligero hasta la vejez, cuando mantendrá la apariencia de poseer buena fortaleza física. Por todo lo anterior, los hombres sabios (圣人 *sheng ren*) no dejaban de aprovechar las ventajas que ofrece seguir el "método para alimentar la vida" (养生之道 *yang sheng zhi dao*), conservando una actitud tranquila, feliz, con el espíritu libre de preocupaciones, sin permitir que los abatiera la ira o la melancolía; por ello mantuvieron una larga vida, hasta los límites que marca la naturaleza. Estas son las ventajas de seguir las enseñanzas de los hombres sabios (圣人 *sheng ren*)".

Uno de los conceptos que ha variado respecto al sentido de los Ocho

Métodos para Nutrir (治八益 *zhi ba yi*) y eliminar las "Siete Reducciones" (去七损 *qu qi sun*), es el que aparece en libro Discusiones Sobre el Dao verdadero Bajo el Cielo (天下之道谈 *tian xia zhi dao tan*) de la tumba de Mawangdui donde dice:

"Los Ocho métodos para nutrir (八益 ba yi) son: el primero es administrar (controlar) la energía, el segundo es controlar el fluido rápido, el tercero es conocer el tiempo (el cuándo), el cuarto es contener la energía, el quinto es armonizar el fluido, el sexto es esconder la energía, el séptimo es conservar la salud corporal y el octavo es contener la esencia de la vida.

Las Siete reducciones son: la primera es el cerrarse, la segunda es desgastarse, la tercera es agotarse completamente, la cuarta es hacerlo con prisa, la quinta es hacerlo con ansiedad y temor, la sexta es interrumpirse y el séptimo es desgastar la esencia de la vida (eyacular).

Además hay varias expresiones de estos conceptos, sin embargo, estos me parecen ser los que reflejan con más precisión lo referente a la sexualidad.

La recolección y el cultivo del cuerpo interior de las relaciones sexuales".

A lo largo de varias obras aparecen los términos 采阴益阳 *cai yin yi yang*, que se puede traducir como: recolectar, cosechar; atrapar, contener yin y nutrir, incrementar; aumentar el yang. Este aspecto es uno de los elementos más importantes de la sexualidad china. Uno de los más grandes sexólogos de la historia de China fue Ge Hong, en su libro 抱朴子Bao Pu zi dice:

"La técnica de las relaciones sexuales de los expertos: hay quienes tratan el desgaste por la actividad física, recomienda el atender las enfermedades

o recomienda el atrapar a yin y tonificar a yang, esto con el objeto de alargar la vida. El aspecto más importante está en retener contener a la energía jing esencial para que se tonifique el cerebro. Este método proviene de la transmisión oral de los hombres verdaderos (真人zhen ren), no hay libros escritos. Aunque se tomen medicamentos de muy buena calidad, pero no se conocen estos principios, la vida no será más larga. El hombre no puede desgastar o agotar su yin y yang, si lo yin (mujer) y el yang (hombre) no tienen relaciones sexuales y se estanca vienen las enfermedades. Si se mantiene oculto y encerrado, las múltiples enfermedades aparecen y se acorta la vida. Una conducta y sentimientos desenfrenados (lujuria) también lesionan la vida; si se mantiene un ritmo y armonía no se lesiona. Si se tiene información sobre la técnica (sexual), la gente podrá protegerse de ser lastimada."

Otro de los aspectos fundamentales es que el hombre puede tonificar a la mujer, la mujer puede tonificar al hombre; contener (cosechar) lo yin para tonificar a yang, contener a yang para tonificar a yin (采阳补阴 *cai yang bu yin*).

Otro aspecto que se desarrolla es el que no importa cuántas veces se tengan relaciones sexuales, si no se eyacula se podrá tonificar para el caso del hombre.

El libro Lineamientos Sobre Sexualidad (玉房指要*yu fang zhi yao*) dice al respecto:

"si en un día se tienen varias relaciones sexuales y no se eyacula, muchas enfermedades se pueden curar y se tendrá larga vida".

Sun Simiao plantea un nuevo punto de vista: "Tener varias relaciones y una sola eyaculación" en su primer gran libro Las Recetas Necesarias para la Vida (千金要方*qian jin yao fang*)[100] dice:

"En todos aquellos casos que se presente deficiencia de energía jing esencial habrá enfermedad, el agotamiento de la energía jing esencial lleva a la muerte, esto no puede pasarse por alto, no puede dejar de tomarse en cuenta. El tener varias relaciones sexuales y eyacular solo una vez, facilita que la energía jing esencial gradualmente aumente, y evita el desgaste, si no se tienen muchas relaciones sexuales y se eyacula en cada relación que se tenga no habrá forma de tonificarse. La energía jing esencial que se elimina, se regenera, pero es relativamente lenta su regeneración.

Otra de las tendencias de esta época fue la de poder tener relaciones con varias mujeres, siempre y cuando fuera sin eyacular.

Por ejemplo, en el Clásico de la Doncella Pura (素女经 *su nu jing*), dice:

"Uno de los métodos para las relaciones sexuales es poder manejar varias mujeres jóvenes, pero no eyacular muchas veces, esto hace que el hombre pueda tener un cuerpo ligero y eliminar cientos de enfermedades".

Otro de los aspectos que se manejaba en ese entonces es lo referente a la edad de la mujer, debería ser muy joven, tal como se refiere en el libro Lineamientos Sobre Sexualidad (玉房指要*yu fang zhi yao*):

"Todo hombre que desee tener un gran efecto tonificante debe tomar a una mujer aún inexperta, a una mujer muy joven, sin embargo, no debe ser muy niña, lo recomendable es que sea mayor de 15~16 años y menor de

---

[100] Sun Simiao (Dinastía Tang), Li Jingrong y Col. Revisores. Explicación de las Fórmulas Necesarias para la Vida (备急千金要方校释 bei ji qian jin yao fang jiao shi). Renmin weisheng chubanshe. Beijing 1998. pág. 589.

18~19 años. No debe pasar de ´treinta` de alto, si no pasa de ´treinta` de alto, pero ya ha parido, no tendrá efecto tonificante..."

Además, si se tomaba a una mujer joven había que tener relaciones varias veces al día, a esto se le conoce como "cosecha tonificadora" (采补 *cai bu*), también se conoce como la batalla por la captura o cacería (采战 *cai zhan*), puesto que sin batalla no hay victoria.

Otro requisito para poder obtener la tonificación necesaria era que durante el proceso de la actividad sexual era indispensable hacer ejercicios de movilización energética mediante 导引Dao yin[101]. Hay una gran investigación sobre las diversas técnicas de cómo movilizar la energía. Uno de los elementos más importantes de dichos ejercicios es el hacer que "la energía arribe" (气之*qi zhi*), otra vez Sun Simiao en su famoso capítulo sobre la tonificación mediante la actividad sexual (房中补益 *fang zhong bu yi*), del Volumen XXVII, dice:

"El dao (método) para tomar la energía, al penetrar hasta lo profundo sin moverse, permite que la energía ascienda hasta la cara generando una sensación de calor, al mismo tiempo con la boca, se aspira el aire jadeante de la mujer, suavemente hacer movimientos de penetración y retirada, dando la impresión de que se mueve, pero sin hacerlo, respirar suavemente con los ojos cerrados y acostado boca arriba (en decúbito dorsal), hacer ejercicios de dao yin (conducción energética), así el cuerpo se fortalece... al momento en que se está realizando el acto sexual lo recomendable es jalar el aire por la nariz y sacarlo suavemente por la boca, es una forma

[101] Una de las técnicas de 气功 qi gong dinámico, que busca armonizar el cuerpo y espíritu a través de la movilización especialmente de las extremidades. Es una de la técnicas de ejercicios más antiguos, en la tumba de Mawangdui aparecen más de 40 figuras de posturas de esta técnica.

de tonificación natural. Si al terminar la relación se siente como vapor caliente, indica que se obtuvo la energía..."

Sun Simiao muestra uno de los aspectos que se manejaban en su tiempo y que es una de las bases de la sexología oriental.

"A punto de eyacular, se cierra la boca y se abren los ojos, se contiene la respiración, se empuñan ambas manos, el aire nasal se envía hacia la izquierda, la derecha, arriba y abajo. También se contrae la región inferior (región genital), y hacer inspiración abdominal, la región dorsolumbar debe estar en decúbito dorsal, se hace presión intensa con los dedos medio e índice de la mano izquierda en el punto 会阴Huiyin (RM 1), una expiración prolongada a la vez que se frotan las encías (con la lengua) de los cuatro lados, así la energía jing esencial asciende a tonificar al cerebro, y facilita la longevidad."

La situación planteada de facilitar la salud o al menos esa era la tendencia y por el ambiente que se vivía, donde la búsqueda de nuevas técnicas para incrementar la longevidad era uno de los aspectos que llamaba extraordinariamente la atención. Así que la combinación de las diversas técnicas sexuales con otros procedimientos como el uso de medicamentos o ejercicios físicos era lo más lógico. Pero también era lógico usar las diversas técnicas sexuales para el tratamiento de las enfermedades, así en el libro Los Secretos de la Sexualidad (玉房秘决 *yu fang mi jue*), dice:

"Regular los cinco órganos y la digestión de los alimentos es el método (dao) para tratar los cientos de enfermedades. También cuando se tiene la sensación de que se va a eyacular se distiende el vientre, se captura la energía, se contrae la región posterior (se eleva el ano), y con esto se consigue que la energía jing esencial retorne a los cientos de vasos (canales y colaterales). Se hacen nueve penetraciones no profundas por una profunda hasta el sitio que se encuentra a dos pulgadas – cun ， lugar donde se encuentra la espiga dentada (麦齿 mai chi) y la cuerda oculta (琴弦 qin xian) por el interior del vestíbulo de la vagina[102], esto permite retornar o sostener la energía zheng antipatógena y disipar la energía xie patógena".

"El método para aclarar la vista es como sigue: justo antes de eyacular, acostar la cabeza, contener la respiración y hacer una fuerte expiración, se mira hacia la izquierda y derecha como si uno estuviera enojado, se contrae el abdomen con lo que se contiene la energía jing esencial, así que la energía retorna a los cientos de vasos".

Después de la eyaculación, también se puede tomar la energía de la mujer para tonificar al hombre; al mismo tiempo que se lleva a cabo la técnica de movilización energética mediante el dao yin; se descubrieron diversos métodos de contención de líquido seminal activos y pasivos.

A lo largo de las dinastías Song y Tang, las diversas técnicas de cultivar el cuerpo interior mediante las técnicas de relaciones sexuales fueron teniendo un auge sin precedentes. Otra vez Sun Simiao muestra parte de esta situación al referir el contenido del Clásico de los Inmortales (仙经 *xian jing*) donde dice:

"El hombre para que tenga una larga vida y no envejezca, lo primero que tiene que hacer es encontrar la armonía con la mujer, tomar del "néctar de jade" (玉浆*yu jiang*), el néctar de jade es la saliva espesa de la mujer. Para favorecer la sensibilidad del hombre y la mujer, se toma (el miembro) con la mano izquierda, se concentra la atención en el 丹田 Dantian, se imagina una energía roja, al interior amarillo y blanco hacia afuera, tal

[102] Región que podría corresponder con el punto "G".

como si fuera el sol y la luna, que giran alrededor del 丹田 Dantian y que ambos penetran a la "píldora de arcilla" (泥丸*ni wan*)[103] y se funden en uno solo, conteniendo la respiración se hace una penetración profunda y no se saca el pene, y lentamente se hacen algunas expiraciones, se hacen movimientos suaves, como si se quisiera sacar el miembro, y con un movimiento rápido se saca el pene. Quien no tiene un gran nivel e inteligencia no puede practicar esta técnica.

El 丹田 Dantian se encuentra a tres cun por debajo de la cicatriz umbilical, la píldora de arcilla se encuentra en el entrecejo, el tamaño del sol y la luna imaginario debe ser de un diámetro de más de tres cun, las dos partes que se compenetran para formar una sola imagen. Tanto el hombre como la mujer pueden seguir el dao de los inmortales, después de una penetración profunda, no hay que moverse, hay que poner atención en que en el interior del ombligo hay un cuerpo de color rojo del tamaño y forma de un huevo. Posterior a esto se deben hacer movimientos suaves de entrada y salida, y con movimientos suaves sacar el miembro. Este procedimiento se puede repetir varias decenas de veces por las mañanas. Esto facilita la longevidad".

En el Libro Secreto del Poder del Dragón (龙威秘书戊集 Long wei mi shu wu ji) dice:

"Los practicantes de las diversas técnicas para nutrir la vida, concentran su atención en la "píldora de arcilla" (泥丸 ni wan), esto facilita que la energía del 丹田 Dantian suba. Al ascender el espíritu hasta su tapa,

---

[103] La píldora de arcilla, es un término que usan los daoistas para referirse al cerebro, considerar que existen tres dantian, uno de ellos es el palacio de la píldora de arcilla que corresponde con el punto Yintang y es el Dantian superior, el medio corresponde con el punto Shanzhong (RM17) y el inferiores es correspondiente con el punto Guanyuan (RM4).

la energía lo acompaña y penetra al cerebro".

Cómo se puede observar, en estas últimas citas existe una tendencia a conectar dos sistemas para mantener la salud.

Pero, ¿qué pasa con la mujer?, ¿la mujer también puede aprovecharse de las relaciones sexuales para preservar la salud y alargar la vida?

Dentro de las literatura existen términos de las mujeres daoístas practicantes de las diferentes técnicas de alcoba, tales como 斩赤龙 *zhan chi long*, que significa literalmente "cortar (decapitar) el dragón rojo", y es considerado como una forma secreta de "interrumpir la menstruación", esto es que a través de la práctica de algunos ejercicios se puede interrumpir o acortar la menstruación o el sangrado uterino. La interrumpción del sangrado uterino es con el objeto de incrementar la energía jing esencial de la mujer.

Las técnicas de ejercicios para cultivar el cuerpo interior mediante la práctica de relaciones sexuales en la mujer son más complejas y hasta se puede decir que misteriosas, existen referencias que exaltan el orgasmo femenino pero antes que todo debe controlar su cantidad de flujo menstrual, ya que se considera como un fluido vital que tonifica.

Al fluido menstrual también se le conoce como plomo rojo (红钱 *hong qian*), en el Gran Compendio de Materia Médica (本草纲目 *ben cao gang mu*) se dice:

"En la actualidad hay algunos alquimistas, que con sus técnicas engañan a la gente; aquel procedimiento que consiste en tomar el primer fluido menstrual (la menstruación de la menarquía), y dicen que es el ´plomo rojo ancestral`. Utilizan toda clase de recursos para engañar a la gente y lo

preparan de forma diversa... la primer obra que lo menciona es el Tratado de los iluminados (悟真篇Wu zhen pian)[104]*...".*

Estos conceptos provienen de los métodos de nutrición o tonificación de las técnicas sexuales, así el fluido menstrual se convierte en un medicamento, que se considera tan tonificante del yin como del yang. Este concepto se mantuvo a lo largo de la dinastía Ming y se consideró un medicamento de los inmortales (仙药*xian yao*), también se consideró como la píldora roja (红丸*hong wan*), y se decía que después de tomar este "medicamento", "inmediatamente se observaba una mejoría de la energía y la potencia, había un desarrollo extraordinario del espíritu y la mente, el efecto era mejor que con miles de productos de la herbolaria".

Sin embargo, por lo que se puede observar, no hay el desarrollo en cuanto a técnicas o conocimientos que se puedan aplicar a proporcionar placer o beneficio hacia la mujer; la práctica sexual en China se enfocó fundamentalmente hacia el hombre y a la mujer se usó como un objeto de placer, poco importaba lo que ella sintiera.

En la medida que las prácticas sexuales y los ejercicios se fueron sistematizando, se popularizaron a tal grado que la gente consideraba que el 彭祖*peng zu* el "Matusalén" chino que se creó vivió 800 años, había alcanzado la longevidad mediante la práctica de la actividad sexual y los ejercicios, se decía que el efecto de cien fórmulas no se comparaba al de una buena práctica sexual: *"si se desea tener una larga vida, además de consumir los medicamentos apropiados hay que tener una buena práctica sexual"*.

[104] Tratado de los iluminados, es una obra de la dinastía Song del Norte, compuesta el año 1075 escrita por 张伯端 Zhang Boduan. Considerado como uno de los libros más importantes de la alquimia interna de los daoistas.

Aberraciones y Enfermedades Sexuales

La sexualidad del hombre a lo largo de todos los tiempos ha ocupado un lugar muy preponderante, esto lo reconocen todas las culturas, la sexualidad a veces ha sido más abierta que otras, es una de las prácticas que más fácilmente se esconde y forma parte de lo oculto, lo misterioso, así aparecen las enfermedades y aberraciones sexuales, como ocurrieron en otras partes del mundo. Por razones obvias en este apartado de historia se omiten.

Traducción del clásico de la mujer pura (素女经 Su Nu Jing)

Capítulo I (la práctica sexual se debe aprender)

El emperador amarillo preguntó a la Su un: *"mi energía se encuentra debilitada, mi pulso está desequilibrado, al final del día mi corazón está triste y palpita demasiado, me siento amenazado, mis piernas se mueven con dificultad, ¿esto por qué puede ser?"*

La mujer pura respondió: estas manifestaciones se deben al desequilibrio yin yang, es el resultado de una práctica sexual inadecuada, esto es porque la potencia de la energía jing de la mujer sobrepasó a la del hombre, esto es como si el agua hubiera extinguido el fuego, y ocasiona que el hombre sea incapaz de moverse, de ponerse en pie.

La vida sexual del hombre y la mujer es como la preparación de los alimentos en la cocina, se debe saber combinar el fuego y el agua, solo así se puede cocinar un platillo, y tener comida caliente. Quien conoce el dao del yin y yang (aprovechar el fuego y el agua puede llegar a ese punto), quien lo sabe, puede disfrutar de las cinco alegrías (esto es incluso placentero). **Quien no sabe estos principios, su vida se extingue**, (pero si en esa actividad se te va la vida), ¿poder ser una cosa placentera?, ¿acaso la vida sexual no es importante?

Capítulo II (importancia de jing y la sexualidad)

La mujer pura dijo: Hay una mujer experta en lo relacionado con las leyes del yin y yang, el Emperador Amarillo solicitó a la mujer experta que le preguntara a Peng Zu sobre el método para prolongar la vida, lo que Peng Zu contestó: "***apreciar, valorar la energía jing esencial**, hacer métodos para nutrir el jing y el shen, usar medicamentos tonificantes, hace que se prolongue la vida y no se envejezca. Sin embargo, si no se conoce el dao de la unión del hombre y la mujer, a pesar de que se consuman medicamentos tonificantes, no se conseguirá el objetivo. Al unirse hombre y mujer se genera un cuerpo, es como la mutua unión del cielo y la tierra, si la mutua unión es armónica, entonces la vida existirá eternamente, de manera ilimitada*".

Si el hombre desconoce los principios de la unión entre el hombre y la mujer, entonces se lesiona su vida, habrá envejecimiento prematuro y no larga vida. Si no se lesionas tu organismo, conoces los principios del yin yang, las reglas de unión del hombre y la mujer, entonces tendrás una larga vida y vivirás los días que te marca la naturaleza.

La mujer experta inquirió a Peng Zu que ahondara en esto.

Peng Zu agregó: "Estos principios son muy fáciles de entender, una persona mundana (común y corriente) no lo cree, o es incapaz de seguirlo al pie de la letra. En cambio, el Emperador Amarillo que todos los días enfrenta grandes desafíos, tiene que atender muchos asuntos de gran envergadura, se encuentra con su salud deteriorada, con gran debilidad, con su corazón abatido, y a pesar de que no puede comprender a profundidad todo lo relacionado con las técnicas para nutrir la vida.

Aunque el Emperador Amarillo tenga muchas concubinas, basta con que pueda comprender los principios básicos de la nutrición de la vida, para que pueda manejarse a sí mismo. Uno de los principios básicos será que, al mantener relaciones repetidas con mujeres jóvenes, tendrá que limitar el número de eyaculaciones, eso hará que el cuerpo se mantenga ligero y que cientos de enfermedades se alejen.

Capítulo III (cuidarse ante la mujer ardiente)

La mujer casta comentó al EA:*"si entablas una relación con una mujer debes mantenerte como una piedra frente a ella, debes verte a ti mismo como si fueras un valioso jade, si observas que la mujer se balancea de manera intensa (está muy excitada sexualmente), debes sacar tu pene rápidamente de su vagina".*

"Si deseas tener relaciones sexuales con una mujer a la que quieres complacer, debes ser muy cuidadoso, es como montar un caballo brioso con las riendas podridas cabalgando a galope por una senda estrecha llena de abismos peligrosos, que de caerte te romperás los huesos y saldrás muy lastimado. Si aún así evitas la pérdida del semen, tendrás una larga vida".

Capítulo IV (se debe tener relaciones)

El EA dijo a la mujer casta: *"pienso durante algún tiempo no mantener relaciones sexuales, ¿esto es correcto?"*

La mujer casta dijo: *"no se puede hacer esto, el yin yang del cielo y la tierra tienen periodos de apertura y cierre, hay primavera, verano, otoño e invierno, día y noche, claridad y oscuridad, todo sigue una secuencia que no cambia, el hombre debe ajustarse a los cambios de yin yang y los cuatro periodos en la naturaleza".*

Si se desea interrumpir las relaciones con la mujer, que la energía jing esencial no circule, que se obstruya el movimiento de yin yang, ¿cómo se puede hacer esto y conseguir que se autotonifique?

Es necesario practicar de manera repetida las técnicas de qi gong, eliminar (escupir) los desechos, respirar, introducir aire claro y puro, todo esto para fortalecer el cuerpo y la salud. Si el pene no entra en acción, quedará como una serpiente que se muere y queda petrificada en su nido, por eso será necesario que se active, se mueva. También será necesario hacer ejercicios de dao yin, esto permitirá que la energía jing esencial circule sin parar en todo el cuerpo. Aún así, al momento de llevar a cabo las relaciones sexuales será necesario restringir su pérdida y así que la vida, la energía de la vida llegue y se prolongue.

Capítulo V las tres energías

El EA preguntó: *"¿cómo se debe unir el hombre y la mujer?"*, la mujer pura contestó: *"la unión entre el hombre y la mujer parten de un principio innato, el hombre no debe debilitarse, la mujer debe quedar sana de cientos de enfermedades, y deben quedar felices, fortalecidos de la energía del cuerpo, quien no sabe de las técnicas del sexo, su cuerpo gradualmente se irá debilitando"*.

Quien desee conocer el dao (del sexo), lo primero es determinar (controlar), la energía (el deseo, sentimiento), pacificar el shen, armonizar la voluntad (el estado de ánimo). Al tener controlado estos tres aspectos, el espíritu (estado de ánimo, mente, emoción), estarán contenidos (controlados). 定气、安心、和志，三气皆至，神明统归

Al tener las relaciones sexuales cuidar de no exponerse al frío ni calor, no estar muy lleno de la panza ni con hambre, tener buena condición física, con deseo y sentimientos relajados. Al llegar el momento de la unión se debe seguir de manera pausada, lenta pero continua, buscando que la mujer esté contenta, pero el hombre debe manejar las cosas con fuerza sin desfallecer, estos son los principios que se deben cuidar.

Capítulo VI (Las ocho reglas y los nueve palacios)

El EA preguntó a la mujer enigmática: *"Respecto a la técnica de yin yang he comprendido lo que ha dicho la mujer pura, sin embargo, me gustaría tener más claridad sobre estos conceptos"*, *la mujer enigmática comentó: "todo aquello que hay entre el cielo y la tierra, deriva de la acción de yin yang, lo yang deriva de la transformación de yin, el yin al recibir al yang se mueve, crece y madura. Lo yin y yang mutuamente se promueven y desarrollan. Por eso, cuando el hombre entra en contacto con la mujer, la siente y aparece la erección; la mujer al sentir el contacto con el hombre y ser excitada por él, su vagina se abre, al entrar en contacto la energía de ambos y el fluir de las dos esencias de manera armónica".*

Al unirse con la mujer, el hombre debe observar ocho reglas (ba jie) y la mujer nueve normas (jiu gong). En caso de que ambos no obedezcan estos principios, el hombre podrá ser atacado por forúnculos y abscesos; la mujer tendrá alteraciones menstruales, y cientos de enfermedades podrían venir, y la vida se podrá consumir. Quien sabe de estos principios (dao), podrá ser fuerte, feliz y longevo, y tendrá el rostro con un tinte facial hermoso y sano.

固精、安气、利藏、强骨、调脉、畜血、益液、道体 Contener el semen, tranquilizar la energía, armonizar lo contenido, fortalecer los huesos, regular los vasos sanguíneos, fortalecer-almacenar la sangre, incrementar los líquidos, respetar el dao.

Los nueve palacios son: 心 corazón, hígado肝, pulmón肺, bazo脾, riñón 肾, sangre血, músculos肉 huesos骨 y tendones筋

Capítulo VII (utilidad del sexo y practica sexual suave)

El EA preguntó: *"cuáles son los principios fundamentales de la unión yin yang (mujer hombre)"*, la mujer pura contestó: *"la unión del hombre y la mujer, es un acto natural, el hombre mediante la unión se fortalece, la mujer a través de esto elimina cientos de enfermedades, y estará feliz, con un cuerpo sano, si no se conoce el dao del sexo, el cuerpo podrá debilitarse y colocarse en una situación peligrosa"*.

Entonces, ¿cómo es el dao del sexo?

Se debe estar con el corazón en paz, la voluntad (deseo) armónico, el espíritu contenido, cuerpo y espíritu unidos (estar el cuerpo y alma), no se debe sentir ni frío ni calor, no se debe estar muy lleno pero tampoco tener hambre, se debe estar atento y controlar cada movimiento del cuerpo, se debe sentir el deseo de una manera suave y cómoda, al principio se hace una penetración lenta, se hacen sacudidas suaves (bamboleo suave), entradas y salidas lentas, si se procede así, sin contravenir a la pareja, la mujer estará feliz y el hombre no se debilitará.

El EA preguntó: *"deseo tener sexo, sin embargo, no tengo una buena erección, al estar frente a la mujer me encuentro tímido y sudoroso y no hay forma, incluso aunque se sostenga el pene con la mano, no es posible introducirlo en la vagina, cómo se puede hacer para que el pene se ponga rígido, ¿me puedes decir los secretos para lograr este objetivo?"*

La mujer pura comentó: "Este problema lo tienen muchos hombres. Todo aquél que desea tener una relación con una mujer, debe hacer una preparación mental, seguir una secuencia. Lo primero es armonizar la energía, estar en paz, si se procede así, el pene de manera natural se pondrá duro.

Si el hombre sigue los cinco principios constantes (五常 wu chang), la mujer podrá mostrar los nueve tipos de respuestas (九部 nueve lugares), la mujer cuando se encuentra excitada muestra los cinco colores (cinco tipos de respuestas), hay que esperar que dichas respuestas sean muy evidentes, el cuerpo se revitalizará". En este momento el hombre aspira la saliva de la mujer, para hacer que la energía jing esencial regrese al interior del cuerpo, no se desgaste y pueda fortalecer la médula y el cerebro.

De esta manera se podrá evitar la prohibición de las siete lesiones y de manera natural renovarse con las ocho técnicas de ganancia (ba yi), no ir en contra las cinco actitudes constantes y de esta manera se podrá mantener el cuerpo sano.

Teniendo una energía zheng antipatógena potente, ¿se puede temer a alguna enfermedad? Los cinco órganos y las seis vísceras estarán en armonía, podrán mostrarse con fortaleza en el exterior, por lo tanto la cara será lustrosa y brillante.

Cada vez que se tenga sexo el pene se pondrá erecto como un hierro, habrá fortaleza. Bastará con sostener suavemente el pene para que se ponga erecto y no se avergonzará de la impotencia sexual. Se refiere a las cinco virtudes constantes del confusionismo: solidaridad, justicia, confianza, sabiduría y respeto (ritos). En las que la erección del pene en cada una de las etapas pasa por un periodo de las cinco rectitudes, se debe ser solidario con la pareja, se debe tener confianza en ella, se debe ser justo, sabio, conocer y se debe ser ritual.

Capítulo VIII

El EA preguntó: "*al momento de tener relaciones sexuales, la mujer no está motivada, no hay muestras de deseo, la vagina no se lubrica, el pene del hombre no hay forma de que se ponga rígido, queda pequeño y si fuerza, ¿a qué se debe esto?"*. La mujer enigmática respondió: *"yin yang son mutuamente correspondientes, mutuamente dependientes, por eso, la mujer al sentir la motivación, excitación del hombre, ella podrá expresar su deseo, de la misma manera, si el hombre no recibe la motivación de la mujer, no podrá tener una erección"*.

Bajo estas circunstancias si el hombre quiere tener relaciones y la mujer no está contenta o si la mujer desea y el hombre no muestra interés, si no hay coincidencia entre ellos, no podrá excitar a la otra parte, en caso de forzar la relación sexual y los movimientos son violentos, se podrá lesionar a la contraparte.

Por el contrario, si el hombre lo desea, la mujer también quiere y ambos muestran interés, la mujer comienza a sentir latidos fuertes, se muestra encantada, el pene del hombre inmediatamente se eleva y ya no puede esperar. En ese momento de la punta del pene puede secretar una pequeña cantidad de líquido, con la punta del pene se puede presionar suavemente el clítoris de la mujer y la entrada de la vagina, para posteriormente penetrar el pene al interior de la vagina, a veces rápido y a veces lento, dependiendo de lo que la mujer mejor sienta. La mujer también permitirá la penetración pues su vagina se abre. Así no se desgasta la energía y la mujer sentirá mucho placer.

Capítulo IX

El EA preguntó a la mujer pura: *"en la relación hombre mujer, ¿qué principios se deben respetar?"*

La mujer pura comentó: "antes de la consumación del acto, pedir a la mujer que se acueste en decúbito dorsal con las piernas flexionadas, el hombre se coloca sobre ella entre las piernas, de manera cariñosa la besa y aspira la punta de la lengua de la mujer, lleva su mano a la región genital y roza suavemente su clítoris, con la palma de la mano, da unas suaves palmadas a las partes laterales de la vulva, aproximadamente el tiempo que se toma para consumir un platillo de comida, posteriormente de manera lenta se penetra el pene en la vagina.

En caso de que el pene del hombre esté grande, puede penetrarlo 1.5 cun; hombres con un pene pequeño, lo penetra solo 1 cun, pero no se debe agitar violentamente, por el contrario, deben hacerse movimientos de penetración-superficilización (trepidación) suave y lento, de esta manera se pueden evitar cientos de enfermedades. Cuando viene la eyaculación del hombre, no se debe permitir que los fluidos del hombre y la mujer se escapen por todos los lados de la vagina.

Una vez que el hombre está haciendo los movimientos trepidatorios con su pene en el interior de la vagina, espontáneamente se pondrá erecto al recibir el calor de esta, la mujer también de manera espontánea agitará su cuerpo al recibir la penetración del pene del hombre y así se debe balancear. En este momento el hombre puede penetrar más el pene, de esta manera se previenen cientos de enfermedades del hombre y la mujer.

La penetración del pene relativamente superficial es llegar a la región espigada (equivalente a la región donde estaba el himen), bajo situaciones normales, solo es necesario penetrar a una profundidad de 3.5 cun. Cerrar los labios y aguantar la respiración y aquí concentrar toda la energía en estimular esta parte, y hacer 1,2,3,4,5,6,7,8,9 movimientos, después penetrar el pene lo más profundo y llegar hasta la región de la piedra de la montañas kun, también conocida como la cresta de la montaña kun (corresponde con la región posterior del cuello uterino donde se une con la pared del recto), se sigue las regla de nueve movimientos en la parte superficial y nueve la parte profunda, y se continua de la misma manera.

Capítulo X

El EA preguntó: *"¿a qué corresponden las cinco virtudes constantes (wu chang)?"*, *la mujer pura contestó: "el pene debe respetar cinco principios básicos fundamentales. En condiciones normales debe permanecer guardado, como si fuera un ermitaño que vive en un lugar alejado, manteniendo un alto grado de virtud y decencia, dispuesto a apoyar sin remordimientos, a esto se le conoce como 仁 ren (solidaridad, amistad, benevolencia). En medio tiene un canal hueco o vacío, a esto se le conoce como 义yi justicia, rectitud. En la parte más distal tiene un nudo (como si fuera los nudos que tiene el bambú y que corresponde con el glande), a esto se le llama 礼li (respeto, ritos)".*

"Cuando quieres tener relaciones sexuales, tienen una buena erección y no se puede y tienes que detenerte incluso hasta como detener la respiración, a esto se denomina 信 xing (confianza, tener palabra). Al estar a punto de tener relaciones sexuales y tienen la capacidad de estar tranquilo de la mente, a esto se le conoce como 智 zhi (sabiduría, conocimiento profundo, control)".

Dado que el caballero procede con estas cinco virtudes constantes incluso para regular su actividad sexual, también los hombres y las mujeres deben observar estas sencillas reglas. Sin embargo, en todo momento proceder con una moral alta y se quiera agradar a la mujer y no se tiene fuerza para alcanzar una buena erección, lo mejor es seguir con una moral alta, de manera sincera alejarte de lo prohibido, en ningún momento desgastar tu cuerpo y espíritu con relaciones sexuales excesivas, este es el camino de la temperancia.

Una persona con gran fortaleza física desea entablar relaciones sexuales, debe proceder con respeto, respetando los ritos y ganándose la confianza y en todo momento dando muestras de sinceridad. Debe mostrar que tiene la disposición a entregarse a la relación siguiendo las leyes del dao. Aquella persona que puede seguir y respetar las cinco virtudes benevolencia, justicia, respeto, confianza y sabiduría, podrá eternamente vivir feliz y sano, y será longevo.

Capítulo XI

El EA comentó: "*¿cómo se manifiesta cuando la mujer está complacida (cuando muestra placer o está excitada)?*", la mujer pura comentó: "*cuando la mujer está excitada o complacida puede mostrar una serie de expresiones o manifestaciones a esto se le conoce como los cinco signos, los cinco deseos y los diez movimientos, estos datos pueden dar evidencia que la mujer esta excitada, ¿cuáles son las razones y qué se debe cuidar?*"

Los cinco signos de la mujer: 1, cuando hay cierto grado de rubicundez facial el hombre puede hacer una penetración suave y masaje suave a la entrada de la vagina (la vulva), 2, cuando los pezones de la mujer se ponen duros y en la nariz aparece un poco de sudor, el hombre puede penetrar lentamente a la vagina; 3, cuando la mujer muestra sequedad de la garganta y los labios se ponen secos y la mujer busca deglutir algo de saliva, en ese momento el hombre hace movimientos de bamboleo con el pene que está dentro de la vagina; 4 cuando la vagina está muy lubricada el hombre puede hacer movimientos trepidatorios en el interior de la vagina y 5 cuando escurre una gran cantidad de líquido hacia los glúteos se hacen movimientos giratorios con el pene.

Intercambio de conocimientos médicos con otros países.

Debido al desarrollo cultural y económico de China y las condiciones históricas de ese entonces, el intercambio con otras naciones se estableció de una forma más o menos intensa, por ejemplo, con Corea, Japón, Vietnam, India, y los países árabes.

El intercambio con Corea fue muy intenso desde la dinastía Jin y Tang. En el año 541 fueron enviados médicos chinos al reino de Corea y muchas de las obras conocidas de entonces entraron a ese país.

Entre las principales están el 素问*Suwen*, el 伤寒论 *Shang han lun*, "Tratado de Criopatología", el 针灸甲乙经 *zhen jiu jia yi jing*, "El ABC de Acupuntura y Moxibustión", el 神农本草经 *Shen nong ben cao jing*, "Canon de Herbolaria del Soberano de la Agricultura", el 千金要方 *qian jin yao fang*, "Las Mil Recetas de Oro necesarias", el 外台秘要 *wai tai mi yao*, "Las Fórmulas Secretas Necesarias de la Plataforma Externa", el 诸病源候论 *Zhu bin yuan hou lun*, "Tratado de Etiología de Todas las Enfermedades", etc. Los programas de estudio, así como los exámenes de certificación de los médicos estaba basado en el esquema de la dinastía Tang, Los materiales de estudio dependían del buen conocimiento sobre el Neijing, Nanjing, ABC de Acupuntura y Moxibustión, del Canon de Herbolaria del Soberano de la Agricultura, etc.

Por otra parte, la herbolaria china se enriqueció con la herbolaria tradicional de Corea, por ejemplo en el 本草经集注 *Ben cao jing ji zhu*, de 陶弘景 Tao Hongjing, se encuentran incluidos algunos medicamentos como la eschisandra 五味子 Wu wei zi, la laminaria (昆布 Kun bu, etc. En el 新修本草*Xin xiu ben cao* se encuentran referidos el acónito blanco 白附子, el coridalis (延胡索 *yan hu suo*) y otros medicamentos provenientes de Corea.

El intercambio con Japón desde tiempos muy remotos se ha establecido. Se sabe que desde la época de la dinastía Qin y las Dos Han, la comunicación con ese país fue muy importante. En el año 552 China ofreció a Japón el Canon de Acupuntura (针经 zhen jing), en el año 556, Kure Hitoshi Kazu (吴人知聪 wuren zhi cong) regresó a Japón con 160 volúmenes de libros, entre los que se encontraba el Palacio luminoso Ilustrado (明堂图 Ming tang tu). En el año 608, un grupo de estudiosos japoneses llegaron a China a estudiar medicina; en el 623 fue enviado a Japón el Tratado del origen de Todas las Enfermedades 诸病源候论 *zhu bing yuan hou lun,* así como otros importantes libros. En el año 701, Japón adoptó el sistema de normas para los médicos y determinó que ellos deberían estudiar por ley, el 素问 Suwen, el Clásico de Acupuntura del Emperador Amarillo (黄帝针经 *huang di zhen jing*) (otro nombre del 灵枢 lingshu), Secretos del Pulso del Palacio Luminoso (明堂脉诀 ming tang mai jue), el ABC de acupuntura y Moxibustión (针灸甲乙经 *zhen jiu jia yi jing*), Materia Médica Reparada (新修本草 *xin xiu ben cao*) y otros libros médicos más provenientes de China. Eln el año 733, los estudiantes japoneses荣睿 Ruan Rui 普照 Pu Zha y 玄朗 Xuan Lang permanecieron en China durante 10 años, a su regreso a Japón desarrollaron la enseñanza de la medicina tradicional china en forma muy importante, esto motivó la invitación al monje 鉴真 Jianzhen para que habitara Japón, un emisario del emperador japonés de ese entonces invitó al monje, quien intentó llegar a Japón, logró su cometido a la sexta vez. 鉴真 Jianzhen, ayudó a la difusión del budismo y la medicina.

Actualmente, en el templo de 东大寺 Todai-ji cerca de Nara en Japón, aún hay medicamentos que fueron llevados por este monje y sus discípulos. Posteriormente en Japón se escribió el libro Fórmulas Secretas de Jianzhen (jianshang ren mi fang), en las que parecen alhunas de las fórmulas médicas de Jianzhen, este libro por desgracia desparecío. Sin embargo aparece posteriormente registradas en el libro Fórmulas para el Corazón Médico (医心方 *yi xin fang*). Este tipo de intercambio se hizo una tradición y la medicina y otros elementos de la cultura china de la dinastía Tang fueron adquiridos y echaron raíces en Japón. Como ejemplo de esto es el médico japonés Sugawara no Kiyotomo (En chino 菅原清公 guan yuan qing gong) que fue enviado a China a estudiar medicina, a su regreso facilitó la evolución de la medicina china en Japón, y posteriormente tomara su sello particular. En el 808 se editó La Gran Recopilación de recetas de tipos similares, que consta de 100 capítulos, en donde se incluye al 素问 Suwen, el Clásico de Acupuntura del Emperador Amarillo (黄帝针经 *Huandi zhen Jing*, una forma más de referirse al Lingshu) El Clásico del Pulso (脉经Maijing), El ABC de Acupuntura y Moxibustión (针灸甲乙经 *Zhen jiu jia yi Jing*), El libreo de Recetas menores (小品方 Xiao pin fang), La Materia Médica Renovada (新修本草 Xin xiu Ben cao) y otros 100 volumenes.

China tiene intercambio de actividades médicas con la India y Vietnam desde la dinastía Han, y esto se ha ido incrementando en forma paulatina. Durante las dinastías del Norte y Sur, así como las Sui y Tang, se presentaron intercambios con Indonesia y Malasia, lo mismo que con otros países del Sureste asiático.

China ha exportado productos medicinales a la India desde etapas muy tempranas; los productos más comunes son el ginseng (人参 *ren shen*), poria (茯苓 *fu ling*), angélica dan gui (当归 *dang gui*), acónito (附子 *fu zi*), efedra (麻黄 *ma huang*), asarum (细辛 *xi xin*), etc. La penetración de la medicina india y de los productos medicinales hacia China aprovechó la ruta de la religión budista.

De acuerdo con el Apartado del Clásico del Libro de la Dinastía Sui (随书-经籍志 *Sui shu- jing ji zhi*) se tradujeron del Hindi al idioma chino aproximadamente 10 libros de herbolaria, entre los que destacan Fórmulas Médicas del Árbol del Dragón de Buda (龙树菩萨药方 *long shu pu sa yao fang*), Fórmulas Médicas de los Brahamanes (婆罗门药方 *po luo men yao fang*) a través de esta ruta llega a China desde la India el tulipan (郁金香yu jing xiang), el dipterocapio (龙脑香 *long nao xiang*) y muchos otros más. Los libros de Sun Simiao y el libro Secretos Médicos de un Oficial (外台秘要 wai tai mi yao) incluyen productos medicinales de la India, así como varias recetas provenientes de ese país.

El intercambio entre China y Vietnam fue siempre muy intenso, ya desde el periodo de los Tres Reinos el médico 董奉曾Dong Fengzeng fue invitado a atender al gobernador Provincial Sĩ Nhiếp de Viet Nam, a quien trató de una enfermedad muy grave por envenenamiento. El intercambio de medicamentos también ha sido muy rico y antiguo, por ejemplo, la introducción del medicamento conocido como lagrima de Job (薏苡仁 *yi yi ren*) se remonta al tiempo de la dinastía Han, ya durante la dinastía Tang se introdujo a China, la aquilaria (沉香*chen xiang*) y pino fosilizado (琥珀 hu po)

El intercambio con los países árabes se inicia desde antes del siglo VIII de nuestra era, diferentes técnicas de alquimia (炼丹术 *lian dan shu*) ya se habían difundido en el mundo árabe y persa, y este se encargaría de regarlo por todo el mundo, lo que da origen al desarrollo de la alquimia occidental, base de la química moderna.

La pulsología china es exportada a Arabia antes del siglo X. Avicena (980-1037), sin duda el más grande de los exponentes de la cultura médica árabe, en su libro Canon de Medicina tiene referencias de la técnica de la pulsología del libro 脉经 Canon del Pulso de Wang Shuhe, lo que seguramente contribuyó a la evolución del diagnóstico árabe. En el Canon de Avicena aparecen algunos otros conocimientos médicos provenientes probablemente de los chinos, aquí se encuentra, por ejemplo, el conocimiento de que los enfermos de diabetes tienen la orina dulce, así como la prevención del sarampión y la utilización de la sanguijuela como antitóxico, así como la aplicación de varios medicamentos provenientes de la farmacopea china.

El Canon de Avicena fue durante varios siglos texto obligado en las facultades de medicina europeas, medio por el cual algunos elementos de la medicina tradicional china pasaron a Europa.

Pero la farmacopea china también se vio enriquecida por las incursiones frecuentes de comerciantes árabes a china, algunos productos como la mirra (没药 *mo yao*), el incienso 乳香 (*ru xiang*), la ínula (木香 *mu xiang*) y sangre de drago (血竭 *xue jie*) provienen de los árabes.

Se puede decir que este periodo en la historia de China, fue uno de los más importantes en lo referente al intercambio, China se benefició de la incorporación de productos y conceptos médicos, a su vez, contribuyó al desarrollo de la medicina en otras regiones del mundo.

Periodo de logros destacados de nuevas técnicas e innovaciones médicas (lucha entre las escuelas)

Periodo que nos ocupa

Dinastías Song	**Song del Norte**	**960-1127**
	Song del Sur	**1127-1279**
Dinastía Liao		**916-1125**
Dinastía Jin		**1115-1234**
Dinastía Yuan		**1271-1368**

Condiciones generales históricas y políticas

En el año 960 se formó la dinastía Song del Norte con capital en Kaifeng. La formación sobre la dinastía Song significó el fin del periodo de las Cinco dinastías y Seis Estados. A pesar de abarcar un gran territorio, la dinastía Song no logró unificar a toda China, ya que alrededor del imperio Song existían otros reinos tales como Liao, compuesto por la minoría Qidan (Khitan), Da Li, formado por la minoría Bai, etc.

En 1115 en la ribera del río Song Huajiang la nacionalidad 女真 Nüzhen una de las más antiguas nacionalidades de China estableció la dinastía Jin, en el 1126 desaparece la dinastía Liao, y en 1126, al sur del río Song Hua se formó la dinastía Song del Sur. Estos dos estados coexistieron pacíficamente por más de cien años hasta la llegada de los mongoles. El creciente imperio mongol en 1234 destruyó al reino Jin, en 1271 da origen la dinastía mongola Yuan y establece su capital en lo que ahora es Beijing. A partir de entonces y en un tiempo muy corto los mongoles establecen el control de una región amplia del continente euroasiático y en

1279 conquistó los territorios pertenecientes a la dinastía Song del Sur, esto duraría hasta que en 1368 los mongoles son derrotados por el ejército de los turbantes rojos, terminando así la única dinastía no china.

Los estados Song, Jin y Yuan tenían diferentes sistemas políticos, económicos y sociales. Sin embargo, debido a la estabilidad política y la paz social, el desarrollo económico durante estos reinos alcanzó niveles sin precedentes en la historia. En la agricultura hubo importantes avances en los sistemas de irrigación, se mejoraron muchos cultivos aumentando así las cosechas y, por consecuencia, los ingresos del estado.

Varias manufacturas, tales como el tejido de seda, la producción de papel, la elaboración de porcelana, la construcción de barcos y la minería, se desarrollaron con mucha rapidez.

El creciente aumento agrícola y manufacturero impulsó al comercio. Apareció el billete de papel, los manufactureros se unían en diferentes tipos de agrupaciones para proteger sus intereses e impulsar un mayor progreso económico, durante los periodos de estabilidad, se desarrollaron varias ciudades alcanzando más de un millón de habitantes. Durante las dinastía Jin la agricultura tuvo un gran desarrollo la técnica de producción de hierro fundido se incrementó

El crecimiento y la prosperidad económica demandaron el desarrollo de la ciencia, la tecnología y la cultura en general. El científico 沈括 Shen Gua (1031-1095) en el siglo XI descubrió un ángulo de inclinación del magnetismo terrestre (en Europa Cristóbal Colón, al atravesar el Océano Atlántico por primera vez, determinó dicho ángulo). En su libro Discusión Escrita Por el Señor del Valle de los Sueños" (梦溪笔谈 m*eng xi bi tan,* "(Meng xi es otro nombre con el que se conoció a Shen Gua), registra los avances y descubrimientos logrados en los campos de la astronomía, los calendarios, la geografía, la geología, las matemáticas, la física, la química, la medicina, la biología, la historia, la antropología, etc.

El astrónomo 郭守敬 Guo Shoujing (1231-1316), en la dinastía Yuan, revolucionó más de diez instrumentos astronómicos y determinó *"la distancia eclíptica y ecuatorial". En Beijing construyó un planetario, determinó que un año contiene 365.2425 días. Sus cálculos corresponden totalmente al calendario actual. Él era un científico en todo el sentido de la palabra ya que también manejaba conocimientos en el campo de la hidráulica, lo cual le permitió construir varios canales navegables. Se le consideró como un excelente geógrafo, ya que fue el primer hombre que logró realizar mediciones topográficas basadas "en la altura sobre el mar".*

El desarrollo de la tecnología textil durante el siglo XIII fue muy impresionante, el desarrollo de un sistema de telares, así como los tejidos de algodón, convirtió la cuenca del río Song Hua en la región textilera más próspera de todo el imperio y probablemente del mundo de su tiempo. En el año de 1313 se compuso el libro de Agronomía (农书 nong shu) escrito por 王祯 Wang Zhen donde enfatiza en realizar la agricultura de acuerdo con tiempos precisos e instrumentos adecuados.

Durante el periodo de la dinastía Song del Norte se usaron masivamente los tres grandes descubrimientos de China: la pólvora, la brújula y la imprenta. En el siglo XI la pólvora se usa con fines bélicos. En la capital del imperio Song, 开封Kaifeng, existía una fábrica de armamento a base de pólvora usado en los múltiples enfrentamientos bélicos. En los principios del siglo XII, a través del comercio con los árabes, la pólvora fue introducida al occidente.

La brújula también desde muy temprano fue inventada en China. Clásicos tales como 吕氏春秋 *Lu Shi Chun Qiu*, "El Periodo de los Reinos

Combatientes del Sr. Lü", hablan sobre la capacidad magnética del hierro. 王充 Wang Chong, de la dinastía Han del Este, menciona que la "aguja magnética se inclina hacia el sur" (los caracteres chinos que se utilizan para definir a la brújula significan "aguja que indica al sur" 指南针 *zhi nan zhen*). Sin embargo, la brújula en su forma actual se descubrió en China durante la dinastía Song del Norte, en el siglo XI. Este invento promovió el desarrollo de la navegación, la cual a su vez impulsó el intercambio comercial, cultural y científico entre China y el resto del mundo.

Entre 1041 y 1048 毕昇 Bi Sheng inventó la imprenta a base de caracteres de barro. En 1298 王祯 Wang Zhen desarrolló la imprenta utilizando caracteres de madera (tipografía). En 1488 se usaron caracteres de cobre y en el siglo XVI la imprenta revolucionó con el uso de matrices de plomo.

Durante la época de las dinastías Song Jin y Yuan, los intelectuales ocupaban un lugar importante dentro de la sociedad China. Se construyeron muchas escuelas y centros de educación, lo cual sin duda fue un gran impulso al desarrollo científico y cultural en general. La medicina, por su parte, era una de las ciencias más prestigiadas entre los estudiosos. Considerada como parte integral de la cultura y la tradición china, como veremos más adelante, la ciencia médica durante este periodo logró tener un gran avance tanto a nivel teórico como práctico. Los políticos, literatos y científicos en general dominaban también muchos conocimientos médicos. Aparece el término de Médico Letrado (儒医 *ru yi*), que implica aquel médico con gran cultura en general, así como que el letrado también debería tener una gran cultura médica. Muchos de los médicos que se estudiarán más adelante como: 成无己 Cheng Wuji, 张元素 Zhang Yuansu, 朱震亨 Zhu Zhenxiang, 王好古 Wang Haogu, fueron considerados como médicos letrados (儒医 ru yi) o discípulos de ellos.

El descubrimiento de la imprenta, las favorables circunstancias políticas y económicas durante las dinastías Song, Jin y Yuan, así como la posición privilegiada de la medicina en los círculos intelectuales, contribuyeron en gran medida al desarrollo acelerado del diagnóstico, de las técnicas del tratamiento, de la farmacéutica y de toda la teoría de la medicina tradicional china.

Otra de las contribuciones importantes de este tiempo fue el replanteamiento de muchos aspectos teóricos y filosóficos; aparecen dos escuelas que compiten entre sí, la de los neoconfucionistas o reformistas (理学*li xue*) y la escuela de las "neociencia" (新学*xin xue*). A los reformistas y dado que la tendencia filosófica más importante fue el daoísmo, también fueron denominados como daologistas (道学*dao xue*), o "racionalistas" (性理之学 *xing li zhi xue*) destacan varios personajes que algunos de ellos fueron maestros directos o indirectos de muchos de nuestros personajes más importantes de nuestra época. Entre los más importantes se encuentran: 周敦颐 Zhou Dunyi, 程颐 Cheng Yi, 程颢 Cheng Hao 朱熹 Zhu Xi, etc.

周敦颐 Zhou Dunyi defendía la teoría del 太极图 *Tai ji tu* o de la gran frontera o del gran límite, 程颐 Cheng Yi defendían la Escuela de los "principios naturales" (天理 *tian li*), Zhu Xi completó el sistema teórico de los neoconfucionistas, defendía el concepto de que 理 *li* es el origen de las diez mil cosas, *li* están en continuo movimiento, la energía es lo que se genera en mí. El hombre es resultado de la "energía" y de los "principios". Esta doctrina impulsó el desarrollo de la teoría de los cinco movimientos y las seis energías, incluso se creó un calendario para determinar el tipo de enfermedades que más se presentarían en ese tiempo así como la conducta terapéutica que se debería tener.

Las doctrinas de los neoconfucionistas, dada su tremenda importancia a los designios divinos, fue opuesta por la doctrina de la neociencia.

Los más importantes exponentes de la escuela de la neociencia fueron: el famoso filósofo 王安石Wang Anshi, 陈亮 Chen Liang, 叶适 Ye Shi y muchos otros más. 王安石 Wang Anshi consideraba que las diez mil cosas del cielo y la tierra provienen de la transformación de los cinco elementos y que el origen del cambio de las cosas provienen de lo casual, de lo fortuito, del casualismo (耦 ou), así cómo por alguna razón (对 *dui*) de un "para qué", "los cambios de yin yang, el ir y venir de las cuatros estaciones, los cambios del sol y la luna, no siguen un orden arbitrario" además consideraba que el orden es un elemento objetivo, el hombre está sujeto a la potencialidad de las cosas.

陈亮 Chen Liang se oponía a lo propuesto por 朱熹 Zhu Xi de los principios divinos, Ye Shi consideraba que las cosas están sujetas a la energía y son el resultado de la división de yin y yang, además decía, que el viento, la lluvia, las nubes y todos los fenómenos en la naturaleza no son los resultados de los designios divinos, sino resultado de la lucha entre las dos energías.

Este periodo de una lucha filosófica, de formularse nuevos retos, ayudó al desarrollo de una nueva China, refundada y replanteada. Invariablemente esto influyó en el campo de la medicina. Se puede considerar que durante este tiempo, se presentaron algunas condiciones especiales y específicas, únicas durante la evolución de la medicina:

› La formación de los escolásticos y nuevas corrientes filosóficas médicos
› El establecimiento de instituciones sanitarias
› La publicación sin precedentes de materiales médicos
› El desarrollo impresionante de cada una de las especialidades médicas
› La formación de escuelas de pensamiento que lucha entre si
› El intenso intercambio entre china y otros países de la región

Progreso en la Instalación de Instituciones Médico-sanitarias

Uno de los hechos sin precedentes en la historia de la humanidad es que en este tiempo los gobiernos imperiales se dieron la oportunidad de ofrecer a su población servicios sanitarios como los actuales, en donde se atendía a personas de bajos recursos, indigentes, por profesionales de la salud, agrupados en una especie de sociedades médicas. Los avances en la Instalación de Instituciones médicas pueden ubicarse en los siguientes aspectos:

Mejoramiento en la administración de los asuntos médicos. Durante la dinastía Song se perfecciona la administración de todos los aspectos médicos. Directamente bajo el gran sistema de gobierno se instaura la Oficina Médica Imperial, la Academia Médica Imperial, El Despacho de Medicamentos Imperiales, así como otras organizaciones sanitarias y de Beneficencia social, es en este tiempo en que las instituciones de asistencia médica y los de la enseñanza de la medicina se separan.

La Academia Médica Imperial que para el año 1082 cambió a Buró Médico se encargaba de la enseñanza de la medicina y ofrecía los servicios médicos.

Al inicio de la dinastía Song, el Buró Médico Imperial no tenía asignado grados o puestos específicos, a partir del año 1039 se determinaron varios como Director de Hospital, subdirector, jefe, etc. 102 personas fueron agrupadas en diversas categorías. Para 1112 se establecieron hasta 22 categorías de funcionarios médicos como: Doctor (大夫*dai fu*) "médico" (郎中 *lang zhong*), etc. El número de médicos de centros imperiales llegó a 1096 personas. Es de este tiempo que aparece el término (大夫*dai fu*), que hace referencia al profesional de la medicina.

La academia médica imperial (翰林医官*han lin yi guan*) solamente aceptaba a profesionales mayores de 40 años que habían pasado rigurosos exámenes de todas las especialidades. Los que obtienen las más altas calificaciones quedaban como residentes en el Hospital de la Academia, los otros aprobados obtenían grados de Doctor en Medicina o eran enviados a las Prefecturas como maestros. Para 1118, la cobertura de examinación imperial llegaba a los médicos populares de todas las Prefecturas. Mediante una buena selección y examinación se otorgaban los títulos imperiales de acuerdo a las calificaciones obtenidas.

Además del Centro, cada una de las Prefecturas tenía un Hospital o Institución Médica Imperial. A partir de 1113 los médicos se dividieron en 8 especialidades, (especialista en fórmulas grandes (大方脉 da fang mai), especialistas en fórmulas pequeñas, ginecología, oftalmología, acupuntura, médicos de llagas y abscesos, dentista y cirujano. Los cuales dependiendo de su éxito y grado de competencia eran ubicados en diferentes hospitales.

Durante la dinastía Song, también se establecieron diversos sistemas de atención médica de tipo sanitario y beneficencia social, por ejemplo, el Centro conocido como 安济坊 *An ji fang*[105] fue establecido el año 1102 para atender a la gente pobre. El 保寿粹和馆 *bao shou cui he guan*, se estableció en 1114 y ofrecía atención a los enfermos a manera de internado; el Hospital de Beneficencia (养济院 *yang ji yuan)* atendía viajeros enfermos; el Hospital Campo Rico (福田院 *fu tian yuan*) establecido en los suburbios de la capital atendía a los ancianos y huérfanos; el orfanatorio (慈幼局 *ci you ju*) se inauguró en 1249, y atendía a niños abandonados y a enfermos pobres. El Jardín Escape del Charco (漏泽园 *lou ze yuan)*, se

---

[105] "El Callejón de la Beneficencia Pacífica".

estableció en 1104 para socorrer a los pobres.

Otro de los avances establecidos durante la dinastía Song en política médica, fue la de atender la elección de personajes médicos bien calificados mediante rigurosos exámenes, para garantizar una calidad de atención médica a la población.

Establecimiento del Buró Nacional de Medicamentos

Durante las dinastías Song, Jin y Yuan se crearon distintas dependencias para el control de medicamentos y servicios médicos, entre los que destacan el Departamento Imperial de medicamentos (御药院 *yu yao yuan*), el Buró de Asuntos Médicos Imperiales (尚药局 *shang yao ju*), el Instituto Médico de Benevolencia (惠民局 *hui min ju*), La división Guanghui (广惠司 *guang hui si*) y otras instituciones más. El Departamento Imperial de Medicamentos controlaba los productos médicos del interior y exterior de China, casi exclusivamente para el emperador y su corte. Buró de Asuntos Médicos Imperiales era la institución gubernamental más alta para el control de los medicamentos. Instituto Médico de Benevolencia controlaba el comercio de los medicamentos. La división Guanghui fue una institución de administración médica que funcionó durante la dinastía Yuan (mongola) para el control de los productos médicos relacionados con la minoría étnica hui (relacionada con los musulmanes).

Las dinastías Song del Norte el gobierno, liderado por el viceprimer ministro 王安石 Wang Anshi, uno de los grandes reformistas de esta dianstía. Estableció dependencias que controlaban el comercio de los productos medicinales, así como varias oficinas que controlaban los diversas técnicas de preparación para detoxificar o potenciar los medicamentos. Además, estableció varias fórmulas que para garantizar su calidad fueron hechas a modo de preparados magistrados, que fueron denominados fórmulas de Buró (*局方 ju fang*). Las instituciones que controlaron durante mucho tiempo la calidad de los productos medicinales, de su preparación y esquemas de formulación, paulatinamente se fueron burocratizando y corrompiendo.

Progreso en la Enseñanza de la Medicina

Durante la dinastía Song se puso especial atención en el entrenamiento de profesionales de la salud; la enseñanza de la medicina, comparativamente con la dinastía Tang fue más desarrollada. La Oficina o Buró Médico Imperial no solo se encargaba de los servicios médicos, sino también de controlar la enseñanza en medicina. Al principio de la dinastía Song, la Oficina Médica Imperial (太医局 *tai yi ju*) dependía de la Oficina del Gobierno Imperial La Academia Médica Imperial (翰林医官*han lin yi guan*), sin embargo, la enseñanza era de un nivel muy bajo, el número de materias muy reducido. Para el año 1060 se determinó que el número de estudiantes de la Oficina Médica Imperial fuera de 120, las materias además de estudiar las obras clásicas como el 素问 Suwen, 难经 Nanjing, el Tratado del Origen de Todas la Enfermedades (诸病源候论 *zhu bing yuan hou lun*), así como el Formulario Benevolente de los Sabios (圣惠方*sheng hui fang)* debía estudiarse también como materia médica (本草 *ben cao*). Después de las Reformas educativas impulsadas por 王安石 Wang Anshi, el Buró Médico Imperial se fue gradualmente transformando y el famoso sistema de "los tres grados" (三舍法 *san she fa*)[106] se extendió a la medicina. Dentro de la organización de los sistemas se encontraba el Director y dos Subdirectores. Una regla especial es que uno de los subdirectores necesariamente debería ser médico.

Había un responsable o maestro de cada asignatura. Los estudiantes participaban en los exámenes durante la primavera, y eran aceptados un número fijo de 300 personas, los cuales se dividían en 40 personas en el nivel superior (habitación superior o de arriba), 60 en el nivel medio y 200 en el nivel inferior, las materias que se estudiaban aparecen en la tabla siguiente:

Materia	Contenido	Obras comunes Obligatorias	Optativas
Dx. y Tx. **Herbolaria**	› Grandes fórmulas › Pequeñas fórmulas › Terapéutica por enfermedad por viento › Ginecoobstetricia	› Suwen › Nanjing	› Canon del Pulso › Tratado del Criopatología
Acupuntura y otras	› Acupuntura y Moxibustión › Estomatología, oídos, nariz, garganta y oftalmología	› Tratado del Origen de todas las enfermedades › La Bencaología › Aumentada y Explicada	› ABC de Acupuntura y Moxibustión › Long shu lun
Medicina externa	› Úlceras y abscesos › Fracturas, lesiones por armas cortantes, ocultismo	› Las Recetas Necesarias para la Vida.	› ABC de Acupuntura y Moxibustión › Las Recetas Protectoras de la Vida

El sistema de exámenes era muy similar al que ahora se usa, cada mes había un examen y una vez por año, uno final. Las calificaciones se dividían en excelente, regular y reprobado, los estudiantes con calificaciones excelentes pasaban o subían a la categoría siguiente. Los estudiantes de nivel superior eran quienes tenían más de 2 calificaciones con grado de "excelente", tenían una calificación de excelente y una de nivel regular se consideraban con nivel medio quienes tenían dos regulares o una excelente y una con calificación "reprobado",se consideraba como estudiante de nivel bajo.

El Buró Médico Imperial no solo remarcaba la enseñanza en el aspecto teórico sino que también en la práctica clínica y se les exigía a los estudiantes a rotar por otras universidades (太学 *tai xue*, universidad de música y la universidad de armas). A los estudiantes de esas universidades se les atendía, dándoles un papel impreso donde registraba los cursos de tratamiento y los resultados, dependiendo de los resultados se dividían en tres categorías: superior, medio e inferior; quien obtenía resultados terapéuticos positivos en 10 de 10 se ubicaba dentro de la categoría superior, quien obtenía un resultado adverso de 10 pacientes atendidos, se ubicaba dentro de la categoría media y dos desaciertos, finalmente, era de categoría inferior quien tuviera cinco o más desaciertos de diez pacientes atendidos era dado de baja.

Para la dinastía Yuan, los estudiantes del Buró Médico Imperial, se dividían en nueve materias o especialidades. El número máximo seguía siendo de 300 estudiantes. Las especialidades y el número aparece en la siguiente tabla:

Especialidad	**Número de estudiantes**
Fórmulas mayores	120
Esp. en patología por viento	80
Fórmulas menores	20
Abscesos, úlceras, fracturas y otros traumas	20
Obstetricia	10
Oftalmología	20
Estomatología y enf. de la garganta	10
Acupuntura y Moxibustión	10
Heridas por arma blanca y ocultismo	10
Total	300

La enseñanza de la medicina durante la dinastía Song no fue tan estable como lo fue durante la Tang, sin embargo fue más detallada. El esquema que siguieron de teoría y práctica clínica fue un acontecimiento importante. Además del Buró Médico Imperial, para 1061 se inició en varias de las prefecturas sistemas similares a los hechos a nivel central. Durante la dinastía Jin la enseñanza de la medicina siguió un modelo similar al de la dinastía Song, tanto en la capital como en cada una de las prefecturas se establecieron Instituciones Médicas.

En la dinastía Mongola se puso especial atención a la enseñanza de la medicina, además se impulsó el sistema de certificación de los practicantes médicos. Para el año 1305 se debía examinar a todo médico en el contenido de 4 libros básicos, además quien ofreciera un bajo nivel de enseñanza o el médico que no ofreciera un nivel de atención apropiado se le descontaba de uno a dos meses de su salario como castillo económico.

En términos generales, la evolución de la cultura, la ebullición en todos los campos de la ciencia, de la filosofía, contribuyó también al desarrollo de la enseñanza de la medicina tradicional china, contribuyendo con eso a la época de esplendor de las siguientes dos dinastías.

Avances médicos

Compilación, ordenamiento y explicación de las obras clásicas antiguas de la medicina tradicional china

El campo de la medicina se puede considerar como la época de las distintas doctrinas o escuelas de pensamiento, donde varios médicos importantes desarrollaron diferentes tendencias teóricas y especialmente terapéuticas dando a esta época una oportunidad de competir en todos los campos, que veremos más adelante. Como ya se ha mencionado, uno de los elementos externos a la medicina más importantes que permitió su desarrollo y popularización de todas las áreas del conocimiento y en particular de la medicina, fue la imprenta. Durante el periodo que va de los años 973-1144 se formaron en diferentes lugares grupos de recopilación, reedición, revisión de las obras más importantes de la medicina tradicional china, entre las que destacan *"El primer Canon del Emperador Amarillo"* (黄帝内经 *Huangdi Neijing), El tratado de Criopatología"* (伤寒论 *Shan han lun), El Sumario de la Caja Dorada"* (金匮药略 *Jin gui Yao Lue), El canon de herbolaria del Soberano de la Agricultura"* (神农本草经 *Shen nong bencao jing), "El Canon del pulso"* (脉经 *mai jing), "Las mil recetas Necesarias para la Vida"* (千金要方 *Qian jin yao fang), "Las Mil Recetas Protectoras de la Vida"* (千金翼方 *qian jin yi fang)*, El Tratado de la Etiología de Todas las Enfermedades" (诸病源候论 *Zhu bing yuan hou lun), "ABC de acupuntura y Moxibustión"* (针灸甲乙经 *zhen jiu jia yi jing)*, Los Secretos Necesarios del Oficial (外台秘要*wai tai mi yao*), etc.

La edición y mayor distribución de estas obras contribuyó de manera determinante a una mejor difusión de la medicina tradicional china en general, y en consecuencia una mayor popularización de la misma.

De esta forma, las demanda de un grupo de profesionales médicos bien reconocidos socialmente, contribuyó a incrementar las ediciones y así fue como contribuyó de manera definitiva en su enseñanza.

Avances en el campo del estudio de la material médica (Bencaología)

Durante ese periodo la investigación de la herbolaria tuvo un importante avance, especialmente en lo referente al conocimiento de más productos medicinales y de la preparación de los mismos en recetas elaboradas, "prefabricadas" (成药 *cheng yao*).

Las Recetas Benéficas de los Hombres Sagrados de la Paz (太平圣惠方 *Tai ping sheng hui fang)*

Durante la dinastía Song, entre los años 982-992, se organizó un grupo de estudiosos dirigido por 王怀隐 Wang Huaiyin, como producto de su trabajo desarrollado se escribió la maravillosa obra Recetas Benéficas de los Hombres Sagrados de la Paz (太平圣惠方*Tai ping sheng hui fang)*, libro que consta de 100 volúmenes y 1670 especialidades. En total recopila 16,834 recetas, recoge la experiencia médica y popular existente hasta antes de la dinastía Song, se incluyen más de 1000 recetas secretas y fórmulas especialmente guardadas por el gobierno imperial. Esta es la primera obra de fórmulas ordenada por un gobierno imperial de China. Este libro enfatiza que el profesional de la salud, antes de recetar una fórmula debe tener claro el diagnóstico y hacer una buena diferenciación sindromática, así como ubicar lo leve o grave, lo superficial o profundo de la enfermedad. En el año 1046 何希彭 He Xipeng, hizo una selección de las recetas más importantes de este libro y editó Fórmulas Selectas Benéficas de los Sagrados (圣惠选方*sheng hui xuan fang*), consta de 60 volúmenes y contiene 6096 recetas. Durante cientos de años fue usado como material obligado para el estudio de fórmulas médicas.

A finales de la dinastía Song del Norte, el gobierno encargó 8 prominentes médicos de la oficina médica imperial encabezado por 曹宗孝 Cao Zongxiao, la revisión de las fórmulas registradas en los libros y los de tradición popular a recopilarlas y ubicarlas en un libro, este se llamó (圣济总录 *sheng ji zong lu*), dicho libro se escribió entre 1111-1117, incluye 200 volúmenes, cerca de 20,000 fórmulas, algunas de ellas han sido secretas de la corte imperial diseñadas exclusivamente para los miembros de la misma.

Dispensario Benevolente Pacífico de Prescripciones (太平惠民和剂局方*tai ping hui min he ji ju fang*)

Otra obra que salta a la vista y que es el origen de muchas de las fórmulas que se usan con frecuencia en la clínica de la medicina tradicional china moderna, es el Dispensario Benevolente Pacífico de Prescripciones (太平惠民和剂局方 *tai ping hui min he ji ju fang*). Este libro, que pasó por la revisión de varias generaciones, parte desde el tiempo del emperador Yuan Feng (1078~1085) y se extiende hasta el tiempo de la era de la Gran Contemplación (1107~1110), aparentemente termina su última revisión en 1252. Quienes iniciaron el trabajo fueron 陈承 Chen Cheng, 裴宗元 Pei Zongyuan y 陈师文 Chen Shiwen. Incluye 788 fórmulas aunque posteriormente se perdieron algunas de ellas y en nuestros días solo quedan 674, se divide en 10 volúmenes y 14 apartados.

Dentro de las fórmulas famosas que aparecen en este libro está la Fórmula de los Cuatro Caballeros (四君汤*si jun zi tang*), Fórmula de los Cuatro Productos (四物汤 *si wu tang*), la Fórmula Vaga (逍遥散 *xiao yao san*), la de Nieve Púrpura (紫雪汤 *zi xue dan*), Fórmula Valiosa (至宝丹

zhi bao dan), Fórmula Para Tranquilizar el shen (安神丸 *an shen wan*), Bebida de Semillas de Loto para enfriar al corazón (清心莲子饮 *qing xin lian zi yin*), La fórmula de Toronjil para la energía zheng antipatógena (藿香正气散 *huo xiang zheng qi san*), La fórmula de Liquidámbar (苏合香丸 *su he xiang wan*) etc, que siguen utilizándose en la clínicas durante la actualidad.

Además de los libros de fórmulas o recetas producidos por órdenes de la corte imperial, de este tiempo datan una serie de material de una importancia, destacan las siguientes obras:

严用和 Yan Yonghe el año 1253 publicó su obra Fórmulas para Socorrer a los Enfermos (济生方 *Ji sheng fang*), este libro recaba la experiencia clínica de mas de 50 años de su autor, consta de 10 volúmenes, 80 áreas, contiene más de 400 fórmulas, desgraciadamente se extravió, pero se tiene una buena parte en la Enciclopedia de Yongle (永乐大典 *yong le da dian*)[107]. Algunas famosas fórmulas como la Fórmula para Contener el Bazo (归脾汤 *gui pi tang*)[108], la Fórmula Energía del Riñón del Libro para Socorrer a los Enfermos (*ji sheng shen qi wan*), (济生肾气丸 *ji sheng shen qi wan*)[109] Fórmula de semillas de Tangerina del Libro para Socorrer a los

[107] La gran enciclopedia de Yongle, uno de los grandes emperadores de la dinastía Ming, Yongle ordenó la recopilación de todas las obras chinas, se recopilaron más de 11000 libros, para ampliar la información véase https://es.wikipedia.org/wiki/Enciclopedia_Y%C7%92ngl%C3%A8

[108] Una de las fórmulas más usadas en nuestro tiempo para manejo de deficiencia de sangre y energía de bazo y corazón.

[109] Rehamannia preparada (地黄 di huang), camote del cerro (山药 shan yao), cornizo (山茱萸 shan zhu yu), piel del peonía (丹皮 dan pi), poria (茯苓 fu ling), alisma (泽泻 ze xie), acónito (附子 fu zi), canela (桂枝 gui zhi) y achyrantes (牛膝 niu xi), (车前子 che qian zi). Funciones: Calienta el riñón y transforma el agua, elimina el edema Indicaciones: Deficiencia de yang del riñón.

Enfermos (济生橘核丸 *ji sheng ju he wan*)[110].

Otro libro destacado de esta época es el Ensayo Fórmulas para Enfermedades de Tres Etiologías un Extremo" (三因极一病症方论 *san yin ji yi bing zheng lun*) escrita por 陈言 Chen Yan (1131-1189) y publicada en el año 1174. Este libro consta de 15 volúmenes, 180 secciones, registra más de 1500 fórmulas, donde cada una contiene un ensayo sobre su utilidad. A cada fórmula se le ofrece una fórmula alterna o ajustes, además se explica la etimología de la enfermedad y la forma de ajustar la fórmula.

Además de los anteriores, Las Buenas fórmulas de Shen Gua y Su Shi (苏沈良方 *su shen liang fang*) es un libro hecho en forma de coedición entre el famoso Científico 沈括 Shen Gua y el poeta literato 苏轼 Su Shi[111].

También está Fórmulas de Materia Médica para Alivio Universal (普济本事方 *pu ji ben shi fang*), escrito por 许叔微 Xu Shuwei publicado 1132 y en Fórmulas para El alivio Universal del Pico de Gallo 鸡峰普济方 escrito por 张锐 Zhang Rui, publicado en 1133.

---

[110] Componentes: Semillas de tangerina (橘核 ju he), canela fina (肉桂 rou gui), paraiso chino (川楝子 chuan lian zi), almendra de durazno (桃仁 tao ren), corteza de magnolia (厚朴 hou pu), zargazo (海藻 hai zao), laminaria (昆布 kun bu), akebia (木通 mu dong), coridalis (延胡索 yan hu suo), cáscara de naranja (枳实 zhi shi)、incienso (木香 mu xiang). Funciones: moviliza la energía ablanda endurecimientos, dispersa el frío y controla el dolor. Indicaciones: Dolor y distensión escrotal por hernia asociado a sensación de tracción del bajo vientre.

[111] 苏轼 Su Shi, uno de los más grandes poetas y literatos de la dinastía Tang y Song, dos de las dinastías más importantes en la poesía antigua de China. Más información https://es.wikipedia.org/wiki/Su_Shi

Fórmulas de Shi Zai 史载之方 shi zai zhi fang, escrita por 史堪 Shi Kan, (su apodo 史载 shi zai), fue publicado en 1085. El material está basado en el estudio de fórmulas de acuerdo a ala evolución de las enfermedades del tratado de Criopatología.

Ensayo sobre Fórmulas Sencillas (简易方论 *jian yi fang lun*), escrita por 黎民寿 Li Minshou, de 11 volúmenes. Ensayo sobre las Auténticas Fórmulas de Ren Zhai (仁斋直指方论 ren zhai zhi zhi fang lun), escrito por 杨士瀛 Yang Shiying escrito el año 1264.

De este tiempo datan otros libros importantes de la herbolaria, tales como:

Revisión sobre Materia Médica de la Era Kai bao[112] 开宝新详定本草》

Obra escrita por 刘翰 Liu Han, al monje daoísta 马志 Ma Zhi, a los miembros de la Oficina Médica Imperial 翟煦 Di Xu, 张素 Zhang Su, 王从蕴 Wang Congyun, 吴复圭 Wu Fugui, 王光祐 Wang Guangyou, 陈昭遇 Chen Zhaoyu, 安自良 An Ziliang en colaboración con otras nueve personas. Tomaron el material de la Bencaología Reparada (新修本草 *xin xiu ben cao*), de la Materia Médica Shu (蜀本草*shu ben cao*) y de otras obras que de no ser por esta obra no se tendría mucha información, consta de 20 volúmenes. Introduce 139 nuevos productos medicinales en comparación con los descritos en obras anteriores a esta, escrita en el año 973, para el siguiente año fue revisado tomando el nombre de Nueva Revisión sobre Materia Médica de la Era Kai bao (开宝重定本草 *Kai bao zhong ding ben cao*) de 20 volúmenes. Incluye 983 productos medicinales, además agrega nuevos grupos de medicamentos. Obra también

[112] CKai Bao es la era del Emperador 赵匡胤Zhao Kuangyin (963~975) de la Dinastía Song del Norte.

desaparecida y recopilada por Bencaología y Clasificación Histórica de los Productos Medicinales (正类本草 *Zheng lei ben cao*).

Materia Médica de Ri Huazi 日华子诸家本草 *Ri hua zi zhu jia ben cao*)

Escrito en los primeros años de la dinastía Song, se desconoce el autor y la fecha de su edición, sin embargo se considera que fue escrita por Ri Huazi. Gran especialista del siglo VI en herbolaria tradicional china, y se cree que recopiló todo lo conocido sobre el tema, para lo cual escribió: La Materia Médica de Ri Huazi 日华子诸家本草 *ri hua zi zhu jia ben cao*). De acuerdo con uno de los más grandes médicos y filósofos de la dinastía Song 掌禹锡 Zhang Yuxi (véase más adelante) refiere a este libro conformado de 20 capítulos. Es una obra desaparecida pero mencionada en otros libros posteriores, que recopila las obras existentes, hasta ese entonces, de herbolaria. Se sabe que hace una descripción muy detallada de la naturaleza y funciones de cada uno de los productos, también aparece descrita en la siguiente obra, así como en el Gran Compendio de Materia Médica (本草纲目 *ben cao gang mu*).

La Materia Medica Agregada y Explicada de la Era Jia You[113] 嘉祐补注神农本草经 *Jia you bu zhu shen nong ben cao jing*)

Obra ordenada por la corte imperial escrita por 掌禹锡 Zhang Yuxi, 林亿 Lin Yi, 苏颂 Su Song y otros que tomaron como obra base la Revisión sobre Materia Médica de la Era Kai bao (开宝新详定本草 *Kai bao xin xiang ding ben cao*) y todos los conocimientos sobre materia médica que pudieran encontrar en las obras clásicas, así como aquel conocimiento

[113] Era Jia You (1056~1064) de la dinastía Song del Norte

que usa la población y los médicos de ese entonces y que no estuviera aún incluida en obra alguna, para incrementar los conocimientos, además de ofrecer una nueva explicación. La obra incluye 1082 productos medicinales, incluye 99 productos que la Revisión sobre Materia Médica de la Era Kai bao开宝新详定本草*Kai bao xin xiang ding ben cao*) y está dividida en 21 volúmenes. Como apéndice incluía a la Bencaología de Shu, la Materia Médica de Ri Huazi y el Ensayo sobre la Naturaleza de los Medicamentos (药性论 *yao xing lun*)

El Clásico Ilustrado de Materia Médica (本草图经 *ben cao tu jing*)

Esta es una de las obras más originales de China, escrita por 苏颂 Su Song, y surge porque la bencaología Reparada (新修本草 *xin xiu ben cao*) escrita durante la dinastía Tang contenía algunos dibujos que ya se había extraviado o eran irreconocibles por lo que ameritaba una nueva versión. El gobierno Song, que había demostrado mucho interés en la cultura, ordenó a 苏颂 Su Song la elaboración de dicho material. Para tal motivo, ordenó que de cada región productora de plantas se enviara un dibujo de la planta, si tenía flor tenía que estar dibujada la flor y sus frutos en caso de tenerlos, así como la época de recolección, y sus funciones. Si el producto era de importación se debería preguntar en la aduana su origen, y ofrecer una o dos muestras o sus productos frescos para ser concentrados en la capital, de la misma forma, tenía que estar dibujada.

Valiéndose de este material 苏颂 Su Song escribió esta obra dividida en 21 volúmenes, también se conoce como Materia Médica Ilustrada (图经本草 *tu jing ben cao*). Sin embargo, el tiempo las eliminó y para Li Shizhen a pesar de ser una obra fundamental, desgraciadamente no se cuidaron muchos detalles y algunas dibujos no parecían a la planta original o carecía de explicación.

Bencaología y Clasificación Histórica de los Productos Medicinales (正类本草 *Zheng lei ben cao*)

Una de las obras que sobresale sobre las demás es la escrita por 唐慎微 Tang Shenwei (1056-1093) el Bencaología y Clasificación Histórica de los Productos Medicinales (正类本草 *Zheng lei ben cao*) publicada en el año 1082 (El nombre completo es 经史正类备急本草 *jing shi zheng lei bei ji ben cao*). En esta composición que consta de 38 volúmenes yse mencionan 1558 productos medicinales; incluye 476 nuevos productos en comparación con libros anteriores. A cada uno de los productos medicinales se les estudia el lugar donde se producen, su origen, su forma de determinación así como su calidad, hay una gran cantidad de dibujos y los métodos de preparación de los productos medicinales. Además se registran más de 3000 fórmulas, y más de 1000 fórmulas planteadas a manera teórica (no se mencionan las cantidades de los productos o solo se menciona el nombre y/o sus funciones o indicaciones).

唐慎微 Tang Shenwei, originario de la Provincia de Sichuan, la mayor parte de su vida la vivió en Chengdu capital actual de dicha Provincia. Es considerado como uno de los más grandes recopiladores de fórmulas de experiencia popular, se ubica como estudioso incansable, que como muchos de los de su tiempo, rechazo las mieles de la corte para dedicarse a atender la enfermedades del pueblo, a quienes no les cobraba y les atendía a cambio de fórmulas, tuvo también relación con varios intelectuales de su época y de ellos obtuvo muchos de los libros y referencias así como los dibujos de sus plantas.

Como se ha mencionado anteriormente, muchos de los libros desaparecidos aparecen descritos aquí, aparecen referidos va desde el Clásico de Materia Médica del Soberano de la Agricultura, ahí se incluye todo tipo de libro de materia médica, tanto daoísta como budista.

Esta obra se puede considerar como el gran éxito en la herbolaria tradicional china, que compila todo lo relacionado con la materia previo a la dinastía Song.

Durante la dinastía Song, este libro fue reeditado varias veces, y en 1108 fue corregido por el funcionario médico 艾晟 Ai Cheng, desde entonces fue considerado como la edición oficial de la corte, posteriormente cambio de nombre a Bencaología y Clasificación Histórica de los Productos Medicinales Da Guan (经史正类大观本草 *jing shi zheng lei da guan ben cao*. Este nombre se debe a que fue terminado el año 2 de la era de la Gran Contemplación (大观 da guan) del emperador 赵佶 Zhao Ji .

En el año 1249 después de otras dos importantes revisiones, 张存惠 Zhang Cunhui reeditó esta obra con el nombre de Profunda Revisión de la Bencaología y Clasificación Histórica de los Productos Medicinales Usados en Casos de Urgencia (重修经史正类备急本草 *Zhong xiu jing shi zhen lei bei ji ben cao*) donde ya se describen 1746 productos, fue considerada como la obra base durante 500 años, hasta que apareció el Gran Compendio de Materia Médica. Esta obra posteriormente la señalaría 李时珍 Li Shizhen como una de las más importantes.

En el rubro de la herbolaria la lista de textos es prácticamente interminable, desde pequeños libros hasta verdaderos tratados fueron escritos durante esta época.

En el año 980 nace en Afsina Persina uno de los médicos árabes más importantes de la época, Avicena, quien escribe el Canon que marca cumbre de la médica de esa cultura.

Acupuntura y moxibustión

En el campo de la acupuntura durante la dinastías Song y Yuan se presentetó un desarrollo sin precedentes, a modo de ejemplo solamente en la dinastía Song de Norte se ubican alrededor de 30 obras de acupuntura y moxibustión. Muchas obras de otras ramas distintas a la acupuntura registran muchos conocimientos de esta especialidad. Por ejemplo, en el Fórmulas Benéficas de los Sagrados de la Paz (太平圣惠方 *tai ping sheng hui fang*) hay mucho contenido de acupuntura y moxibustión. Pero sin duda destaca la obra del famoso acupunturista de La academia médica imperial (翰林医官*han lin yi guan*) y otras dependencias oficiales, 王惟一 Wang Weiyi A en el año 1026, edita su libro 铜人腧穴针灸图经 *Tong ren shuxue zhenjiu tu jing*, "Canon de las gráficas de los puntos de acupuntura y moxibustión del hombre de bronce". Este tomo fue distribuido por orden del gobierno de ese entonces en el interior del país. En el libro se citan 657 puntos (354 nombres de puntos). Aumentó, en comparación a los descritos en el 针灸甲乙经 *Zhen jiu jia yi jing*, "El ABC de acupuntura y moxibustión", de Huang Fumi, los puntos 青灵 Qingling, 厥阴俞 Jueyinshu, 膏肓俞 Gaohuangshu, 灵台 Lingtai y 腰阳关 Yangguan. Al año siguiente 王惟一 Wang Weiyi fundió un modelo de bronce donde sobre la superficie estaban colocados los puntos, en forma de orificios, el interior hueco se llenaba (originalmente con mercurio) con agua y se cubría la superficie con cera. Este modelo de bronce tipo masculino, se usaba tanto con fines de enseñanza como para hacer evaluaciones sobre localización de puntos. El hombre de bronce permitía el examen del conocimiento de los puntos por parte de los alumnos. Si el alumno encontraba el punto correctamente al momento de picarlo salía el líquido del interior, lo cual indicaba la buena localización del mismo.

Wang Weiyi (987-1067), es ubicado en la dinastía Song del Norte, fue médico de la Oficina Médica Imperial durante el periodo de los emperadores 宋仁宗 Song Renzong y 宋英宗 Song Yingzong, fue muy respetado en la corte imperial. Tuvo acceso a mucha información sobre acupuntura, pues las oficinas medicas del imperio, junto con los templos principalmente daoístas, eran centros donde se almacenaba una gran cantidad de materiales escritos. Durante esta época se escribieron una gran cantidad de obras de acupuntura y moxibustión.

De esta época también es uno de los libros más importantes de la acupuntura y la moxibustión el "Clásico Fundamental de acupuntura y moxibustión". (针灸资生经 *Zhen jiu zi sheng jing*)[114] escrito por 王执中 Wang Zhizhong, médico famoso de la dinastía Song. Fue escrita durante el año 1165.

Consta de siete volúmenes. El primero de ellos trata sobre la localización de los puntos de la cabeza, el tórax, el abdomen y las cuatro extremidades. Incluye 46 gráficas de puntos nuevos efectivos en la clínica. El segundo volumen discute las técnicas de acupuntura y moxibustión y da una gran importancia a la utilización de la moxibustión. En estevolumen discute sobre la forma de localizar los puntos y las contraindicaciones de los mismos. En los volúmenes del tres al siete comenta la selección de puntos y técnicas de manipulación para el tratamiento de los distintos padecimientos. Hace un análisis del tratamiento de patologías de diferentes especialidades. Por ejemplo, en el tomo 3 explica el tratamiento de enfermedades por deficiencia, enfermedades de los genitales, del aparato urinario, del aparato digestivo, etc. En el 4 explica el tratamiento de las enfermedades mentales, enfermedades por viento, enfermedades del aparato respiratorio, así como la presencia de tumoraciones fijas y difusas, distensión abdominal, edema, etc.

---

[114] También se puede traducir como el clásico de experiencias en acupuntura y moxibustión.

En el volumen 5 discute el tratamiento de las enfermedades dolorosas así como de las enfermedades de los huesos y tendones de las cuatro extremidades. En el volumen 6 habla del tratamiento de las enfermedades de la cabeza, cara y órganos de los sentidos. En el 7 comenta el tratamiento de las enfermedades causadas por la lesión de la energía patógena, frío, ictericia, enfermedades ginecoobstétricas, así como úlceras. A lo largo del libro combate la prohibición del uso de determinados puntos de acuerdo con el año, mes y día, así como otros conceptos místicos que prevalecían en su tiempo sobre la acupuntura y moxibustión. En total menciona 193 enfermedades. Es el primer libro donde se hace la selección o combinación de puntos de acuerdo con los síndromes.

Este libro además incluye algunos puntos no tratados por 王惟一 Wang Weiyi en su libro del hombre de bronce. Estos puntos son 督俞 Dushu, 气海俞 Qihaishu, 风市 Fengshi. A pesar de ser citados por otros acupunturistas es en esta edición donde se describen como se utilizan en la actualidad.

Por otra parte, incluye algunos puntos conocidos como distintos o diferentes (别穴 *bie xue*), tales como 眉冲 Meichong (que después pasaría a formar parte de los puntos del canal de la vejiga), 明堂 Mingtang, 当阳 Danyang (punto Extra HN-2), 百劳 Bailao, en total 21 puntos. Además hace una revisión sobre la correcta localización de los puntos 魄户 Pohu (V42), 大椎 Dazhui (DM14), 巨骨 Jugu (IG16), 照海 Zhaohai (R6), 申脉 Shenmai (V 62), 肓门 Huangmen (V51), 鸠尾 Jiuwei (RM15) entre otros, enfatiza que la ubicación del punto 足三里 Zusanli (E36), está justamente 3 cun por debajo de 犊鼻 Dubi (E35). La utilización de la medición de cun tomando como referencia la distancia que hay entre los pliegues interfalángicos del dedo medio (derecho para la mujer e izquierdo para el hombre) aparece por primera vez en este libro. Considera de gran relevancia el uso de puntos dolorosos a la presión para incrementar el efecto terapéutico. Como habíamos mencionado, esta obra da mucha importancia a la moxibustión, se refiere a varios esquemas "fijos" con esta técnica; por ejemplo, la moxibustión para fatiga (灸劳 *jiu lao*)[115] la moxibustión para hemorroides (灸痔 *jiu zhi*)[116].

La moxibustión de la enfermedad por viento en el intestino (灸肠风法 jiu chang feng fa)[117] la técnica de moxibustión de puntos de las cuatro flores (四化穴灸*si hua xue jiu*)[118] para el tratamiento de enfermedades por gran deficiencia y en especial para cuadros de tuberculosis pulmonar, la moxibustión del punto 膏肓俞 Gaohuangshu, Recomienda la moxibustión de los ocho puntos para tratamiento de enfermedad beriberiforme (孙真人脚气八穴灸法 *sun zhen ren jiao qi ba xue jiu fa*)[119]

---

[115] Consiste en la moxibustión del punto Laoxue, que se ubica en la punta de la apófisis espinosa de T3.

[116] Moxibustión de hemorroides, consisten en la moxibustión del pinto Changqiang (DM1).

[117] Moxibustión de la punta del coxis para el tratamiento de rectorragia aguda asociada a diarrea (肠风chang feng).

[118] Moxibustión de los cuatro pétalos 四花穴灸 . Se refiere a la moxibustión que puede ser escarificante de los dos puntos Danshu (V19) y los dos puntos Geshu (V17), se usa en el tratamiento de enfermos muy desgastados, cuando la condición del paciente llega a un extremo de debilidad. Se considera que se puede usar cuando hay deficiencia extrema de yin, incluso con la generación de fuego. También se puede usar en tuberculosis pulmonar, asma crónica, EPOC y otras enfermedades crónicas del pulmón.

[119] Técnica de moxibustión referida por Sun Simiao (véase capítulo correspondiente) consiste en moxar ocho puntos de las extremidades inferiores, para el tratamiento de enfermedad beriberiforme (jiao qi), esta enfermedad se asemeja a las manifestaciones que se presentan cuando hay alguna polineuropatía por uso de quimioterapia en contra del cáncer. Los puntos referidos son: 风市 Fengshi (VB31), 伏兔 Futu (E32), 犊鼻 Dubi (E35), 膝眼 Xiyan – ojo interno de la rodilla, punto extra, 足三里 Zusanli (E36), 上巨虚 Shangjuxu (E37), 下巨虚 Xiajuxu (E39), 绝骨Juegu (VB39).

la moxibustión con rodajas de jengibre para el tratamiento de absceso, la moxibustión de "galletas" de acónito, la moxibustión del punto 神阙 Shenque para evitar el envejecimiento prematuro, y otras técnicas más.

Otro aspecto que enfatiza su autor, es que con acupuntura no se puede atender problemas de carácter esotérico, la enfermedad tiene su origen natural y no se debe usar como un instrumento de hechicería

Se puede ver en este libro su gran carácter práctico, un libro basado en una gran experiencia clínica, de muy alto valor. A pesar que se escribió hace casi mil años, sigue siendo fuente de conocimientos para tratar enfermedades de actualidad.

标幽赋 *Biao you fu*, "Poemas profundos señalados ", de 窦默Dou Mo (1190-1280). Libro escrito a manera de versos donde se explican los puntos, las diferentes técnicas de acupuntura y moxibustión, el sistema de canales y colaterales, los órganos y vísceras, sangre y energía, las indicaciones y contraindicaciones de los puntos, las técnicas de tonificación y sedación. Su autor fue un afamado acupunturista miembro de la oficina médica imperial con gran pericia en el campo de la acupuntura y moxibustión, fue parte del séquito del emperador, incluso fue su maestro durante los primero años de la dinastía Yuan, neoconfusionista, filósofo, etc. Él consideraba que las técnicas de tonificación y sedación estaban en los dedos de las manos, que no dependían del tipo de aguja (补泻在于手指, 莫如用针bu xie zai shou zhi, mo ru yong zhen) "cuando la energía llega arriba, alcanza al sitio de la aguja, la aguja se jala como si se presentara una contracción muscular en el sitio de punción" (气至沉紧 *qi zhi chen jin*). Él enfatizaba en el manejo de la aguja, hablaba de que lo mágico está en la manipulación, más que en el punto o en la aguja[120].

---

[120] Song Zhongfang宋方中. (2004). Knowledge Learnt from Biaoyoufu (《标幽赋》). 针灸推拿医学: 英文版, 2(5), 51-52.

滑寿 Hua Shou, en el año 1341, nos dejaría uno de los clásicos de la acupuntura: "El desarrollo de los 14 canales" (十四经发挥 *Shi si jing fa hui*). Hua Shou fue originario de lo que hoy es la provincia de Henan, en su infancia se dedicó al estudio del confusionismo, la poesía y literatura. Gracias a la dirección de uno de los médicos famosos de su tiempo, 王居中 Wang Juzhong, se dedicó al estudio de los clásicos, en especial el Suwen y el Nanjing. Debido a sus estudios, escribió el libro读素问抄 *Du Suwen Chao*, "Lectura del Suwen Transcrito". Esta obra consta de tres volúmenes: Durante la dinastía Ming, Wang Jidu tomó de nuevo el mismo título de este libro publicándolo en 1519, y dividió su contenido en 12 temas: Organología, canales y colaterales, pulsología, patología, método de alimentar la vida, terapéutica, diagnóstico por el tinte facial, acupuntura, teoría yin yang, base y manifestaciones de las enfermedades, teoría de los cinco movimientos y las seis energías y los reportes que había sobre el Neijing. Hua Shou también dedicó su tiempo al Nanjing publicando su libro 难经本义 *Nanjing ben yi*, "Significado básico del Libro Canon de las Dificultades", se interesó también por el diagnóstico, escribió: 诊家枢要 *Zhen jia shu yao*, "Eje Principal de los Expertos en Diagnóstico".

Posteriormente, bajo la dirección de 高洞阳 Gao Dongyang, se dedicó al estudio de la acupuntura, poniendo especial atención en el tratamiento de distocias, así como otros padecimientos. En el aspecto teórico Hua consideraba que los Canales Extraordinarios 督 Du y 任 Ren deberían ser incluidos dentro de los doce canales principales. Debido a este interés, en el año de 1431 publicó el libro 十四经发挥 *Shi Si Jing Fa hui*, "Desarrollo de los Catorce Canales", obra considerada como de las más importantes en el campo de la terapéutica acupuntural. Consta de 3 volúmenes. El primero da una explicación de la circulación de los canales yin yang de la mano y del pie, muestra también el orden de circulación de dichos canales; el segundo volumen ofrece una definición de los caracteres que explican la circulación de los 14 canales y además hace una exposición de los puntos de dichos canales; el último capítulo se refiere a la circulación de los ocho canales extraordinarios.

En esta época, se inicia la composición de poemas y versos encaminados al mejor manejo de los diferentes aspectos de acupuntura y moxibustión. Uno de los poemas más importantes de la acupuntura a lo largo de su historia el conocido como "Los versos del Dragón de Jade".

Los Versos del Dragón de Jade es obra de 王国瑞 Wang Guorui contenido en el libro "El Canon del Dragón de Jade de Acupuntura y Moxibustión del Espíritu de Bian Que", 扁鹊神应针灸玉龙经 *Bian Que shen ying zhen jiu yu long jin*, escrito el año 1329 durante la dinastía Yuan.

王国瑞 Wang Guorui fue originario de la provincia de Jianxi, hijo también de un médico famoso, 王开Wang Kai, de quién estudió la depurada técnica acupuntural contenida en varias de las obras contemporáneas. El libro que dejó a la posteridad: "El Canon del Dragón de jade de acupuntura y moxibustión del espíritu de Bian Que", 扁鹊神应针灸玉龙经 *Bian Que shen ying zhen jiu yu long jin*, ubica a Wang Guorui en un lugar importante en la prolongada historia de la medicina tradicional china.

En este libro, además de los versos aquí contenidos, aparece también la explicación de otros versos sobre acupuntura y moxibustión, tales como "los versos secretos", (标幽赋*biao you fu*)[121], "los versos de los once puntos del movimiento del cielo", 天行十一穴歌*tian xing shi yi xue ge*, "las indicaciones terapéuticas de los 66 puntos", 六十六穴治证 *liu shi liu xue zhi zheng*, etcétera.

---

[121] Obra de versos escrita en la dinastía Jin contenida en el libro "La brújula de la acupuntura y moxibustión" 针灸指南 zhen jiu zhi nan.

"Los versos del dragón de jade" están estructurados con 81 estrofas de cuatro versos cada una, que se refieren a 84 enfermedades, se incluyen 120 puntos de gran efectividad clínica. Sigue siendo una obra básica para la selección de puntos de experiencia.

Maimónides médico judío que nació en Córdoba vive entre 1135-1204, en el aspecto médico destacan dos obras *Regimen sanitaris* y *Aforismos*.

Uno de los esquemas terapéuticos que se manejan dentro de la medicina tradicional china es el de 子午流注 *Zi wu liu zhu* circulación y penetración de acuerdo con los troncos celestes y ramas terrestres. Es justamente durante el periodo de las dinastía Song y Yuan cuando aparece esta técnica de selección de puntos (Los historiadores consideran que la dinastía Yuan de los mongoles fue la época en que floreció el esoterismo, cuando más se apartó el imperio del confusionismo y la búsqueda de las técnicas de adivinación fueron muy populares). El libro, que tomando como base la teoría del Neijing especialmente, comenta la técnica del 子午流注*Zi wu liu zhu* es el 流注指微赋 *Liu zhu zhi wei fu,* "Poemas detallados de la circulación y penetración (de la energía)", de la dinastía Song del Norte.

En el año 1355 los mexicas fundan Tenochtitlan; base sobre la cual se edificaría la Ciudad de México.

Las Escuelas (Doctrinas)

Introducción

La medicina hacia la dinastía Song había alcanzado un gran desarrollo fundamental en el aspecto básico, había acumulado una gran cantidad de experiencia clínica y en el aspecto teórico se encontraba en condiciones de llegar a un nuevo proceso de desarrollo. Debido al prolongado estado de desorden social, a las dificultades que había pasado la población, las enfermedades eran de lo más común, por lo que demandaba una medicina más eficaz, mejor estructurada, para poder evitar tanta penalidad, las epidemias de ese entonces fue otro gran motor del desarrollo facilitando que la medicina alcanzara un nuevo proceso de desarrollo.

Durante la dinastía Song el pensamiento Reformista fue una situación común, influyó en cada uno de los campos del conocimiento, incluyendo a la medicina. La frase fundamental de los médicos de ese tiempo era: "No solo se debe usar las recetas de la antigüedad para tratar las enfermedades actuales". Esto fue el fundamento teórico de los médicos de ese entonces, de esa forma se creó el germen para el desarrollo, para la teoría médica y para la innovación en la práctica clínica.

Aproximadamente del año 1110 al 1358 aparecieron, algunos antes y otros después, varios exponentes de diversas escuelas de pensamiento, entre los que se destacaron 刘完素 Liu Wansu, 张元素 Zhang Yuansu, 张从正 Zhang Congzheng, 李东垣Li Dongyuan, 王好古 Wang Haogu, 朱震亨 Zhu Zhenxiang y otros muchos más que durante más de dos siglos se enfrascaron en discusiones sobre etiología, fisiopatología, diagnóstico y sobre todo en el aspecto terapéutico. A esta época de la historia de la MTC se le ubica como las "Cuatro Grandes Escuelas de las Dinastía Jin Yuan (金元四大家 *jin yuan si da jia*)"

刘完素 Liu Wansu

En la comarca de 河间 Hejian destacó 刘完素 Liu Wansu (1120-1200), Liu fue un estudioso permanente del Neijing, especialmente del Suwen, al que dedicó 10 años de investigación. Lo que llamó más su atención fue la teoría de los cinco movimientos y las seis energías (五运六气 *wu yun liu qi*), a la cual aportó valiosos comentarios.

Fue invitado por el Emperador 金章宗 Zhang Zong de la dinastía Jin a ser parte de la Oficina Médica Imperial, pero las declinó.

Liu ocupa un lugar muy importante en la historia de la MTC, pues fue el primero en atreverse a desafiar el *status quo* y manifestarse defendiendo una postura diferente a los clásicos. Él en su práctica profesional era muy estudioso, meticuloso y pragmático. Gracias a su estudio, es posible que escribió 4-5 obras, pero las que sí se tiene constancia de ellas es de dos el primero titulado "Los patrones de los misterios de la dinámica del origen de las enfermedades del Suwen (素问玄机原病式 *Suwen xuan ji yuan bing shi*) y el otro libro titulado denominado "Recetas del capítulo *Xuan ming lun* del Suwen del Emperador Amarillo" (黄帝素问宣明论方 *Huang di Suwen xuan ming lun fang*. Publicada el año 1172, esta obra consta de 15 capítulos, comenta 61 enfermedades referidas en el Suwen, de las cuales explica la etiología, fisiopatología y tratamiento medicamentoso a base de fórmulas específicas, algunas de ellas inventadas por él o miembros de su escuela.

Durante la época en que Liu investigaba el Suwen, en el norte de China había una epidemia de enfermedades febriles. Liu consideraba que había que atacar al calor y fuego con medicamentos de naturaleza fría y helada, por lo que a su método y el de sus seguidores se les conoció como 寒凉派 *han liang pai,* "escuela de lo frío y lo helado".

Su Escuela la fundamenta en uno de los capítulos más emblemáticos del Neijing el capítulo LXXIV del Suwen "lo más importante de la teoría médica" (素问-至真要大论 *Su wen - zhi zhen yao da lun*).

En este capítulo del Suwen se discute la dinámica de 19 enfermedades o procesos fisiopatológicos, entre las más frecuentes de las alteraciones patológicas está el fuego, por tanto, recomienda la utilización de sus fórmulas frías y heladas en el tratamiento de las enfermedades febriles.

Otra de las obras atribuidas a Liu (aunque según algunos historiadores no está comprobado y solo aparece referido en la Enciclopedia de los Cuatro Tesoros 四库全书 *si ku quan shu*) es el 素问病机气宜保命集 *Suwen bing ji qi xuan bao ming ji*, "Compilación de la protección de la vida y la dinámica de las enfermedades del Suwen", se cree que fue publicada el año 1186, consta de tres capítulos, escrita en los últimos años de vida del autor, quien discute en forma más o menos amplia algunos aspectos relacionados con el método para alimentar la vida, el diagnóstico, fisiopatología, terapéutica medicamentosa, etc. Además de ser defensor de las seis energías patógenas que provenían de la transformación del fuego, le dio tiempo para seguir investigando al Suwen, En lo referente al tratamiento de otras patologías, también su tendencia terapéutica de su sistema de medicamentos fríos y helados y lega otra obra: 三消论 *san xiao lun*, "Teoría de los tres desgastes". Esta obra explicada y republicada algunos siglos después, el año 1884, por 周学海 Zhou Xuehai, hace un análisis de la etiología, fisiopatología, diagnóstico diferencial de la enfermedad diabetiforme "xiao ke" (消渴 *xiao ke*).

Pero no se quedó con la investigación del Neijing, también investigó al tratado de criopatología, aparentemente nos legó la obra "Fórmulas Examen directo del shang han" 伤寒直格方 *Shang han zhi ge fang*, (también conocido como el 刘河间伤寒 方论 *Liu he jian shang han zhi ge fang lun*, “Teoría de las fórmulas del examen directo de shang han de la escuela Hejian de Liu”), en donde se hace un análisis de las enfermedades causadas por la energía patógena frío en relación con la teoría de los cinco movimientos y las seis energías.

También se supone que escribió el libro titulado “Compilación clasificada minuciosa de las causas y manifestaciones de las enfermedades producidas por la energía patógena fría” (伤寒标本心法类萃 *Shang han biao ben xin fa lei cui*) En esta obra Liu Wansu agrega algunas de las fórmulas medicamentosas para el tratamiento de las enfermedades causadas por la energía patógena frío a las ya referidas por Zhang Zhongjing.

Sin embargo, en la clínica la escuela enfriadora no solamente utilizaba productos de naturaleza fría, por ejemplo en el libro Difusión de la Teoría y las Fórmulas en donde se describen 62 síndromes, el porcentaje de plantas de naturaleza fría es solamente un sexto, el resto pueden ser fórmulas como acónito, jengibre seco, canela y otros productos de naturaleza caliente, se puede considerar que la escuela enfriadora a pesar de que habla de la teoría del calor y fuego, sin embargo dentro de sus fórmulas se enfatizaba más en la diferenciación sindromática.

Una de las principales limitaciones que se observa en la Escuela de Liu Wansu no aclara los factores etiológicos que generan calor y fuego.

Desde el punto de vista etiológico que consideraba como aspecto más importante el tratar el fuego en las enfermedades por calor (火热论 *huo re lun*). Su influencia no quedó limitada a su comarca, otros personajes siguieron con su Escuela, entre los más importantes 张从正 Zhang Congzhen y 朱震亨 Zhu Zhenxiang, bajo su influencia, desarrollaron lo que posteriormente se conocería como la escuela de Hejian (véase más adelante)

张元素 Zhang Yuansu

De la comarca de 易水Yishui, en la provincia de Hebei 张元素 Zhang Yuansu (1151-1234), dedicado a la medicina desde los 8 años, Zhang Yuansu también conocido como "洁古 Jie Gu", médico famoso de la dinastía Jin. Contemporáneo con Liu Wansu. Se sabe que desde muy corta edad ya había leído los Cuatro Libros y los Cinco Clásicos (四书五经*si shu wu jing*)[122], por lo que participó en los exámenes imperiales, a los 27 años participó en dichos exámenes para ser burócrata, sin embargo, por haber "violado" las reglas de los templos donde se efectuaba el examen fue rechazado. Al principio no estaba interesado en la medicina y que después de un sueño que tuvo, decidió dedicarse a la medicina de manera entusiasta hasta su muerte.

La escuela de Zhang Yuansu se basa en tomar como base al Neijing, seguir las enseñanzas del maestro 张仲景 Zhang Zhongjing y ubicar con gran respeto a 王叔和 Wang Shuhe, 孙思邈 Sun Simiao y a 钱仲阳 Qian Zhongyang[123]. Así como del libro Canon de los Órganos del Centro (中藏经*zhong cang jing*).[124]

Considerados junto con Liu Wansu como médicos progresistas,

---

[122] Los Cuatro libros son: Diálogos de Confucio, también conocido como las Analetas de Confucio (论语lun yu), La doctrina del Justo Medio (中庸zhong yong), La Gran Ciencia (大学da xue) y Mencio (孟子meng zi). Los Cinco Clásicos son: El Libro de los Cambios, el Libro de las Odas, El Libro de los Anales, el Libro de los Ritos y Crónica del Principado Lu.

[123] Véase cada uno de los apartados.

[124] Obra atribuida a Hua Tuo, aunque se sabe que de la obra de Hua Tuo solo quedó el título, posteriormente fue escrita una nueva obra, de autor anónimo. Es una obra importante que da fuerza a la diferenciación sindromática basada en órganos y vísceras, sistema que actualmente está muy presente en la mayoría de los practicantes de MTC, tanto en China como fuera de ella.

consideraba que las recetas antiguas no podían ser utilizadas para enfermedades actuales (古方新病，不相能也" *gu fang xin bing, bu xiang neng ye*). En la práctica clínica enfatizó mucho en la diferenciación sindromática de los órganos y vísceras, así como sobre la penetrancia a canales (归经 *gui jing*) de los medicamentos. Tomó los puntos importantes de la diferenciación sindromática en exceso, deficiencia, frío, calor, generación y declinación, a favor y en contra y los cambios pulsológicos de acuerdo con el libro Canon de los órganos del centro 中藏经 *Zhong zang jing,* y elaboró lo que denominó "modelo de la utilización de los medicamentos para tratamiento de la base, las manifestaciones, deficiencia, exceso, frío y calor de los órganos y las vísceras Zhang decía: "La forma de usar los medicamentos por parte de Zhang Zhongjing es reconocida por todo el mundo, por lo que se conoce como el Padre la las Fórmulas. Los médicos de todas las generaciones respetan al Neijing, y han estudiando con especial cuidado a Zhang Zhongjing, considerándolo como el maestro."

Sus obras conocidas son:

› Las Revelaciones Médicas (医学启源*yi xue qi yuan*)
› Saco de perlas de Jie Gu (洁古珍珠囊 *zhen zhu nang*), (Jie Gu es el apodo del Zhang Yuansu)
› Análisis de los Medicamentos para las Manifestaciones y la Base Frio Calor Exceso Deficiencia de los Órganos y Vísceras (脏腑标本寒热虚实用药式 *zang fu biao ben han re xu shi yao shi*)
› Notas Aclaratorias de materia Médica usando el clásico de las dificultades del Emperador Amarillo (药著难经 *yao zhu nan jing*). También conocido como 药注难经 yao zhu nan jing, obsérvese que cambia el segundo carácter, tienen la misma fonética, el primero puede significar obras y el segundo zhu significa explicar, por lo que cambia el significado de la traducción de una y otra forma de referir esta obra.

› Fórmulas médicas (医方 *yi yao*)
› Fórmulas protectoras para el embarazo y el crecimiento de los niños (产育保生方 chang yu bao sheng fang)
› Materia Médica de Jie Gu (洁古本草 *jie gu ben cao*)
› Perlas Valiosas de la Familia Jie Gu (洁古家珍 *jie gu jia zhen*)
› Fórmulas del Sr Qian para tonificar el Gran Portón (补阙钱氏方*bu que qian shi fang*)

Con objeto de evaluar la forma en que se vio la figura de Zhang Yuansu, un documento de enorme relevancia es la referencia escrita en el Libro de la Dinastía Jin sobre su persona (金书 *jin shu*).

"Zhang Yuansu también conocido como 洁古 Jie Gu. Personaje originario de Yi shui, de la dinastía Jin, a los 8 años de edad participó en el examen de "valores infantiles y juveniles" (examen por niños y jóvenes menores de 15 años), a los 27 años volvió a participar en el Examen Postulante para la Interpretación de los Clásicos (jing yi jing shi) (examen que se hacía en la corte que consistía en hacer algún escrito para evaluar la capacidad de interpretación de las obras clásicas). Debido a la muerte del emperador, perdió su título obtenido del examen. Después de esto estudió medicina como parte de la escuela confuciana. Al principio no estaba interesado en absoluto en asuntos de medicina, la tradición dice que en cierta ocasión tuvo un sueño, en el cual, una persona hacía un gran agujero con una enorme hacha por encima de su corazón. Posterior a este sueño, consultó una gran cantidad de libros, y fue desde entonces que inició su interés y compresión de la medicina.

El famoso médico de la comarca de Hejian, Liu Wansu, tenía una enfermedad criopatogénica de 8 días de evolución, sus principales síntomas eran cefalea, pulso tenso, vómito por contracorriente energética y falta de ritmo de alimentación. A pesar de haber recibido tratamiento, no había mejoría alguna, y él no tenía idea de lo que estaba pasando. Zhang Yuansu al enterarse de esta noticia emprendió el viaje para ver a Liu Wansu. Al llegar a Liu Wansu, este volteo la cabeza dándole la espalda a Zhang Yuansu, como despreciando al visitante, posteriormente resoplando interpeló a Zhang Yuansu diciendo: *"¿por qué desprecias a la gente de esta manera?"* Zhang Yuansu de manera muy propia tomó el pulso de Liu Wansu, una vez analizado el pulso explicó las manifestaciones que correspondían con lo expresado por el pulso, a lo que Liu Wansu simplemente respondió: *"sí así es, al principio de la enfermedad ¿qué tipo de medicamentos se usaron?, ¿qué tipo de sabor se usó?"*, a lo que Liu Wansu respondió: *"sí, así es"*. A continuación, Zhang dijo: "aquí es donde está el problema, debido a que los medicamentos que se usaron fueron de naturaleza fía, su campo de acción es en la parte inferior del organismo, el bazo y el estómago fueron lesionados, por eso no hay salida de sudor. De acuerdo con el tipo de pulso, ahora se debe usar otra fórmula, sólo así se pueden obtener resultados". Liu Wansu atendió las indicaciones de Zhang y rápidamente mejoró.

Desde entonces Yuansu adquirió una gran fama. Zhang Yuansu al atender algún enfermo, en pocas ocasiones usaba fórmulas a la manera antigua, él decía: *"la situación de la época actual y el pasado no es precisamente la misma, los cambios climáticos del pasado y los de la actualidad no son completamente iguales, por esto, no es muy apropiado usar las fórmulas antiguas para tratar enfermedades de la actualidad. De esta forma Zhang Yuansu abrió un nuevo camino de hacer medicina"*.

En uno de sus libros "Revelaciones Médicas (医学启源 *yi xue qi yuan*) toma como base el sistema teórico del Neijing, combinado con la experiencia de varios médicos en el tratamiento de las enfermedades de los canales yin yang de la mano y el pie, de los órganos y las vísceras.

Pero la contribución de Zhang Yuansu no quedaría solo en la elaboración del modelo antes descrito. En cuanto al desarrollo de la herbolaria al menos se le reconocen dos aspectos. El primero fue considerar la función multivalente de algunos productos medicinales, es decir, que hay productos que aunque se clasifiquen como tonificantes, pueden por una parte tonificar a un órgano, pero también sedarlo. A eso él denominó "apetencia por lo amargo" (苦欲 *ku yu*), cada órgano tiene una apetencia por lo amargo, así en un órgano que tiene más apetencia por lo amargo el efecto de un producto tonificará y en otro sedará.

El segundo fue la postulación del concepto penetración a canales (归经 *gui jing*) y "direccionador" (引经 *yin jing*) hacia los canales que tienen algunos producto medicinales. En este sentido hay medicamentos que se dirigen hacia determinado canal, tienen su acción ahí, en cambio existen medicamentos que dentro de una determinada fórmula no cumplen funciones importantes al canal al que penetran naturalmente, sino que tienen la función de conducir, direccionar a los otros componentes de la fórmula para que tengan una función más importante sobre determinado canal y así incrementar el efecto terapéutico. Por ejemplo, el crisantemo dentro de la fórmula Rehmannia Seis Sabores Lycium Crisantemo 杞菊地黄丸 qi ju di huang wan), tiene la función de direccionar a los otros medicamentos de la fórmula hacia los ojos o hacia el cerebro en general. Después de Zhang Yuansu las fórmulas incluían los conceptos "penetración" a canales y "direccionamiento" a los canales. La gran sapiencia que tuvo Zhang Yuansu fue ampliamente reconocida por personajes de la talla de Li Shizhen, el decía, que después del Lingshu y Suwen, solo había una persona de su talla (se refería a Zhang Yuansu) 灵素之下 一人而已 ling su zhi xia, yi ren er yi).

En términos generales Zhang consideraba que el tratamiento debería ser principalmente con el objeto de tratar la deficiencia. 李东垣Li

Dongyuan fue su estudiante y seguidor de su doctrina, a esta tendencia se le denomina como escuela 易水Yi Shui.

张从正 Zhang Congzheng

张从正 Zhang Congzhen (1156-1228), también conocido como 张子和 Zhang Zihe fue uno de los estudiantes más cercanos de Liu Wansu, además un gran autodidacta un acérrimo crítico de los libros como el Tratado del Origen de las enfermedades (诸病源候论*zhu bing yuan hou lun*) y el libro de fórmulas Benevolentes de los Sagrados (圣惠方 *sheng hui fang*). Vivió una etapa dentro del ejército y ahí organizó una brigada militar médica, fue miembro de la corte imperial de 1217-1221, posteriormente salió de la Corte imperial y se dedicó a la atención del público general. Una de las épocas fundamentales en su vida profesional fueron las discusiones médicas que tuvieron con médicos 麻知几 Ma Zhiji, 常仲明 Chang Zhongming y otros. Él combatió las fórmulas del Buró (局方*ju fang*)[125].

Consideraba que el aspecto más importante era atacar la energía patógena externa (攻邪论*gong xie lun*) consideraba que al momento de evaluar qué hacer primero si tonificar o sedar, enfatizaba en sedar, si consideraba fortalecer primero a la energía zheng antipatógena o sedar la energía patógena externa, enfatizaba en primero eliminar

[125] Las fórmulas del buró durante la dinastía Song, eran fórmulas hechas como lo que ahora serían productos de patente, fórmulas fijas, que, si bien estaban producidas con cierta calidad, no eran flexibles e incluso de propuso que fueran seleccionadas de acuerdo a los cambios de potencia yin yang de acuerdo con los cinco movimientos y las seis energías. Independientemente de la enfermedad que tuviera el paciente, se seleccionaba una fórmula que estaba apropiada para ese día. Eso mermó mucho la calidad de atención, admeás muchas de dichas fórmulas eran tonificantes. Zhang Congzheng consideraba que más que tonificar había que eliminar la energía patógena.

la energía patógena externa, Zhang tenía la idea que al momento de eliminar la energía patógena externa, la energía yuan de origen por sí sola se recuperaba (邪去而元气自复 *xie qu er yuan qi zi fu*). Él siguió la tradición de su antecesor 刘完素Liu Wansu y consideraba que las energías patógenas del cielo -entorno que nos rodea (天之邪 *tian zhi xie*): viento, frío, calor de verano, humedad sequedad y fuego; las energías de la tierra: la lluvia, la niebla, el hielo y la arena húmeda. La energía patógena de los alimentos, también llamados como energías patógenas del hombre refiriéndose a los sabores, ácido, amargo, dulce, picante, salado e insípido, todos estos factores son más importantes que la constitución intrínseca del hombre.

Por lo tanto, en el tratamiento será necesario atacar la energía patógena, no escatimar en recetas para tal fin y dejar de tener la idea "mágica" de los medicamentos tonificantes. Él utilizaba principalmente los procedimientos propuestos por 张仲景 Zhang Zhongjing en su libro 伤寒论 *Shang han lun*, tales como diaforesis, catarsis y emesis. Sin embargo, a pesar de defender su postura de atacar permanentemente las energías patógenas externas, también en casos de pacientes con estados graves de deficiencia consideraba que debería primero tonificar los órganos internos siguiendo los lineamientos que marcaba el 内 经 Neijing, a través de medicamentos, tales como ginseng (人参 *ren shen*) y astrágalo (黄芪 *huang qi*), fundamentalmente.

Zhang además de considerar los factores externos y atacar la energía patógena como su estandarte, sin embargo, también enfatizaba en los factores emocionales y el medio ambiente. Él hablaba de las nueve energías (enojo, alegría, melancolía, miedo, frío, calor de verano, ansiedad, preocupación y agotamiento físico). Zhang consideraba que se debería hacer ajusten en cuanto a tiempo, lugar y persona, si es una persona pobre o rica, de acuerdo con su actitud y fortaleza física, etc.

En su libro “Responsabilidades Confucianas hacia los Parientes” (儒门事亲 ru men shi qin) muestra su gran solidez médica derivada de una depurada y extensa experiencia clínica. Se creó que mucha parte del libro fue escrita por sus familiares.

Por otra parte, además de defender el atacar a la energía patógena externa y tonificar cuando se debe hacer, decía que los medicamentos no se pueden usar durante mucho tiempo, puesto que son causantes de las enfermedades.

En el Libro de Historia de la Dinastía Jin (金史 *jin shi*), se tiene la referencia siguiente:

“Zhang Congzheng, también conocido como Zi He, era originario de Cizhou. La esencia de su arte médico lo sustentaba en el Clásico de las Dificultades (难经 nan jing) y en el Suwen. En el aspecto terapéutico seguía los métodos heredados de Liu Shouzhen (刘完素Liu Wansu), con frecuencia usaba medicamentos fríos y helados obteniendo excelentes resultados terapéuticos, incluso en enfermos graves y con alguna patología de urgencia.

Las obras clásicas de la antigüedad siempre se hace referencia a los métodos diaforético, catártico y emético, sin embargo, en la clínica si no se debe inducir un método diaforético y se hace sudar al enfermo, si no se debe inducir un procedimiento catártico y se hace evacuar al enfermo y si no está indicado inducir la emesis al enfermo y se hace vomitar al enfermo se puede poner en peligro la vida del enfermo. Por tanto, se deberá saber cuándo inducir la sudoración y cuando no, cuándo ofrecer un procedimiento catártico, cuándo no, cuándo ofrecer un procedimiento emético y cuando no. Esto se debe a que se puede determinar el frío o el calor, el exceso o la deficiencia de los órganos, las vísceras, canales y colaterales, no se cometen errores cuando se lleva a cabo una correcta diferenciación sindromática. El Suwen, la famosa obra del Emperador Amarillo y Qi Bo, fue usada con maestría por Zhang Congzheng, también es muy famosa la frase "El método diaforético, catártico y emético de Zhang Zihe". Aquellos médicos que no llevan una práctica correcta y son imprudentes que hablar a la ligera, que solo hacen una fórmula de manera mecánica, que no entienden o analizan el pulso y no realizan una correcta evaluación clínica y se ponen a discutir aspectos médicos, con frecuencia cometen errores graves. Ellos no pueden entender ni continuar con el espíritu y esencia de Zhang, por tanto, seguirán cometiendo los mismos errores.

Uno de sus libros reconocidos es el de los Tres Métodos Seis Especialidades (三法六门 san fa liu men)[126]*, que deja a la posteridad."*

朱震享 Zhu Zhenxiang

朱震享 Zhenxiang y La escuela del Fuego acoplado o ministro (相火论 *xiang huo lun*).

Zhu Zhenxiang (1281~1358), también conocido como 朱丹溪 Zhu Danxi, es ubicado como uno de los grandes entre los grandes. Nacido en la provincia de Zhejiang, gran estudioso desde niño, y a los 30 años

---

[126] 朱熹Zhu Xi (1130~1200) Considerado como filosofo y comentarista de los Clásicos de la Escuela neoconfusionista conocida como 理学 Li Xue, que podría significar "el estudio de la razón", "de la verdad de las cosas". Zhu Xi decía: "La Gran Frontera" 太极 Tai ji es la raíz del gran todo, incluye a la energía qi 气 y a li 理 la razón, principio o verdad que rige todas las cosas, la última realidad. El 理li es previo a la energía; las diez mil cosas tienen diez mil li, las diez mil li tienen su fuente en el li del cielo (天理 tian li), el li del cielo equivale a "las Tres Reglas y las Cinco Relaciones" (三纲五常 san gang wu chang) El hombre debe de substraerse de su ambiciones y permanecer en relación con el li del cielo o li universal.

decidió estudiar medicina, fue alumno de 徐谦 Xu Qian alumno a su vez de 朱熹 Zhu Xi[127], el padre del neoconfusionismo, convirtiéndose en también en uno de los grandes neoconfusionistas de la época.

Esta formación inicial contribuyó de manera importante en su formación y actividad médica. Como otros médicos, a él también le tocó perder familiares a causa de errores médicos, viajó por varios lugares de China, buscando las enseñanzas de los mejores maestros; esperó durante tres meses frente a la puerta del famoso médico 罗知梯 Luo Zhiti. En cuanto a su terapéutica fue muy famoso en su tiempo, hizo una amplia revisión de todos los autores.

Su fama se extendió a partir de hacer curado a 许谦 Xu Qian[128] y a su madre. Desde entonces se pronunció como reformista, al ir en contra de seguir usando las viejas fórmulas al pie de la letra para el tratamiento de enfermedades de la actualidad. Es ubicado en la historia como una persona de modales modestos. Escribió una gran cantidad de obras, entre las principales destacan: Sobre la Investigación de las Propiedades de las Cosas (格致余论*ge zhi yu lun*), La Exposición de las Fórmulas de

---

[127] 朱熹Zhu Xi (1130~1200) Considerado como filosofo y comentarista de los Clásicos de la Escuela neoconfusionista conocida como 理学 Li Xue, que podría significar "el estudio de la razón", "de la verdad de las cosas". Zhu Xi decía: "La Gran Frontera" 太极 Tai ji es la raíz del gran todo, incluye a la energía qi 气 y a li 理 la razón, principio o verdad que rige todas las cosas, la última realidad. El 理li es previo a la energía; las diez mil cosas tienen diez mil li, las diez mil li tienen su fuente en el li del cielo (天理 tian li), el li del cielo equivale a "las Tres Reglas y las Cinco Relaciones" (三纲五常 san gang wu chang) El hombre debe de substraerse de su ambiciones y permanecer en relación con el li del cielo o li universal.

[128] Xu Quan, neoconfusionista y pedagogo muy famoso de la dinastía Yuan.

[129] Yang, S. Z. (1994).†Extra Treatises Based on Investigation & Inquiry: A Translation of Zhu Dan-xi's Ge Zhi Yu Lun. Blue Poppy Enterprises, Inc.

la Oficina Médica Imperial (*局方发挥Ju fang fa hui*), La Explicación y Despliegue de la Materia Medica (*本草衍义注 ben cao yan yi bu zhu*), Dudas sobre la Diferenciación Sindromática de la Criopatología (*伤寒辨疑shang han bian yi*), Nueva Teoría sobre los Aspectos Fundamentales de la Diferenciación Sindromática en Cirugía (*外科辨要新论 wai ke bian yao xin lun*), etc.

La obra, Sobre la Investigación de las Propiedades de las Cosas (*格致余论 ge zhi yu lun*), fue publicada en el año 1347, estructurado por un solo volumen, es una de las obras que da sustento teórico a la escuela de Zhu Danxi, donde enfáticamente menciona la necesidad de regenerar yin para controlar el exceso de yang. Además muestra su pericia en el manejo de la flema y de la forma de eliminar el estancamiento sanguíneo y energético. Esta obra recientemente se ha traducida al inglés como Extra Treatises Based on Investigation & Inquiry[129].

El libro La Exposición de Las Fórmulas Populares de la Oficina Médica Imperial (*局方发挥Ju fang fa hui*) publicada a mediados del siglo XIV y el objetivo principal de Zhu Danxi es la de describir los problemas de diferenciación sindromática de 39 problemas con lo que pretende resolver el problema de la falta de descripción y de una clara exposición de la diferencia de las fórmulas que se muestra en el Dispensario Pacífico Benevolente de Prescripciones (*太平惠民和剂局方 tai ping hui min he ji ju fang*), hecho durante la dinastía Song, apoyado con casos clínicos para sustentar los diferentes aspectos terapéuticos y teórico-filosóficos.

Otra de las obras que se le atribuyen es el Tratamiento de las Enfermedades al Estilo Danxi (*丹溪心法 dan xi xin fa*), que fue publicada

---

129 Yang, S. Z. (1994).†Extra Treatises Based on Investigation & Inquiry: A Translation of Zhu Dan-xi's Ge Zhi Yu Lun. Blue Poppy Enterprises, Inc.

hasta la dinastía Ming en el año 1481, después de ser compilada por sus estudiantes. Esta obra expone más de 100 enfermedades, en la cuales describe la etiología, la diferenciación sindromática y la terapéutica y donde una vez más se muestra la teoría de regenerar el yin para contener el yang excesivo, así como las diferentes técnicas de movilizar los diferentes tipos de estancamiento por flema, estancamiento sanguíneo y energético.

El aspecto básico de la Escuela de Zhu Danxi es la exposición de la Teoría del Fuego Acoplado y propone la siguiente frase: "Frecuentemente el exceso de Yang se debe a la deficiencia de yin". Hace una exhaustiva investigación en todas las obras que desde el 内 经 Neijing hace referencia a este tema. Por ejemplo, en el 内 经 Neijing se mencionan los términos Fuego tierno (少 火 *shao huo*), fuego potente (状 火 *zhuang huo*), la teoría de Liu Wansu se basa en la teoría del fuego y el calor, Li Gao ubica la teoría del fuego, yin, etc. Hace una discusión muy intensa sobre la fisiopatología del fuego y el calor, y propone los cambios normales y anormales del fuego acoplado. Un fuego acoplado en su estado normal 相火有常 *xiang huo you chang*) es aquello de lo que la vida no puede carecer, dice: "El hombre sin este fuego no puede estar vivo" (人非此不能有生 *ren fei ci bu neng you sheng*), sus alteraciones son los responsables de muchos cambios patológicos. Zhu decía que la vida es movimiento, lo que mantiene permanentemente dicho movimiento es este fuego, pero debe ser armónico, si es perturbado o se mueve de manera inadecuada, invariablemente se presentará la enfermedad.

Zhu Danxi además decía otra cosa muy importante: "el cielo es mucho más grande que la tierra, la sangre y la energía jing esencial difícilmente se generan, fácilmente se lesionan, los deseos exagerados de los humanos pueden facilitar que el fuego acoplado se perturbe lo que lleva al desequilibrio" esta es la base de su teoría "Frecuentemente el exceso de yang, se debe a la deficiencia de yin" 阳常有余，阴常不足*yang chang you yu, yin chang bu zu*). Por eso, en el aspecto terapéutico enfatizaba el uso de medicamentos para regenerar el yin y descender el fuego, por esto a su doctrina se le conoce como "la Escuela Regeneradora de lo Yin" (滋阴派 *zi yin pai*).

Sin embargo, solamente con medicamentos para regenerar el yin no se puede controlar el "movimiento desordenado del fuego acoplado"; propuso algunas otras alternativas "concentrar el corazón, nutrir el corazón, prevenir el desbordamiento del fuego acoplado".

Al igual que muchos de los grandes médicos enfáticamente menciona que es muy necesario controlar los deseos; si se come sin controlar los deseos se puede "lesionar al cuerpo desde la boca", si hay deseos desenfrenados se puede lesionar y consumir la energía jing esencial. Zhu Danxi combatía de manera drástica a quienes despreciaban la diferenciación sindromática, así como aplicaban las fórmulas como recetas de cocina sin establecer un diagnóstico previo.

En China, Zhu Danxi es considerado como uno de los grandes, en Japón desde el siglo XV se estableció la "Sociedad de Estudio de Danxi". A continuación, se muestra la traducción de la primera parte del libro Explicación de Fórmulas de la Oficina Médica Imperial (*局方发挥ju fang fa hui*):

"El Dispensario Pacífico Benevolente de Prescripciones (太平惠民和剂局方 tai ping hui min he ji ju fang), es un libro que permite al paciente seleccionar la fórmula de acuerdo a sus manifestaciones clínicas y una vez que se tiene la fórmula se toma, no es necesario consultar al médico, no es necesario que el enfermo prepare los medicamentos, con que pueda comprarlos puede preparar la forma de administración, bien en forma de polvo o en forma de píldoras y en algunos casos puede curarse, era una obra adecuada para los deseos del pueblo, de amplia fama.

Desde la dinastía Song, esta obra ha sido considerada como la base de los funcionarios para determinar las normas de aplicación, los médicos han hecho de esta obra una tradición, los enfermos dependen de ella para vivir, la gente de la sociedad ha hecho de su estudio una tradición. Personalmente tengo mis dudas, ¿cuál es la razón de esto? Los médicos los hay tipo divino (神shen), tipo mágico (圣sheng), tipo hábil (工gong) y tipo sagaz (巧qiao)[130]*. Además, el médico (医yi) es equivalente con idea (意yi)*[131]*. De acuerdo con lo enseñado por los antepasados, el maestro médico de estos días, a pesar de considerar que la medicina sea muy buena, y que su nivel sea muy profundo, debe de ser como aquel militar que dirige una estrategia contra el enemigo, debe dominar los mecanismos, la secuencia de los cambios, si no actúa como el soberano que debe saber en qué momento limitarse y en qué momento excederse, sino se procede de esta manera, ¿acaso no será fácil que se le considere como un médico de prestigio? Actualmente se han acumulado una gan cantidad de fórmulas efectivas de los hombres de la antigüedad, pero si se pretende usar de manera automática en la patología contemporánea, equivale a buscar la espada en el lugar donde se marcó en la lancha*[132]*, o buscar los caballos con base en una pintura*[133]*, es muy*

---

[130] Véase Nanjing dificultad # 61. González. Las 81 dificultades del Emperador Amarillo (2000); 121.

[131] El término médico, medicina tiene una misma fonética con el término yi que significa idea, intensión, sentido, significado, previsión, etc. Lo que quiere decir Zhu Danxi es que el médico debe tener y elaborar una idea, debe tener elaborada una intensión, debe saber su significado y tener la previsión de la evolución de la enfermedad. Otra forma de entender este concepto es que no basta con tener una idea de la enfermedad para hacer un buen procedimiento médico.

[132] Esta frase se relaciona con uno de los tantos "cuentos chinos", este cuento es aquel que se trata de una persona que atravesando un río se le cae su espada al agua, inmediatamente marca en la lancha el sitio por donde se le cayó al agua, al llegar a la orilla se lanza al agua buscando su espada, a lo que sucede la pregunta, ¿encontró o no su espada?

[133] Este es otro cuento chino, en el cual se busca a unos caballos en base a una pintura que se hizo tiempo atrás, la pregunta es que si se busca a los caballos en el mismo lugar donde están dibujados, ¿éstos serán localizados?

difícil proceder de esta forma.

张仲景 Zhang Zhongjing para el tratamiento de la criopatología diseño 113 fórmulas; para el tratamiento de las enfermedades misceláneas, escribió su obra El Sumario de la Caja Dorada (金匮要略 jin kui yao lue), ahí se analizan 32 patologías. Las fórmulas famosas son muchas en extremo que circulan hasta nuestros días, su efectividad es evidente, eso todo mundo lo sabe. Sin embargo, tengo una especial crítica hacia las Fórmulas de la Oficina Médica Imperial (局方 ju fang), me temo que son hechas por personas demasiado arrogantes e irreverentes".

Yo digo: "el médico mediante diversas técnicas de diagnóstico llega a determinar el estado del enfermo. Asimismo hay diferentes profundidades de circulación de la sangre y la energía de todo el cuerpo, las regiones del cuerpo las hay unas arriba y otras abajo, los órganos y las vísceras las hay internas externas, hay enfermedades de evolución corta y de larga evolución, hay enfermos ancianos y enfermos niños, hay los cinco puntos cardinales: oriente, sur, poniente norte y centro, hay primavera, verano, otoño e invierno; se debe saber qué enfermedades trata determinado medicamento, que tratamiento es el inadecuado, (dentro de una fórmula), cuál es el medicamento monarca, cuál es el medicamento ministro, cuál es el medicamento súbdito y cuál es el adyuvante. Todas estas interrogantes una por una se deben contestar".

Los productos comerciales determinan el método de tratamiento, gozan de un buen prestigio entre la gente, sin embargo, las fórmulas oficiales (*局方 ju fang*), no establecen el origen de la enfermedad, solo la final de la descripción de la fórmula se describe brevemente las indicaciones, posteriormente se refiere las dosis, los métodos de preparación (el tostado, asado u otro procedimiento de procesamiento de los productos para evitar su toxicidad, incrementar su efecto o hacer más fácil su administración), a la vez se le indica al enfermo que consuma determinada fórmula durante mucho tiempo, que lo consuma en abundancia, no se sabe con precisión la cantidad tan grande de enfermedades que con una fórmula se puede tratar. El método de aplicación parece muy sencillo, en realidad, esto es como lanzar una red (para cazar una presa), en campo despoblado, conformándose con cazar uno o dos animales salvajes, ¿será difícil evitar las burlas de gente valiosa como 许淑伟 Xu Shuwei[134]? 张仲景 Zhang Zhongjing creó una gran cantidad de fórmulas, las cuales han sido la norma a seguir por una gran cantidad de generaciones de médicos, aquella persona que en el futuro quisiera estandarizar, debe tomar como norma los aspectos medulares de su ciencia médica. Por supuesto que para explicar cuáles son las reacciones y cuál es el método de ordenamiento de los principios de aplicación de los medicamentos es necesario pasar muchas dificultades. 许叔微 Xu Shuwei decía: "a mí me gusta mucho leer los libros de 张仲景 Zhang Zhongjing, además entender su contenido, pero no puedo copiar completamente sus fórmulas". ¿Es difícil comparar las fórmulas de 张仲景 Zhang Zhongjing con las fórmulas oficiales?, yo no considero que mi nivel de conocimientos es muy bajo, carente de práctica, ni tampoco es de una visión estrecha.

Lo que se conoce como enfermedad por viento (风病 *feng bing*), con frecuencia se ubican mezcladas con las enfermedades atróficas, en consecuencia, muchas de las fórmulas oficiales recomiendan el uso determinados de productos para el tratamiento de enfermedades atróficas cuando se debe usar en el tratamiento de enfermedades por viento. El Emperador Amarillo 黄帝 huang di y 崎伯 Qi Bo en el 素问 Suwen, dedica capítulos especiales a la discusión de las enfermedades por viento

---

[134] Médico famoso de la dinastía Song, gran investigador del tratado de criopatología, durante algún tiempo fue el jefe del Centro de los Hombres Celebres (集贤院 ji xian yuan).

y del síndrome wei atrófico, ahí se menciona que son enfermedades totalmente diferentes, por lo tanto, su tratamiento también lo es. De acuerdo con lo que se refiere en el Suwen, el viento es el comandante de cientos de enfermedades, sus manifestaciones son muy cambiantes, y con frecuencia se transforma en muchas enfermedades.

También en el Suwen se dice: "el viento es causante de muchos cambios, es el viento de la naturaleza que se transforma y penetra por la región cou li, una vez que se posiciona en el interior del organismo y penetra, produce lo que se conoce como golpe de viento. Cuando ha penetrado puede afectar a los cinco órganos y el estómago, se manifiesta principalmente por sudoración y temor al viento. Como sea el origen del viento es de origen externo, pero al causar enfermedad lo hay asociado a órganos y las vísceras, interno y externo, lo hay tipo exceso y tipo deficiencia, lo hay asociado al calor y al frío. Si se entiende claramente lo que se menciona en el Suwen, no se podrá excluir una serie de términos asociados con el viento como: parálisis, debilidad y atrofia, pérdida brusca del estado de conciencia, desviación de la comisura labial y palpebral, contracturas, vértigo, lenguaje, disartria, afasia, etc.

Las Fórmulas Oficiales nuevas como del pasado que se recomiendan en el tratamiento de enfermedades por viento en total son 10, por el momento mencionaremos dos de estas fórmulas, la Fórmula Valiosa (至宝丹 *zhi bao dan*) y la Fórmula Valiosa del Alma.

En el tratado de las Fórmulas Oficiales se menciona que estas fórmulas se usan en el tratamiento de síndrome apopléjico, también se recomiendan en el tratamiento de cuando no se puede hablar o cuando se arrastra la voz. Pero, ¿cómo refiere sus indicaciones de esta manera?, (las causas de la afasia o disartria), hay dificultad para emitir las voz cuando se presenta ronquera, la hay asociada a trismus, la hay cuando el paciente no puede sacar la lengua, cuando la lengua está paralizada, de esta misma forma se indica que se usa en el tratamiento de estreñimiento por invasión de la energía patógena viento. Hay que aclarar que puede haber por viento y calor así como por viento y frío, como una fórmula puede tratar esta variedad de enfermedades".

李东垣 Li Dongyuan

李东垣 Li Dongyuan (1180-1251) es uno de los personajes más importantes de la historia de la medicina tradicional china. También conocido como 李杲 Li Gao (En adelante se usarán los dos nombres). Nació en el poblado de Baoding, lo que ahora es la provincia de Hebei, China. Es considerado como una de las Cuatro Grandes de las dinastías Jin y Yuan.

Según la historia, 李杲 Li Gao perteneció a una familia de terratenientes ricos de su comarca. Se ubica como un niño, amante del conocimiento y la medicina. Cuando tenía 20 años de edad, su madre muere por una práctica médica inadecuada y desde entonces decide estudiar medicina. En ese entonces la Escuela de la comarca Yishui de Zhang Yuansu era la más importante, por lo que decide estudiar a su lado y continúa con la Escuela de su Maestro desarrollando la suya.

El periodo en el que vivió nuestro personaje fue de gran desorden político y militar, lo que condicionó el evaluar un determinado tipo de patología, se puede mencionar como la "enfermedad resultante del desorden". El Aspecto medular de su doctrina es: "La lesión interna del bazo y estómago da origen a cientos de enfermedades" (内伤脾胃，百病有生 *nei shang pi wei, bai bing you sheng*), con lo que estructura la "Doctrina tonificadora de la Tierra" (补土派 bu tu pai).

La obra editorial de 李东垣 Li Dongyuan fue muy rica, escribió el Tratado sobre el Bazo y el Estómago (脾胃论 pi wei lun). Una obra que consta de 3 volúmenes. Es donde se muestra la base teórica de Li Gao, sin duda una de las mejores obras de la historia de la medicina china. Además, se ubican otras obras médicas menos conocidas. El Tratado de la Diferenciación de las Lesiones Internas y Externas (内外伤辨惑论 nei wai shang bian huo lun), también de 3 volúmenes, fue publicado en el año 1247. Trata las dificultades para hacer la diferenciación sindromática de los síndromes de origen externo e interno. En el primer volumen muestra la diferenciación sindromática de 13 cuadros, especialmente las diferencias que hay entre los síndromes yin y yang. El segundo y tercer volumen describe el tratamiento de estos síndromes. Los Secretos de la Habitación de las Orquídeas (滥室秘藏 lan shi mi cang)[135], Los Descubrimientos Médicos (医学发明 yi xue fa ming)[136] y otros libros.

La base teórica fundamental de la Escuela de 李杲 Li Gao considera que la causa de la mayoría de las enfermedades tiene su origen en el desequilibrio del bazo - estómago. Fue un gran estudioso del 内经 Neijing y 难经 Nanjing, especialmente en el 内 经 Neijing se enfatiza mucho en el concepto de la energía del estómago (胃气 wei qi), la actividad vital

---

[135] Libro publicado el año 1276, consta también de 3 volúmenes. El libro en su conjunto se divide en 21 especialidades. El primer capítulo estudia cuatro especialidades iniciando con la especialidad donde estudia las enfermedades resultados de los malos hábitos alimenticios, la distensión abdominal, las masas del estómago y del corazón, el dolor del abdomen. Aquí remarca su base filosófica de su doctrina. En el segundo volumen hace la descripción de patología variada que va desde la cefalea hasta la patología ginecológica. El último capítulo estudia desde estreñimiento hasta las enfermedades pediátricas.

[136] Libro que no está bien definido el año de su publicación, consta de un volumen. Incluye el estudio de enfermedades varias como la obstrucción del diafragma, su tratamiento y la adecuación de acuerdo con las cuatro estaciones. Es considerada como la obra que concluye la "doctrina tonificadora de la tierra."

depende de esta. En varios capítulos del 素问 Suwen, se remarca de manera reiterada en que la presencia de la energía del estómago es una de las partes necesarias para la vida, por ejemplo la frase "si hay energía del estómago se vive, ausencia de energía del estómago se muere (有胃气则生, 无胃气则死 *you wei qi ze sheng, wu wei qi ze si*)", un pulso carente de las expresiones de la energía del estómago (lo resbaladizo) es un "pulso verdadero (真脉 zhen mai)"[137], equivalente a un pulso mortal.

李东垣 Li Dongyuan considera que a través de los procesos de digestión, transformación y distribución del bazo –estómago, el organismo obtiene la fuente de la energía yuan de origen, en consecuencia, cuando se lesiona la función del bazo estómago la energía yuan de origen gradualmente se debilita. Así, por ejemplo, ante un cuadro de deficiencia del pulmón utilizaba medicamentos para ascender yang e incrementar la energía del estómago. En caso de deficiencia de yang del riñón, se utilizaba procedimientos para tonificar bazo y estómago.

Él consideraba que las relaciones interorgánicas más importantes eran entre el pulmón, bazo y riñón que son los que alimentan a los tres calentadores, y descuidó mucho las relaciones con los otros órganos, por ejemplo, las que se establecen entre corazón y bazo, bazo e hígado, etc. No consideró la parte yin del estómago. Para él lo más importante era incrementar, calentar a la parte yang del estómago, por lo que sus procedimientos en algunos casos resultaban altamente efectivos, pero en otros no lo fueron tanto.

Para 李杲 Li Gao las enfermedades estudiadas por la medicina interna se pueden dividir en dos grandes grupos: las resultantes de la lesión

---

137 Para más información véase, González, R., & Yang, J. H. (1996). Medicina Tradicional China. El primer canon del Emperador Amarillo. El tratado clásico de la acupuntura. Grijalbo, México DF.

interna y las de origen externo. Las manifestaciones de la enfermedad, características del pulso y todos los datos clínicos permiten diferenciar los dos tipos de patología.

Para este personaje la forma de lesionar al bazo estómago se basa en tres grandes aspectos:

- Pérdida del ritmo en la alimentación.
- Pérdida del ritmo en el trabajo y descanso.
- Alteraciones emocionales.

Consideraba también que las alteraciones entre el frío y calor eran una de las principales causas de las lesiones de origen externo.

Concretamente mencionaba la sed intensa y la ingestión de líquidos en forma excesiva, como lesión por líquidos (饮伤 *ying shang*). Un estado de hambre intensa o una comida muy copiosa se considera como lesión por alimentos (食伤*shi shang*). La administración inadecuada de medicamentos ocasiona grave lesión del estómago e intestino (肠胃复伤 *chang wei fu shang*).

El desequilibrio entre el trabajo y descanso lesiona la estructura y por lo mismo lesiona el bazo estómago. Hace un análisis especial sobre la lesión de la energía yuan de origen debido al exceso de enojo, melancolía, alegría y temor. Estas condiciones además fortalecen el fuego del corazón, terminando finalmente lesionando al bazo estómago. Este tipo de lesiones, se ubican dentro de la lesión interna, sin embargo, dicha lesión interna puede facilitar un cuadro de lesión externa, de tal forma que se pueden combinar y uno facilita el origen y evolución del otro, de tal forma que ha sido cuestión de evaluar el tiempo de evolución de la enfermedad. La enfermedad es dinámica. Consideraba que estos tres factores con frecuencia se encuentran mezclados, no se presentan como únicos, sin embargo, el que con más frecuencia es el más importante, resulta el derivado de las alteraciones emocionales.

Desde el punto de vista terapéutico consideraba que hay una energía yuan en cada uno de los tres calentadores y se debía hacer una clara evaluación de la potencia de dicha energía en cada uno de los tres calentadores y en caso de deficiencia tonificarla, sin embargo, era más importante tonificar la energía del calentador medio, es decir, brazo –estómago.

Desarrolla todo un sistema para regular la función del bazo– estómago (调理脾胃 *tiao li pi wei*) y para ascender la energía yang pura (升举清阳 *sheng ju qing yang*). Por ejemplo, para un cuadro de deficiencia de energía del pulmón desarrolló la Fórmula para Ascender Yang e Incrementar la Energía del Estómago (升阳益胃汤 *sheng yang yi wei tang*)[138]; para tratar la lesión del bazo - estómago recomienda su combinación más célebre, la Fórmula Para Tonificar el Centro e Incrementar la Energía (补中益气汤 *bu zhong yi qi tang*)[139] una verdadera joya del diseño de fórmulas, (es una de las fórmulas que el autor de la presente usa con más frecuencia en la clínica para tratamiento de la patología del paciente mexicano).

[138]Astrágalo (黄芪 huang qi), pinelia (半夏 ban xia), ginseng (人参 ren shen), orozuz tostado (甘草gan cao), angélica du huo (独活 duo huo), siler (防风 fang feng), peonía blanca (白芍药 bai shao yao) angélica qiang huo (羌活 qiang huo) cáscara de tangerina (橘皮 ju pi), poria (茯苓 fu ling) bupleurum (柴胡 chai hu), alisma (泽泻 ze xie), atractilodis blanco (白术 bai zhu) coptis (黄连 huang lian).

[139]Astrágalo (黄芪 huang qi), pinelia (半夏 ban xia), ginseng (人参 ren shen), orozuz tostado (甘草gan cao), angélica du huo (独活 duo huo), siler (防风 fang feng), peonía blanca (白芍药 bai shao yao) angélica qiang huo (羌活 qiang huo) cáscara de tangerina (橘皮 ju pi), poria (茯苓 fu ling) bupleurum (柴胡 chai hu), alisma (泽泻 ze xie), atractilodis blanco (白术 bai zhu) coptis (黄连 huang lian).

Para tratar la deficiencia de yang del riñón recomendaba la Fórmula de Ínula Británica para Calentar el Estómago (沉香温胃丸 *chen xiang wen wei wan*)[140]. Las tres fórmulas a pesar de que se usan especialmente para tratar la deficiencia de la energía yuan de origen de los tres calentadores no pueden ser separadas de incrementar la energía del estómago, tonificar el centro, calentar el estómago, etc.

Esta forma de abordar la patología tanto desde el punto de vista etiológico, fisiopatológico, diagnóstico, así como su abordaje terapéutico, es base de su doctrina y ha guiado a muchos médicos desde el tiempo de 李杲Li Gao. Aún en nuestros días existen muchos médicos que independientemente cual sea su especialidad (sobre todo internistas, ginecólogos y pediatras), siguen como base la escuela de 李杲 Li Gao.

Las fórmulas referidas muestran la evidencia de como se regula la energía yuan de origen de los tres calentadores tomando como base la regulación del bazo estómago.

Además de lo que representa la fórmula maravillosa de tonificar el centro e incrementar la energía, Li Gao desarrollo una serie de fórmulas como la fórmula para calentar el estómago (温胃之法 *wen wei zhi fa*), la fórmula para pacificar el estómago (安胃之法 *an wei zhi fa*), el método para enfriar el estómago (清胃之法 *qing wei zhi fa*), el método para fortalecer el estómago (强胃之法 *qiang wei zhi fa*), etc.

Li Gao por otra parte fue un gran defensor de los principios terapéuticos

---

140 Acónito (附子fu zi), morinda (巴戟 ba ji), jengibre seco (干姜 gan jiang), hinojo (茴香 hui xiang), canela en rama (桂枝 gui zhi), aquilaria (沉香 chen xiang), orozuz tostado (甘草 gan cao), angélica dang gui (当归 dang gui), evodia (吴茱萸wu zhu yu), ginseng (人参ren shen), atractilodis blanco (白术 bai zhu), peonia blanca (白芍 药 bai shao yao), poria (茯苓 fu ling), (alpinia 良姜 liang jiang), ínula (木香 mu xiang), clavo (丁香 ding xiang).

de la Escuela Yi Shui de su maestro Zhang Yuansu, en particular que cuando se usen los medicamentos se debe considerar su propiedades de ascenso, descenso, flotación, profundización (升降浮沉 sheng jiang fu chen), del uso de medicamentos conductores (引经报使 *yin jing bao shi*) y el uso del sabor y la energía pesada o liviana (气味厚薄 *qi wei hou bo*).

Con el objeto de que el lector pueda tener una idea más clara de la imagen que proyecta Li Gao a cerca de 800 años de historia, traduzco el fragmento del libro Historia de la Dinastía Yuan (元史 yuan shi):

"李杲Li Gao también conocido como 明之 ming zhi, originario de 真定 Zhen Ding. La mayoría considera que 李杲 Li Gao era un hombre muy rico y portentoso. Desde niño, amante de la medicina, en ese entonces el famoso médico de la comarca 易水 Yi Shui, practicaba su arte médico entre los estados de Yan y Zhao (actualmente las provincias de Hebei Liaoning y Shanxi), 李杲 Li Gao gastó una gran fortuna para estudiar medicina al lado del maestro Zhang Yuansu, años más tarde continuaría la obra de su maestro. Hombre de familia rica, que no dependía de la medicina para vivir, sino que dependía de su riqueza, por tanto, la gente no lo consideraba como médico. Los letrados no se sentían cómodos con la actitud arrogante de 李杲 Li Gao, solo pocas personas, se atrevían a sobajarse y le hablaban en voz baja, y si la enfermedad no era muy grave no lo consultaban. Sus principales logros fueron en el campo de la criopatología, el tratamiento de las heridas y las enfermedades de los ojos.

王善甫 Wang Shanfu hombre de Beijing, dedicado a la venta de licores en 京兆 Jingzhao, padecía de una enfermedad grave, pues tenía obstrucción urinaria, los ojos los tenía brotados, el abdomen distendido como tambor, había rigidez por arriba de la rodilla como si se fuera a romper, además no tenía deseos de comer. Los médicos le habían prescrito medicamentos de naturaleza dulce e insípida para provocar un efecto diurético, sin embargo, no había obtenido buenos resultados. 李杲 Li Gao interpeló a los médicos esta, es una enfermedad grave, en el 内经 Neijing dice: la vejiga es el almacén de los líquidos, para que los líquidos puedan ser eliminados es necesario que se lleve a cabo el proceso 气化 *qi hua* de transformación energética de los líquidos. Ustedes están usando medicamentos insípidos diuréticos, esta es la razón por la que la vejiga no está llevando a cabo el proceso de transformación de los líquidos. Wang Bing decía: si no hay el calor de la energía yang, no se podrá generar lo yin, si no hay lo yin (si hay carencia de la nutrición de lo yin), no se podrá generar la energía yang. Los medicamentos dulces insípidos son solo yang, no hay yin, bajo dichas circunstancias, ¿el proceso de transformación de la vejiga se podrá llevar a cabo? Después se usó un tratamiento con medicamentos tipo yin, el enfermo no había tomado el segundo paquete cuando ya se había mejorado.

Hacia el mes de febrero 萧君瑞 Xiao Junrui de 西台 Xi Tai, cayó afectado de enfermedad febril criopatogénica, el médico que lo atendió le administró Fórmula de Tigre Blanco (白虎汤 *bai hu tang*), después el paciente mostró un tinte facial oscuro como si fuera tinta negra, la fiebre y otras manifestaciones de la enfermedad inicial había desaparecido, el pulso era profundo y delgado, así como incontinencia urinaria. 李杲 Li Gao al ver las manifestaciones de este enfermo, al principio no sabía que buen medicamento ofrecer, después de analizar el caso, dijo, este es el resultado del uso erróneo de la Fórmula Tigre Blanco en el periodo de tiempo antes del Comienzo del Verano (立夏 *li xia*)[141].

La Fórmula Tigre Blanco es un preparado muy frío, no es una fórmula que se deba usar, lo único que puede producir frío y deficiencia en los

[141] El décimo de los 24 periodos quincenales que forman un año, la fecha aproximada es el 6 de mayo.

órganos y las vísceras y ha hecho que la energía criopatogénica que ha ocasionado la enfermedad se encuentra estancada entre los canales y colaterales, si se usan medicamentos para rescatar de una enfermedad febril intensa, si se usa ahora medicamentos calientes para eliminar, movilizar la energía patógena fría, entonces podrán aparecer algunas otras manifestaciones clínicas, por tanto el uso de la Fórmula del Tigre Blanco, ¿no es un auténtico error? Considero que se debe usar medicamentos calientes para ascender a yang y movilizar los canales.

Alguna gente refutó que la Fórmula del Tigre Blanco es muy fría, no está compuesta por medicamentos calientes, qué puede resolver, cuál es su meta terapéutica, dónde está la razón de ser, a lo que Li Gao decía: la energía patógena se encuentra escondida entre los canales y colaterales, bloqueando la circulación de los canales; la energía yang no puede ascender, por tanto la energía de los canales no puede ser movilizada y una vez que se expresen los síntomas propios de la enfermedad, ¿qué dificultad habrá para tratar adecuadamente la enfermedad? Y tal como lo dijo Li Gao, se trató al enfermo, logrando su recuperación inmediata.

En el ojo la esposa de 魏邦彦 Wei Banyan repentinamente apareció una carnosidad, la alteración patológica se inicia desde abajo, la coloración de la lesión era verdosa, con inflamación y dolor insoportable. Li Gao dijo: Esta enfermedad proviene desde abajo, y tiene su origen en el canal Yangming. El color verdoso no es un tinte normal de la cara, esto muy probablemente es resultado de la invasión de la energía patógena al pulmón y al riñón, por tanto, habrá que sedar la energía del pulmón y del riñón. Como procedimiento de apoyo, habrá que usar medicamentos para el canal Yangming, una vez aplicado el tratamiento, se observaron los resultados, sin embargo, varios días después, las manifestaciones de la enfermedad vieja aparecieron, debido a que su origen puede estar en diferentes canales, y que la carnosidad de la lesión es diferente a la que muestra el riñón (la proveniente del bazo debe ser de color amarillo, la proveniente del canal del corazón es de color rojo, etc.). En el 内 经 Neijing se dice: “todos los canales llegan al ojo”, una vez que alguno de los canales padece alguna enfermedad, se puede expresar en los ojos, esta situación se debe a un desequilibrio de los canales; si hay dicho desequilibrio, la enfermedad no se podrá curar. Hay que preguntarse el origen de la enfermedad, ahora hay evidencia del desequilibrio de los canales. Siguiendo las indicaciones de Li Gao se llevó a cabo el tratamiento y la enfermedad no se volvió a presentar.

La sobrina de 冯叔献 Feng Shuxian de 15-16 años de edad, se enfermó de criopatología; los ojos los tenía rojos, tenía mucha sed, el pulso era muy rápido, de 7-8 veces por ciclo respiratorio, el médico le había administrado la Fórmula para Sostener la Energía Mayor (大承气汤 *da cheng qi tang*), justo al momento de estar tomando la medicina, por suerte fue visto desde afuera por Li Gao, Feng comentó a Li Gao la enfermedad de su sobrina, Li Gao al tomar el pulso de la sobrina se espantó, e inmediatamente dijo: casi se muere esta niña. En el 内经 Neijing se dice: “en lo que se refiere al pulso, casi todos los pulsos rápidos pertenecen al calor, casi todos los pulsos lentos pertenecen al frío”. Ahora el pulso es de 8-9 veces (por ciclo respiratorio), esto es resultado del atrapamiento de la energía patógena tóxica. En el Capítulo sobre los más Importante de la Teoría Médica del Suwen (素问。至真要大论 *su wen - zhi zhen yao da lun*), también dice: “el pulso debe corresponder con la enfermedad, pero ahora en verdad que no corresponde, ¿cuál es la razón de esto?”

La enfermedad y el pulso deben ser correspondientes, si hay patología yang debe ser un pulso yang, cuando se ejerce más presión al pulso este no tiene fuerza, por tanto, no es precisamente un pulso tipo yang, y no necesariamente esto es una enfermedad tipo yang. Esta enfermedad en realizad es un verdadero frío y un falso calor, las manifestaciones de la enfermedad de tu sobrina indica que la enfermedad ya penetró a lo yin. Inmediatamente se le dio una fórmula hecha a base de productos muy calientes como jengibre seco y acónito, ahora estos usan una técnica de uso de medicamentos calientes para enfermedad por frío. Todavía no terminaba de beber la sopa preparada con los medicamentos, cuando ya se observaban cambios en el color de las uñas. Después de tomar una vez más unos 24 gramos de esta fórmula, la enferma comenzó a sudar y al poco tiempo curó.

El jefe militar de Jia, 郭巨济 Guo Juji, padecía de hemiplejia, no podía flexionar ni extender los dedos de los pies. 李杲 Li Gao usó una aguja larga para puncionar el punto 委中 Weizhong (V40), fue tan profundo que llegó hasta el hueso, a pesar de que el enfermo no tenía buena sensibilidad, sangró una buena cantidad de sangre oscura, como tinta china. Inmediatamente usó la técnica de punción errónea (缪刺法 *miu ci fa*), después de 7-8 veces de punción tipo errónea y de tres meses de tratamiento combinado con herbolaria, el enfermo curó.

La esposa de 裴择 Pei Ze padecía de amenorrea de varios años, después de haber sufrido de una enfermedad febril tipo criopatogénica, además presentaba tos con respiración ruda. Había sido tratada ya durante mucho tiempo, los médicos habían usado medicamentos tales como gecko, canela, acónito, etc. Li Gao decía: "no se deben usar estos productos, ya que la enfermedad se encuentra en la región yin, con manifestaciones de sobreelevación de la energía yang, hay exuberancia de energía patógena caliente en la región yang, si se siguen usan medicamentos calientes, no se podrá nutrir, por el contrario, se podrá agredir". Después de eso usó una fórmula para refrescar la sangre y nutritiva de yin, con lo que se presentó la menstruación de manera normal. No mucho tiempo después las manifestaciones febriles también se resolvieron.

Muchos son los ejemplos de la pericia diagnóstica y terapéutica de Li Gao, sus contemporáneos lo consideraban como un "médico mágico" (神医*shen yi*), sus obras en nuestros días siguen circulando y siguen siendo muy populares."

王好古 Wang Haogu

Otro de los ilustres que formaron parte de la escuela 易水 Yi shui fue 王好古 Wang Haogu (1200-1300), quien recibió la influencia directamente de Li Gao era 20 años menos a su maestro, a su vez discípulo de Zhang Yuansu. Gran estudioso de la medicina, de corte confuciana. Gracias a su entereza por la ciencia médica nos dejó varias obras importantes que trascendieron su tiempo, entre las que se encuentran:Sumario de Casos de Síndromes Yin (阴证略例》 *yin zheng lue li*), etc.

- Líquidos y sopas de la herbolaria (汤液本草 *tang ye ben cao*)
- Asuntos Difíciles de Entender (此事难知 *ci shi nan zhi*)
- Armas para fortalecer al médico (医垒元戎 *yi lei yuan rong*). Un libro de la línea de la criopatología.

Su obra más importante sin duda fue Sumario de Casos de Síndromes Yin (阴证略例*yin zheng lue li*). Wang consideraba que uno de los principales aspectos que deberían de tomarse en cuenta al momento de estudiar y tratar al paciente es siempre considerar a yin. Wang decía: "Las enfermedades por criopatología son grandes males", sin embargo, los síndromes yin son aún más graves, la causa está en que "los síndromes yin son difíciles de diferenciar y difíciles de tratar" (伤寒。。人之大疾。。阴证。。难辨难治*shang han... ren zhi da ji... yin zheng... nan bian nan zhi*). Aquí a lo que se refiere como síndromes yin, son los cuadros nosológicos ubicados en las tres etapas (de las seis) donde la energía patógena ha llegado a los niveles energéticos yin (Taiyin,

Jueyin y Shaoyin), Wang Haogu verdaderamente tiene razón al referirse a eso, pues cuando la energía patógena criopatogénica se encuentra en los tres nieles energéticos yang (Taiyang, Shaoyang y Yangming), son relativamente fáciles de diagnosticar y tratar, pero al llegar a los tres niveles yin, el problema es más complejo, tanto en la parte diagnóstica como terapéutica.

La dificultad en la diferenciación y diagnóstico está en que estas patologías con frecuencia se confunden con problemas yang, el problema en cuanto al tratamiento estriba en que la deficiencia, tanto de bazo como de riñón, en particular de riñón, ocasiona que la energía yang se exteriorice y se pierda en el exterior dejando agotado a yin en el interior. Dentro de los datos de deficiencia de yin que más considera es la sed, boca seca, tos seca espasmódica, febrícula, estreñimiento, disuria, pulso profundo y delgado o pulso superficial cordalis, pero sin fuerza, etc. En el aspecto terapéutico uno de los elementos principales era el de nutrir y proteger al riñón, fortalecer, regular, calentar, nutrir al bazo y al riñón. Wang decía: *"Si el shaoyin está bien almacenado en el interior, la región cou li se mantendrá compacta, a pesar de ser atacado por la agresión de una potente energía patógena viento, no podrá lesionar al organismo"*.

Fue gran estudioso del tratado de criopatología, del Neijing y de sus maestros Zhang Yuansu y Li Gao, para sostener a yin el consideraba a diferencia de lo que había Zhang Zhongjing, que debería tonificar al yang del riñón, calentar el interior, fue una gran modificación en las fórmulas que calientan el yang del riñón, como la fórmula de los Cuatro productos a las cuáles ofreció más de 60 modificaciones, la fórmula para regular el centro de la misma forma ofreció 18 modificaciones, la forma para equilibrar el estómago más de 30 modificaciones.

A modo de conclusión sobre el periodo de las cuatro Grandes Escuelas de las Dinastías Jin y Yuan: La lucha entre estas Escuelas por defender sus puntos de vista sobre qué es lo más importante por considerar en cuanto a la etiología, fisiopatología y los varios procedimientos terapéuticos, contribuyó de manera determinante a continuar con el desarrollo de la sinomedicina, estableciendo una influencia determinante sobre los médicos contemporáneos y posteriores a este tiempo.

A pesar de que, entre las posturas hubo mucho conflicto y probablemente mucho encono generado entre los más altos postulantes y sus discípulos, esas discusiones aparentemente estériles, contribuyeron a acelerar el avance de todos los campos de la medicina. No extrañe que este tipo de movimientos se dio durante la dinastía yuan, la dinastía de los mongoles. Durante este periodo, las instituciones chinas que habían sostenido el imperio se desmoronaron por algún tiempo, claro está que era tan grande la inercia de la cultura china que volvió a recuperar su estructura, pero ese tropiezo fue muy importante para que el pueblo chino se replanteara muchos elementos, desde la filosofía, hasta la medicina hubo grandes conflictos que repercutieron en un avance.

Antes de estudiar la historia china, pensaba que había sido una evolución lineal, sin tropiezos, cosa que no fue así, hubo movimientos críticos, verdaderos sismas que lejos de destruir a la medicina tradicional china, la han fortalecido. Uno de esos periodos fue el de las Escuelas de las dinastías Jin y Yuan. Dentro de nuestra formación tenemos un pedazo más grande o más pequeño de todas esas Escuelas, en nosotros confluyen las tendencias y en algunos pacientes al momento de atenderlos podemos echar mano de algún concepto planeado por uno u otro de los exponentes de esas Escuelas. Puedo decir que soy Li Gaoísta, pero a veces soy más Zhang Yuansuísta, y cuando veo un paciente oncológico me recuerdo y venero a Liu Wansu, y cuando veo un paciente crónico de alguna enfermedad febril crónica que no se resuelve me recuerdo y valoro enormemente la fortaleza de Wang Haogu, sin dejar de reconocer el tremendo valor de Zhu Danxi.

Otros Médicos y Obras Importantes de la Época

Además de los ya mencionados en las Diferentes Escuelas, no se pueden excluir algunos personajes importantes que sin ser los miembros más destacados de esas Escuelas, contribuyeron con su saber al desarrollo de la medicina. A continuación se presentan algunos de los más importantes o aquellos que fueron conocidos por sus obras; sin duda, hubo una gran cantidad de profesionales médicos, con una gran experiencia que por desgracia el tiempo los borró.

陈自明 Chen Ziming

陈自明 Chen Ziming (1190-1270). Tercera generación de médicos, fungió como profesor médico. Hizo grandes investigaciones en lo referente a la teoría básica, criopatología, tratamiento de úlceras y lesiones cutáneas, pero en especial en el campo de la gineco-obstetricia. Su libro Buenas Fórmulas del Gran Compendio de Ginecología (妇人大全良方 *ren da quan liang fang*), considerado como el primer libro de esa materia existente en nuestros días, consta de 24 capítulos, fue escrito en 1237. Incluye tres grandes contenidos, el primero se refiere a la técnica para regular la menstruación (tian jing men), en el que se hace una descripción inicial de la fisiología de la menstruación y la segunda se hace una exposición de las patologías que pueden ocasionar dismenorrea y el tratamiento de ellas, el segundo habla de la enfermedades comunes (众疾 zhong ji) se describe lo que ahora conocemos como amenorrea secundaria ocasionada por tuberculosis. El tercero habla sobre la infertilidad (求嗣qiu si), donde se hace una descripción detallada de las principales causa de la infertilidad entre las que se encuentra, el desgaste de sangre y energía, metrorragia, leucorrea intensa, etc.

Otros de los capítulos describen los problemas relacionados el crecimiento del feto, de los cuidados que debe tener la mujer embrazada, medicamentos prohibidos, recomendaciones higiénicas, etc. También se habla sobre el puerperio, donde se proponen medidas para la prevención de lo que ahora conocemos como infecciones puerperales. Un capítulo especial para el abordaje de las distocias y su menejo. Este libro, es sin duda, de los más importantes y su influencia se mantiene hasta nuestros días.

严用和Yan Yonghe

严用和 Yan Yonghe (1200-1267), estudioso de la medicina desde niño, inició como médico desde los 17 años, después de 30 años de trabajo escribió dos obras importantes de fórmulas médicas; Fórmulas Para Preservar la Vida (济生方 *ji sheng fang*) de 10 capítulos, y Continuación de las Fórmulas Para Preservar la Vida (济生绪方 *ji sheng xu fang*) de 1 capítulo. Se sabe que la primera obra contiene 450 fórmulas y más 90 provenientes de la segunda. Famosas combinaciones como La Fórmula para Contener al Bazo (归脾汤*gui pi tang*), aparecen en el primer libro.

El libro Fórmulas Para Preservar la Vida (济生方*ji sheng fang*), también se conoce como Fórmulas Para Preservar la Vida del Sr. Yan (严氏生方*yan shi sheng fang*) fue publicada en 1253, consta de 79 apartados de patologías, en donde primero se describe la enfermedad y posteriormente se describe la fórmula recomendada.

El libro Continuación de las Fórmulas Para Preservar la Vida (济生绪方 *ji sheng xu fang*), también se conoce como Continuación de las Fórmulas Para Preservar la Vida del Sr. Yan (严氏生绪方 *yan shi sheng xu fang*), fue publicado en 1267, y trata especialmente la patología miscelánea de difícil tratamiento.

Desgraciadamente sus obras originales se extraviaron, sin embargo, gracias a otras obras como el La Enciclopedia de Yong Le (永乐大典*yong le da dian*), registra 56 capítulos y describe 240 fórmulas y se cree que contiene aproximadamente la mitad de la obra original.

Se ubica a Yan Yonghe como un médico con gran capacidad de manejo de las enfermedades, gran manejo de patologías basado en la diferenciación sindromática de órganos y vísceras, en especial del bazo y riñón, en la clínica tenía gran tendencia hacia la regulación de sangre y energía, yin y yang. No solo sabía usar fórmulas catárticas, pero no dependía de medicamentos tonificantes, tenía sus propias fórmulas, y no dependía de un grupo de medicamentos.

Wei Yilin 危亦林 (1277-1347)

Médico famoso de la dinastía Yuan, originario de la Provincia de Jiangxi, descendiente de un linaje de cinco generaciones de médicos. Desde niño mostró gran interés hacia la medicina, a los 20 años ya tenía su propia consulta médica. Ocupó en diferentes momentos un puesto en la oficina médica imperial.

Hizo estudios profundos sobre diversas áreas de la medicina especialmente en medicina interna, medicina externa (cirugía), ginecología, pediatría, oftalmología, ortopedia, odontología, otorrinolaringología, etc., pero su atención especial fue en el área de la ortopedia y traumatología, campo en el que fue gran experto.

El año 1337 publicó su obra Fórmulas Efectivas Obtenidas por Generaciones (世医得效方*shi yi de xiao fang*) formado de 19 volúmenes, incluye una gran cantidad de fórmulas y procedimientos de ortopedia. Fue gran experto en el manejo de fracturas, luxaciones y esguinces de las extremidades, así como en trauma de la columna vertebral. El primero en proponer el manejo de luxaciones mediante la técnica de la suspención. Defendía que para hacer la reducción de las fracturas o luxaciones se debía anestesiar al enfermo.

La anestesia se lograba con la administración de productos como la datura estramonio, acónito, etc. Además, enfatizaba que las dosis de los medicamentos se deben ajustar de acuerdo con la edad, constitución, grado de sangrado similar a como se maneja actualmente y demuestra el grado de avance de la ortopedia y traumatología de ese tiempo.

罗天益 Luo Tianyi (1220-1290)

罗天益Luo Tianyi, originario de la Provincia de Hebei. A temprana edad fue estudioso de literatura, arte, técnicas castrenses. Participó en múltiples batallas, abandonó el confucionismo y se dedicó en cuerpo y alma al estudio de la medicina, recibió la influencia de las Escuelas de Zhang Yuansu y de Escuela Tonificante de la Tierra, fue alumno directo de 李东垣 Li Dongyuan durante decenas de años. Estudioso incansable, recibió directamente la esencia médica de su maestro, gracias a él la obra de Li Gao, tuvo el impacto que mereció, pero también de la Escuela de la Diferenciación Sindromática de Zhang Yuansu. Hacia el año 1251 se separó de su maestro y regresó a su ciudad natal, donde se convirtió en un médico famoso de su época por su gran pericia médica. Vivió en los últimos años de la dinastía Jin, con el ascenso al poder de la dinastía Yuan fue médico Imperial, volvió al ejército y también fue médico del ejército yuan.

El esplendor de la medicina Jin Yuan alcanzó a 罗天益 Luo Tianyi bajo la influencia de la "Escuela Tonificadora de la Tierra", combatía a la Escuela Enfriadora, de manera importante enfatizaba en seguir tonificando al elemento tierra que es la "madre de las diez mil cosas". En el hombre el bazo y el estómago, son la base(脾胃人之所以为本者).

Su obra se puede clasificar en dos grandes grupos: estudio de las obras clásicas y estudio de fórmulas, su primer obra que desgraciadamente se extravió es El Capítulo Clasificados del Neijing (内经类编 nei jing lei bian). Las obras más importantes del estudio de fórmulas fue Espejo Valioso de la Higiene (卫生宝坚wei sheng bao jian) que consta de 24 volúmenes, dentro de su contenido incluye tópicos como: algunos errores que no se deben olvidar sobre los medicamentos, el registro de casos clínicos, el método de clasificación de los medicamentos. Se describe con mucho detalle la determinación del sabor, naturaleza de los medicamentos y su relación con la clínica, se puede observar claramente la influencia de sus maestros Zhang Yuansu y Li Gao, así como de otros discípulos de dichos maestros como 张璧Zhang Bi (uno de los discípulos más destacados de Zhang Yuansu), 钱乙Qian Yi (véase más adelante), entre otros. Esta obra incluye 766 fórmulas perfectamente estudiadas y analizadas. Es un material rico en experiencia clínica y de fórmulas efectivas.

Otra de sus obras es Fórmulas Efectivas del Sr. Li Dongyuan (东垣先生试效方dong tan xian sheng shi xiao fang). Así como Gráfico de Productos Medicinales (药象图yao xiang tu), "compilación de fórmulas famosas (经验方), Confusiones sobre diferenciación sindromática de los clásicos médicos (医经辨惑 yi jing bian huo). También está Explicación de Zhang Yuansu del Canon de las Dificultades (洁古注难经 Jie gu zhu nan jing) que es una revisión hecha a la obra de su maestro Zhang Yuansu.

Además de lo anterior, Luo Tianyi fue discípulo de 窦汉卿Dou Hanqing (véase el apartado de acupuntura de este capítulo), de quien estudió especialmente el uso de moxibustión para calentar el calentador medio, el uso de moxibustión en el manejo de deficiencia de yin y energía.

钱仲阳 Qian Zhongyang

钱仲阳 Qian Zhongyang (1032-1113) También conocido como 钱乙 Qian yi, es originario de la Provincia de Shandong. Su padre también fue médico, pero era un alcohólico empedernido, cuando 钱乙 Qian yi tenía 3 años lo abandonaron. Su madre también murió muy joven, la hermana del padre tomó al huérfano, su tío político y padre adoptivo de apellido 吕 Lu era médico y fue su primer maestro, a quien respetó en todo momento como su padre.

钱乙 Qian yi fue un gran estudioso y buen clínico, y es considerado como prominente médico de la dinastía Song. Hacia 1078-1085 atendió y curó la enfermedad de varios niños príncipes de la familia imperial, por lo que fue invitado a ser parte de la Oficina Médica Imperial. La fama se extendió pero finalmente abandonó dicha oficina a los 60 años por enfermedad.

Entre las obras de 钱乙 Qian yi se encuentra Aspectos Sutiles del Tratado de Criopatología 伤寒论指微 *Shang han lun zhi wei* de 5 volúmenes, Ensayo sobre el Niño *(婴儒论 ying ru lun)*, de 100 capítulos, Fórmulas pediátricas del Sr. Qian (钱氏小儿方*qian shi xiao er fang*) desgraciadamente desaparecidos. Por fortuna su obra más importante es la recopilada por su alumno 阎孝忠Yan Xiaozhong, conocida como Terapéutica de las Enfermedades de los Niños (小儿药证直诀 *xiao er yao zheng zhen jue*). Esta obra es considerada como la primer obra sistematizada de pediatría que consta de tres volúmenes; el primer capítulo describe la pulsología del niño y el diagnóstico de la terapéutica de las enfermedades pediátricas más comunes; en el segundo capítulo se registran 23 casos clínicos pediátricos tratados por Qian Yi y dentro del último capítulo se describen las fórmulas y la aplicación de dichas fórmulas en pediatría.

Este libro detalla la fisiología y fisiopatología de las enfermedades de los infantes, tiene frases como En los niños, "los cinco órganos y las sesis vísceras, están formadas pero no completamente, si están formadas completamente pero no son vigorosas (五脏六腑, 成而未全, 全而未状 *wu zang liu fu, cheng er wei quan, quan er wei zhuang*), las enfermedades de los niños, "fácilmente caen en deficiencia, fácil en exceso" (易虚易实 *yi xu yi shi*), fácil frío, fácil calor (易寒易热 *yi han yi re*).

En el aspecto terapéutico defendía el uso de procedimientos suaves, no usar métodos dolorosos o agresivos, no usar métodos catárticos drásticos; proponía que se debe diferenciar claramente el momento para tonificar y para sedar, por ejemplo propone para tratamiento de enfermedades exantemáticas en etapa inicial la Fórmula de Cimicifuga y Pueraria (升麻葛根汤 *Sheng ma ge gen tang*), para cuando hay un cuadro febril intenso usar la Fórmula Conductora de lo Rojo (导赤散 *Dao chi san*), para tratamiento de dispepsia del infante usar la "Fórmula que Hace Diferente la Función (digestiva)" (异功散 *yi gong san*) y la muy famosa Fórmula Rehmannia Seis Sabores (六味地黄丸 *Liu wei di huang wan*) para el tratamiento de deficiencia de yin de riñón. Estas fórmulas aparecen por primera vez descritas en este libro, y se siguen usando hasta nuestros días, guiadas por los conceptos referidos por 钱乙 Qian Yi. Las contribuciones de Qian Yi al campo de la Pediatría son indiscutibles, es conocido en el mundo médico como el "Médico Sabio (santo) de la Pediatría" El Padre de la Pediatría".

陈言 Chen Yan (Siglo XII)

陈言 Chen Yan, originario de la Provincia de Zhejian, hombre inteligente que destacó en el diagnóstico y muy efectivo en el tratamiento. Además siempre enfatizó en la prevención, por su gran capacidad y pericia es considerado como uno de los grandes médicos de la dinastía Song del sur.

陈言 Chen Yan en 1174 editó su obra Maestra Formulación para las Patologías causadas por los Tres Factores Etiológicos (三因极一病证方论 *san yin ji yi bing zheng fang lun*), de 15 capítulos.

Esta obra es la que propone la teoría trictiológica (三因致病说 *san yin zhi bing shuo*), la cual considera que, a pesar de complejidad de las causas de la enfermedad, los factores causantes de las patologías se pueden dividir en tres grupos:

- Factores internos: se refiere a las siete emociones: alegría, enojo, tristeza, preocupación, melancolía, temor y ansiedad.
- Factores externos: se refiere a las seis energías patógenas: viento, frío, calor de verano, sequedad, humedad y fuego.
- El tercer factor no es interno ni externo, aquí se incluyen las agresiones alimenticias por hambre, o grandes comilonas, las mordidas de animales o insectos, los traumatismos, las quemaduras, etc.

La primera parte de la obra explica la teoría, la segunda muestra una gran riqueza clínica en donde se describe gran número de patologías con sus respectivas fórmulas.

La principal característica es que describe y ordena las enfermedades de acuerdo con los tres factores causantes de enfermedad. La clasificación de 陈言 Chen Yan a pesar de que Zhang Zhongjing ya la había planteado, sin embargo, 陈言 Chen Yan la sistematizó y ordenó mucho mejor, por tanto es una obra fundamental para el estudio de la etiología y fisiopatología de la medicina tradicional china.

寇宗奭 Kou Zongshi (Siglo XII)

寇宗奭 Kou Zongshi (desconocido su año de nacimiento y fallecimiento), solo se sabe que entre los años 1111-1117 ocupó un puesto de burócrata en la Provincia de Hunan. Fue un gran investigador de las propiedades de los productos medicinales, enfatizaba que el médico debe estar muy de cerca en la preparación de las fórmulas, así como estar cerca del enfermo. Después de más de 10 años de registro minucioso de información sobre plantas combinada con su rica experiencia clínica, hacia el año 1116 publicó su libro Materia Médica Ampliada (本草衍义 *ben cao yan yi*) formado de 26 volúmenes, registra 460 productos. El de manera enfática rechazaba el uso de los productos de la alquimia (elíxir de la juventud eterna) y registró una buena cantidad de muertes ocasionadas por dicha práctica. Al mismo tiempo expresó la forma y/o tendencia del uso de medicamentos químicos. Otra de sus contribuciones fue la metodología que tuvo para reconocer los medicamentos, así como la preparación de los productos y el procesamiento para evitar los efectos tóxicos o incrementar o modificar su efecto.

Otra contribución que aparece en su obra es la determinación de diferentes dosis de los medicamentos de acuerdo con la edad y constitución física, lo agudo o crónico de la enfermedad. Li Shizhen lo respetó mucho, decía que, al consultar su obra, se muestra una obra muy valiosa, nos lleva de la mano para establecer la diferenciación sindromática, La Dongyuan y Zhu Danxi, respetaban mucho su trabajo. Él propuso que a los medicamentos se debería estudiar su naturaleza (fría, caliente, tibia o helada), su sabor (ácido, amargo, dulce, picante y salado), y la energía de los medicamentos (aromático, apestoso, fresco, seco), un medicamento puede ser de naturaleza fría, pero no necesariamente tiene una energía fría.

Intercambio de conocimientos médicos con otros países

Uno de los elementos históricos que se presentan en esta época es el intercambio con otros países. Como se ha comentado, el desarrollo de nuevos procedimientos de navegación, el interés por expandir el mercado para la creciente industria china textilera y de la porcelana fue el motor que impulsó el intercambio. Durante el periodo que nos ocupa, Europa vivía sumergida en la Edad Media, en cambio la prosperidad estaba en manos de los árabes. Se sabe que durante esta época se intercambiaron muchos de los medicamentos, entre los que se encuentra el incienso, mercurio, etc. Mediante el uso de la brújula y los sistemas de navegación, el intercambio con otros países y regiones se intensificó, en los puertos marítimos de las regiones costeras del sur de China como Cantón y 泉州 Quanzhou (puesto ubicado al Sur de Shanghai y Norte de Cantón), se ubicaron aduanas conocidas como 市舶司 *shi bo si* para controlar la entrada y salidas de productos y el cobro de impuestos.

De acuerdo con el libro Eventos Importantes de la Dinastía Song (宋会要 *song hui yao*)[142], entre las dinastías Song, Jin y Yuan China mantenía intercambios comerciales con cerca de 50 países, especialmente con países árabes. China exportaba muchos productos medicinales, como cinabrio, ginseng, cálculos de bovino, Poria, acónito, pimienta, etc. Uno de los productos con gran fama era los cálculos de bovino, los cuáles eran enviados en cajas metálicas y usadas en el control de enfermedades infecciosas. Durante la dinastía Song, uno de los funcionarios de las aduanas de Quanzhou, 赵汝适 Zhao Rushi escribió el libro Registro de

[142] Para más información consultar https://en.wikipedia.org/wiki/Song_Huiyao_Jigao (enero 2019)

Países Extranjeros (o Bárbaros) (诸藩志 *zhu fan zhi*)[143] el primer libro sobre las actividades que se llevaban en dichas aduanas, Zhao registró el comercio de metales, perlas, marfil, incienso, conchas de carey, etc. En 1974 fue descubierto en el golfo de Quanzhou una embarcación hundida que data de la dinastía Song donde se encontró una gran cantidad de productos comerciales entre los que se encuentra incienso, areca betel, pimienta, carey, sándalo, ínula, mercurio, cinabrio y otros productos medicinales, el peso en seco de estos productos era de cerca de 2 toneladas.

El médico de lo que ahora es Irán, Rashid al Din al Hamdani (1247-1318), escribió un libro que incluye una gran cantidad de elementos de medicina china; entre los principales elementos está la pulsología, anatomía, embriología, ginecoobstetricia, farmacología, etc. Los esquemas que se ven en su libro corresponden con los descritos por Wang Shuhe en el Canon del pulso.

Intercambio entre China y Corea

El intercambio entre estos dos países se incrementó y llegó a un nuevo nivel de desarrollo. Durante la dinastía Song, en el año 1016, el libro "Recetas benéficas de los hombres sagrados de la paz" (太平圣惠方 *Tai ping sheng hui fang*), es llevado a Corea y se convierte en el libro de referencia obligada para el estudio de las fórmulas. A mediados del siglo XII en Corea se edita una gran cantidad de clásicos de la medicina china. Por ejemplo, el "Canon de Dificultades del Emperador Amarillo Nanjing", el "Tratado de Criopatología" de Zhang Zhongjing, "El recetario de bolsillo" (zhou hou fang). El intercambio de obras clásicas, profesionales,

---

[143] Para mayor información consultar https://en.wikipedia.org/wiki/Zhu_Fan_Zhi (enero 2019)

estudiantiles, así como de productos medicinales fue muy basto durante todo este tiempo.

Por ejemplo, hacia en el año 1079, el gobierno Song envió una gran delegación de médicos miembros de la oficina medica imperial a Corea, llevando el mayor cargamento de productos medicinales de la hisotria antigua de China, más de 100 productos medicianles, entre los más importantes: cálculos de bovino, cinabrio, alcanfor de Borneo, almizclero del Tíbet, maceración alcohólica de almendras de chabacano, etc. El gobierno de Corea les regresó la cotesía enviando algunas toneladas de ginseng, piñones, aceite de sésamo, etc. Una de las grandes contribuciones de Corea ha sido la preservación de muchas obras que en China habían desaparecido y las mantenían en bibliotecas coreanas.

Intercambio entre China y Japón

El intercambio a nivel gubernamental que se estableció entre estos dos países fue muy rico y amplio; el intercambio de médicos entre los dos países fue muy intenso, muchos libros fueron exportados al Japón y fueron la pieza clave para el desarrollo de la medicina japonesa, que absorbía todo lo que se escribía en China. De este tiempo destaca la publicación del libro 藏书目录 Cang shu mu lu, "Índice de los libros almacenados", que incluye más de 30 ejemplares.

Intercambio de China con los Países

El intercambio con los países del Sureste asiático fue muy intenso, la comercialización de varios productos, en especial la del incienso, perlas, marfil, cuerno de rinoceronte, alcanfor, hinojo, pimienta, etc, motivó el intercambio cultural y por ende el médico.

Los lugares con los que se estableció más relación fue con algunos países que se encontraban en lo que ahora se conoce como Vietnam.

Durante la dinastía Song, hubo intercambio con los países árabes, desde Arabia (大食国 *da shi guo*)[144] fueron enviados a la corte Song, algunos regalos hechos a base de Alcanfor de Borneo, maltosa, agua de rosas, etc. En 993 desde Arabia fue enviado el funcionario Li Yawu trayendo consigo agua de rosas, incienso, pirolusita, marfil, etc. En el siglo XII se escribe el libro *Recopilacion medicamentarium del simplicium* escrita por el célebre médico de Granada Jami Ibn Baiar[145] considera que el ruibarbo es proveniente del norte de China y que fue introducido a Arabia desde China.

Uno de los personajes más importantes del mundo persa fue el político, historiador, médico Rashīd al-Dīn Ṭabīb (persa: رشیدالدین طبیب) que escribió una enciclopedia de medicina china, escrito en idioma persa Tesoros de la Ciencia China del Ilkanato[146] 伊儿汗的中国科学宝藏 *yi er han guo de zhongguo ke xue bao cang*)" en este libro se tienen conocimientos sobre pulsología, anatomía, embriología, gineco-obstetricia, herbolaria, etc. Una característica que tenía este personaje era que ilustraba sus obras, ahí se muestran ciertos esquemas de los órganos y vísceras de acuerdo con los chinos, así como las ubicaciones de las regiones del pulso. Incluye el nombre de 王叔和 Wang Shuhe como un gran especialista en pulso. En el libro Los Viajes de Marco Polo, se refieren varios elementos

[144] Da shi guo, era el nombre que le asignaban los chinos a Arabia, literlarmente significa, el país de los que comen mucho, el país de los glotones.

[145] Su nombre completo, Ḍiyā' Al-Dīn Abū Muḥammad 'Abdllāh Ibn Aḥmad al-Mālaqī (ضياء الدين أبو محمد عبد الله بن أحمد المالقي) Médico de mucha fama, en sus libros refiere más de 1400 productos medicinales

[146] Ilkanato nombre de uno de los cuatro kanatos en los que se dividía el imperio mongol, este kanato se ubicada en lo que ahora es Iran, Irak, Azerbaiyán, región central y oriental de la actual Turquía.

relacionados con plantas chinas, en su tercer libro refiere que en las costas de Malabar y Ceylán vio gran cantidad de embarcaciones chinas cargadas de productos medicinales chinos con destino hacia los países árabes, hacia el Golfo de Aden y continuar después hacia Alejandría y otros lugares, en este libro se refiere al jengibre, pimienta, ruibarbo, almizclero del Tíbet, canela y otros productos que eran enviados a los países árabes. En el siglo X Al-Masudi en su libro Praderas de Oro Minas y Gemas[147] describe que embarcaciones chinas transportaban una gran cantidad de almizclero del Tíbet hacia Persia, Aman y otros países árabes, en el idioma árabe y persa se refiere al ruibarbo como "ruibarbo chino", así como "jengibre chino" para referise al jengibre, "rey chino" para referirse a la nuez moscada, etc.

De la misma forma algunos productos árabes fueron introducidos a china, por ejemplo, en el libro Clásico Ilustrado de Materia Médica se refiere a la menta acuática (湖薄荷 *hu bo he*) y otros productos que provienen de los países árabes. Durante la dinastía Yuan, en la oficina médica imperial fue aceptado el famoso médico árabe Fnant Isaioh (爱薛 *ai xue*) quien era administrador del hospital de la capital. En el año 1270 en la capital del imperio se estableció el Hospital Musulmán (回回药物院 hui hui yao wu yuan), además se tradujo la obra árabe "Fórmulas Médicas Musulmanas" (回回药方 *hui hui yao fang*), lo cual seguro contribuyó a la compenetración de ambas culturas. Sin embargo, por lo que se puede observar, la cultura médica árabe estaba muy "eclipsada" por el modelo médico grecolatino y no pudieron evaluar con más claridad la cultura médica china.

---

[147] Traducido al inglés como Meadows of Gold y Mines of Gems y en chino (黄金草原 huang jin cao yuan).

Notas breves sobre la historia de la Medicina Legal

La medicina legal es una rama importante de la medicina en general. En China desde tiempos muy remotos hay elementos de esta. En el Libro de los Ritos aparecen referidos algunos vestigios de medicina legal. En 1975, en el Distrito de Yun Meng de la Provincia de Hubei se descubrió una tumba de la dinastía Qin, en donde aparecen varios documentos elaborados en tablillas de bambú relacionados con preguntas y respuestas sobre las leyes Qin, así como registros sobre juicios y penalidades. Hay algunas que son directamente relacionadas con medicina legal. Aparecen algunos ejemplos de la inspección física al feto y el cuerpo de la madre cuando después de golpes se presenta aborto. A lo largo de la historia antigua aparecen algunos elementos de medicina legal. Para 951, 和凝 He Yi y su hijo 和蒙 He Meng publicaron el libro "Compilación de los juicios (penales) de yi" 疑狱集 *yu yu ji)*. Esta obra sin ser una especializada de medicina legal, narra muchos juicios e investigaciones judiciales y su contenido es de inestimable valor para la medicina legal y forense. Durante la dinastía song, las leyes imperiales fueron más severas, y la imposición de castigos fue más fuerte, el sistema de abogados más necesario y esto demandó un sistema médico legal más especializado y eficaz. Las obras de este tiempo fueron más ricas en contenido; por ejemplo, durante la dinastía song del Sur 郑克 Zheng Ke publicó el Libro El Espejo de la Tortuga de los Castigos (折狱龟鉴 *zhe yu gui jian)* libro que consta de ocho volúmenes, escrito a mediados del siglo XIII. Zheng hace una colección ordenada y sistematizada de 395 casos contemporáneos y de su pasado sobre juicios y los castigos impuestos, sin ser una obra especializada en medicina legal, contiene una gran cantidad de información sobre este tema. Aquí se sostiene la idea de tener las pistas "La teoría de las pistas" (tener los pelos en la mano), y además estaba en contra de castigos crueles a los condenados.

桂万荣 Gui Wanrong en 1211 escribió Los asuntos de la Sombra del Cerezo (棠阴比事 tang yin bi shi), en donde se registran 144 juicios. Posteriormente aparecen dos obras Índice de Casos Revisados (检验格目 *jian yan ge mu)* y Gráficas de la Exploración del Hombre de Frente y de Espalda (检验正背人形图 *jian yan zheng bie ren xing tu),* sin embargo, la obra más importante de este tiempo y es considerada como la primera obra especializada de medicina legal es la conocida como:

Registro de la Forma de Limpiar los Errores 洗冤集录 *xi yuan ji lu*, escrita por 宋慈 Song Ci y publicada en 1247.

检验格目 Song Ci (1186-1249), originario de la Provincia de Fujian. Hijo de abogado, representante de la clase del mediano - pequeño terrateniente, de tendencia progresista, recibió desde joven la influencia neoconfucionistas de la época, a los 28 años presentó su examen imperial obteniendo la calificación más alta. Fue encargado de la oficina de la secretaría general del imperio y posteriormente se encargó de la judicatura y los prisioneros en la Provincia de Hunan. Participó en el control de varias rebeliones campesinas siendo el encargado de enjuiciar y castigar a los campesinos rebeldes siendo muy severo contra los oficiales que violaran la ley. En dicho trabajo acumuló una rica experiencia lo que permitió que escribiera su maravillosa obra. Incluye anatomía, exámenes *postmortum,* examen de la escena del crimen, ubicación de las lesiones y de la causa probable de la muerte, los procedimientos que se usaron como urgencia del occiso antes del fallecimiento o por otra persona, los tóxicos y antitóxicos.

Esta obra es considerada como el primer tratado sistematizado de leyes y probablemente la primera de jurisprudencia médica del mundo. Fue traducida al coreano, japonés, inglés, alemán, francés, holandés, etc. El primer y segundo capítulo describe la teoría general de la exploración, incluye lo ya comentado sobre anatomía, además menciona que el médico legista debe dirigir la investigación con pericia y rapidez. Song recomendaba que al revisar un cadáver no había que temerle al olor del cuerpo, sino ubicarse en un lugar más en lo alto, usar humo y así poder hacer un buen reporte. El proceso de investigación consiste en hacer una inspección inicial y después volver a hacer otra evaluación, todo acompañado de los métodos y formas para revisar cada parte del cadáver, lo primero es revisar la implantación del pelo en la punta de la cabeza, los oídos, la nariz, el interior de la garganta, el ano, la vagina, se pueden extraer las substancias y se enfatizaba en la necesidad de observar todo con buena luz.

En los capítulos III - V se expone la inspección de los huesos, así como la identificación de los mecanismos por los cuales se puede causar la muerte, enfatizando en el objeto con el que lesionó al occiso, diferenciar si los golpes fueron propinados cuando el sujeto estaba vivo o ya había muerto, la forma de determinar si se trata de suicidios o asesinato. Menciona que cuando el músculo o piel de una herida se contrae se trata de suicidio, de lo contrario se trata de asesinato, así como conocer cada uno de los venenos provenientes de los tres reinos, los procedimientos de urgencia y los antídotos. El material de este libro es muy vasto y rico, explicado de una forma sencilla, su análisis es simple y basado en una serie de pruebas inteligentes.

Durante varios cientos de años fue el libro de cabecera de jueces y abogados. Por esa razón Song es considerado el "Padre de la Medicina Forense". La primera obra de medicina legal publicada en occidente fue la Nueva Edición de Medicina Legal escrita por Fortunato Fideli en 1602. Durante la dinastía Yuan, en 1279 Casos Certificados (结案式 *jie an shi*) que contiene aproximadamente una mitad de su contenido sobre medicina legal. Lo primero que trata es lo referente a la inspección del cadáver, el examen in vivo y el examen de las evidencias materiales, sobrepasando en algunos aspectos a Song Ci. En 1308 se publicó el libro "Lo omitido por el Registro de la Forma de Limpiar los Errores (无冤录 *wu yuan lu*) que justamente enuncia algunos que tiene la obra de Song Ci.

A lo largo de la historia de la Medicina Legal la Obra de Song Ci eclipsa a otras obras que hacen algunas otras contribuciones al campo de la medicina forense.

Nuevo Desarrollo Teórico y Práctico de la Medicina Tradicional China

Periodo que nos ocupa

Dinastía Ming	1368-1644
Guerra del Opio en la Dinastía Qing	1644-1840

Condiciones generales históricas y políticas

Este periodo se considera como la etapa final del periodo feudal de China. En 1368 朱元璋Zhu Yuanzhang, valiéndose del amplio descontento social, usó las rebeliones campesinas para derrocar la dinastía Mongola Yuan y fundar la dinastía Ming. La nueva casa imperial, con el fin de controlar el descontento popular y estimular el desarrollo y la prosperidad económica, aplicó muchas medidas de carácter político y económico.

Bajaron los impuestos, se construyeron nuevos y mejores sistemas de irrigación agrícola, aumentó la superficie de tierra laborable, se mejoraron los cultivos y, consecuentemente, las cosechas. Se introdujo la semilla de algodón, se adoptaron procedimientos y estrategias para promover el crecimiento de la producción manufacturera y el comercio, etc.

Para algunos historiadores, desde la dinastía Song se dieron los elementos de la sociedad capitalista que después no prosperarían durante la dinastía Yuan. En el siglo XVI, durante el periodo de la dinastía Ming, en la economía china se presentaron algunos elementos característicos para la economía capitalista. Algunos talleres manufactureros, basados en máquinas y aumentando el número de los empleados, masificaron su producción, creando excedentes económicos sin precedentes. Tal fue el caso de los talleres de tejido de seda de la región de Sheng ze zhen 盛泽镇 en Suzhou. Los talleres de tela de algodón, de 松江 Song Jiang. Los talleres de porcelana de 景德镇 Jing de zheng, las fábricas de papel de 铅山 Qianshan, la industria de hierro fundido (铸铁业 *zhu ti ye*) de Foshan etc.

Durante la dinastía Ming se desarrolló la técnica de elaboración de barcos para la navegación en alta mar. El gran marino 郑和 Zheng He (1371-1435), entre los años 1405 y 1430, organizó 7 grandes travesías y navegó hasta el Océano Pacífico, el Mar del Sur y el Océano Indico, tocando las costas de 35 países de Asia y Africa. En África el punto más lejano adonde llegó fue Malindi en Kenia. Antes de navegar hacia el Suroeste, Zheng He con su tripulación llegó varias veces a Japón.

Los viajes de Zheng He contribuyeron en gran medida en la promoción del intercambio comercial científico y cultural entre China, Africa, Japón y el resto de los países asiáticos.

En el siglo XVI varios países europeos, con el fin de buscar recursos naturales y nuevos mercados, enviaron personas a muchos países de África, Asia y América. Entre otros aventureros, a China llegaron también muchos misioneros cuyo propósito principal fue expandir la influencia del cristianismo. Entre los más conocidos viajeros (aunque está en duda su llegada a China) está el célebre Marco Polo. Los misioneros cristianos introdujeron a China muchos conocimientos científicos y técnicos y a cambio, llevaron hacia Europa algo de la gran sabiduría china. Una de las ramas del cristianismo más difundidas dentro China fue el nestorismo.

En la mitad del siglo XVII la decadencia del trono invadió la vida política, económica y social de China. En 1644 李自成Li Zicheng dirigió una gran rebelión campesina. La consecuencia de esta revuelta fue el fin de la dinastía Ming y la fundación de la dinastía Qing.

Una vez más se repitió la historia, el nuevo gobierno Qing, cedió territorios a los caudillos militares, y se sustentaron las bases para un nuevo periodo de crecimiento económico y de estabilidad social. Al principio se estableció un sistema de defensa del territorio chino, se firmaron algunos tratados con potencias extranjeras como el Tratado de Nertchinsk firmado con Rusia el año 1869, que ubicó las fronteras entre estos países.

En un principio, el gobierno de esta nueva casa imperial también adoptó medidas para controlar el descontento popular y promover la estabilidad y el desarrollo económico.

Sin embargo, la decadencia del sistema imperial chino, su incapacidad de adaptarse a las nuevas circunstancias mundiales y la cada vez más grande presión por parte de los países europeos, evidente durante la guerra del opio de 1840, aceleraron la definitiva destrucción del sistema imperial en China, la cual se completó en 1911 con la caída del último emperador y el inicio de la República con el Dr. Sun Yangsen.

Durante las dinastías Ming y Qing se popularizó el sistema de exámenes imperiales confucianos hecho necesariamente en Ocho Partes (八股 *ba gu*)[148], y se aplicó el sistema de ejecución o encarcelamiento para los escritores que con su pluma criticaran al gobierno.

---

[148] Este sistema de composición literaria usada en los examnes era obligada para aquellos que aspiraban a tener un cargo admintrativo en el gobierno Ming y Qing, un sistema muy rígido que limitó el desarrollo de muchas mentes que buscaban elementos de mayor libertad. Para más información, véase https://es.wikipedia.org/wiki/Ensayo_en_ocho_partes

Una de las prácticas habituales de la dinastía Qing fue la revisión y ordenamiento de las obras del pasado, dando especial importancia a los clásicos soslayando lo nuevo, lo cual también limitó parcialmente el desarrollo de nuevas corrientes.

El sistema imperial de China, caracterizado por su hermetismo frente a todas las influencias foráneas, acostumbrado a asimilar y dominar otros pueblos y culturas menos desarrolladas económicamente, no pudo resistir ante la expansión de la influencia cultural, militar y económica de las potencias principalmente europeas.

A pesar de eso, durante los periodos de las dinastías Ming y Qing, en China hubo varios avances en diferentes campos, tales como la agricultura, la astronomía, la geografía, la hidráulica, el arte, la filosofía y la literatura.

Una de las grandes tendencias filosóficas fueron los idealistas encabezados por 王守仁Wang Shouren también conocido como 王阳明 Wang Yangming, considerado como pedagogo y neoconfusionista, él en oposición a Zhu Xi hizo de la conciencia la regla de la verdad y de la moralidad. Él defendía que hay un conocimiento innato sobre el bien y el mal, y que los objetos son modificados por la mente, la percepción de la realidad depende de la mente y no del objeto.

Otro de los grandes pensadores de la dinastía Ming, Fue 李贽 Li Zhi, en su obra "libros quemados" (焚书 *fen shu*), va contra los sistemas de excesivo respeto hacia las normas confucianas, él decía :"todas la personas pueden llegar a ser santos, los santos no son personas grandes, la gente común no tiene un nivel bajo, todas las cosas bajo el cielo tienen su origen en dos parte, no nacen de un elemento".[149]

---

[149] Para más información se puede revisar https://en.wikipedia.org/wiki/A_Book_to_Burn

A partir del siglo XVI se inició un intenso periodo de comunicación e intercambio con el Occidente, con el interés de incrementar las relaciones comerciales de ambos lados, se establecieron algunas comunicaciones que facilitaron el intercambio de conocimientos, así como la traducción de algunas obras occidentales al chino. De parte de China generalmente fueron algunos burócratas mandarines de la corte quienes establecieron contacto con los primeros misioneros. Uno de los puntos de acercamiento más importante se estableció en la parte Sur de China, entre los misioneros establecidos en las misiones de Filipinas y los mandarines de Guangdong y Hong Kong.

Entre los primeros funcionarios que establecieron contacto con los extranjeros en plan de intercambio científico y cultural fue 徐光启 Xu Guangqi, con quien hubo contacto muy estrecho fue con el famoso misionero jesuita italiano Mateo Ricci (1552-1610), considerado como el introductor de las ciencias occidentales y fundador de las misiones modernas en China, juntos tradujeron al chino el libro Fundamentos de Geometría (几何原本 *ji he yuan ben*), en donde se explica las bases teóricas y los principales axiomas de la geometría occidental, ahí se describen los conceptos de línea, superficie, ángulos recto, agudo y obtuso, se describieron los elementos de trigonometría, las líneas paralelas, etc. Además, después escribió el Libro Completo de Agricultura (农政全书 *nong zheng quan shu*) donde se refiere los conocimientos más importantes en agricultura previo al siglo XVII en esta área del conocimiento y se observa la influencia de la agricultura occidental.

宋应星 Song Yingxing en 1634 escribió el libro "El desarrollo de las obras artísticas" (天工开物 *tian gong kai wu*), es una de las primeras obras de técnica y arte, es una recopilación de oficios, algunas técnicas para la elaboración de utensilios usados en el arte; incluye la técnica de prevención de la putrefacción y la forma para evitar la intoxicación por gas en las minas y pozos.

徐弘祖 Xu Hongzu (1557-1641), su libro Crónicas de Viaje de Xu Xiake (徐霞客游记 *xu xia ke you ji*), fue resultado de varios viajes hechos durante 27 años en diferentes regiones de China; describiendo rutas, plantas, minas, características hidrológicas y situaciones especiales de cada región donde pasaba, la información es de inestimable valor para el estudio de la historia de muchas regiones por donde pasó Xu[150].

Una de las características de aquella época fue la recopilación de enciclopedias, una de las más famosa es la Enciclopedia de Yongle (永乐大典 *yong le da dian*) recopilaron 7000-8000 obras de todo tipo, que consta de 22,877 capítulos; solamente su índice consta de 60 capítulos.

Durante el reinado de 康熙 Kang Xi[151] segundo emperador de la dinastía Qing también se realizó una obra enciclopédica denominada "Enciclopedia Grafica de literaria de la antigüedad y actualidad" (古今图书集成 *gu jin tu shu ji cheng*)[152], consta de más de 10,000 volúmenes, el índice tiene 40 volúmenes. Hacia el año 1772 el gobierno del gran emperador 乾隆 Qian Long[153] ordenó una nueva compilación de materiales escritos, la empresa culminó con una maravillosa colección conocida como La Enciclopedia de Los Cuatro Tesoros (四库全书*si ku quan shu*), el que refiere 3503 libros, contiene 79337 volúmenes. Estas grandes colecciones ordenadas por los emperadores muestran la necesidad de recuperar parte de la gran

150 Para maás información se puede revisar https://en.wikipedia.org/wiki/Xu_Xiake's_Travels

151 Para más información véase https://es.wikipedia.org/wiki/Kangxi

152 Más información en https://es.wikipedia.org/wiki/Gujin_Tushu_Jicheng

153 Más información https://es.wikipedia.org/wiki/Qianlong

cultura china, y muchos de esos materiales son de medicina. Gracias a estas colecciones se tiene las obras originales, que, de lo contario, es muy probable hubieran desaparecido.

Se puede considerar que este periodo en lo referente a la evolución de la MTC, se puede sintetizar en tres grandes aspectos: primero, la invención y desarrollo de nuevos procedimientos, segundo, la recopilación y ordenamiento de las obras previas y tercero, el intercambio con el exterior.

El desarrollo científico y cultural durante las dinastías Ming y Qing marcó la última etapa del desarrollo autóctono sin interferencia foránea significativa de la civilización china.

En el año 1492 Cristóbal Colón encuentra lo que ahora conocemos como América

Avances médicos

En el periodo que comprende desde la dinastía Ming y Qing, hasta el tiempo de "la guerra del opio", 1368-1840, aproximadamente 500 años, el desarrollo de la medicina tradicional china, al decir de Ren Yingqiu, fue especialmente en el campo de la teoría.

Avances en el campo de la "Bencaología"

Sin duda y por toda la trascendencia que tiene Li Shizhen y su obra, los otros autores de la época resultan eclipsados, sin embargo, sus contribuciones son importantes y siempre vale la pena resaltarlos.

Los Aspectos Importantes de la Colección sobre Materia Médica (本草品汇精要 *Ben Cao Pin Hui Jing Yao*)

Esta es la única farmacopea ordenada por el gobierno imperial Ming. Se consideraba que desde la dinastía Song, no se había hecho una revisión oficial de los productos de la materia médica, por lo que había mucha discrepancia sobre las características de determinados productos o sobre la aplicación en la clínica. El encargado de tal empresa fue 刘文泰 Liu Wentai que, a la cabeza de más de 40 expertos, casi todos miembros de la oficina médica imperial completaron una obra para ser publicada en el año 1505.

También contó con la participación de nueve importantes pintores encabezados por el famoso pintor 王世昌 Wang Shichang. Está dividida en 42 capítulos, los 1815 productos se dividen en medicamentos superiores, medios e inferiores, a su vez enumerados en piedras, hierbas, árboles, productos medicinales provenientes del hombre, de los animales domesticados, de animales salvajes, gusanos y pescados, frutos, granos y hortalizas. Por desgracia este libro fue escondido y solo circulaba entre las esferas cercanas a los documentos imperiales. Fue hasta el tiempo el emperador 康熙 Kang Xi (1654 -1722) que permitió una nueva edición y su difusión.

Desarrollo de Materia Médica (本草发挥 *ben cao fa hui*) 1384

Obra escrita por 徐用诚 Xu Yongcheng (? -1380), Xu, nació durante la dinastía Yuan y murió ya en la dinastía Ming, fue discípulo directo de Zhu Danxi. Su obra registra y reordena los conocimientos sobre herbolaria de sus antecesores y venerados maestros, en particular 张元素 Zhang Yuansu, 朱丹溪 Zhu Danxi, 成无己 Cheng Wuji, 王好古 Wang Haogu, entre otros. La obra cuenta con 4 volúmenes. Los primeros 3 volúmenes describen 270 productos que, aunque a simple vista son pocos, sin embargo, en el capítulo cuarto se hace una detalla descripción de la teoría básica de los medicamentos, como su capacidad para ascender, descender, interiorizar, superficializar, tonificar, sedar. La tónica que Marcó Xu a principios de la dinastía Ming, fue la seguida por otros autores posteriores a él.

Rescate de la Herbolaria (救荒本草 *jiu huang ben cao*)

Una de las obras emblemáticas de la época es la conocida como Rescate de la Herbolaria (救荒本草 jiu huang ben cao) publicado en 1406, escrito por 朱橚 Zhu Su (? -1425), este autor fue el quinto hijo de Zhu Yuanzhang fundador de la dinastía Ming. Su autor ordenó que se hiciera una recolección de plantas, muchos de ellos fueron plantados y se generó uno de los primeros jardines botánicos, además se refiere a muchos de los productos alimenticios usados como medicamentos. Se registraron

414 productos a los cuales se registra su nombre, sitio de producción, características generales del producto, naturaleza y sabor, técnicas de procesamiento. El libro además tiene dibujos de raíces, hojas, flores, frutos, etc. Es considerado como uno de los libros más importantes que incluyen conocimientos de herbolaria, dieto-terapia y botánica. Incluye 276 productos que no están incluidos en otras obras de herbolaria.

李时珍 Li Shizhen (1518-1593) y su obra

De la dinastía Ming en el área de la bencaología destaca un hombre que nos dejó una de las obras más valiosas en esta rama, no solo en China sino a nivel mundial, 李时珍 Li Shizhen (1518-1593), el más grande "*bencaologista*" de la historia de China. 李时珍 Li Shizhen dedicó más de 30 años para completar y no ver publicada su obra ya que se le adelantó la muerte. 李时珍 Li Shizhen nació en el distrito de 蕲春Qichun de la Provincia de Hubei. Su padre, 李月池 Li Yuechi médico de cierta fama en su época, era lo que se conocía en su tiempo como "médico de cascabel" (铃医 *ling yi*) ya que iba de pueblo en pueblo "cazando" enfermos con lo que tenía un nivel socioeconómico muy bajo.

Al ver tan degradada su profesión en su época motivó a su hijo para que se dedicara al estudio de las armas o fuera funcionario gubernamental. 李言闻 Li Yanwen nombre del padre y apodado 李月池 Li Yuechi, a pesar de ser "médico de cascabel" fue reconocido en su tiempo, incluso de acuerdo con el registro de la Oficina Médica del Emperador se le ubican alguna obras escritas por él, por ejemplo: La tradición del uso del Ginseng de Yuechi (月池人参传 *yue chi ren shen chuan*), El Desarrollo de los Cuatro Métodos Diagnósticos (四诊发明 *si zhen fa ming*), Diagnóstico y Tratamiento de la Viruela (痘疹证治 *dou zhen zheng zhi*), Moxibustión Tradicional de Qichun (蕲艾传*qi ai chuan*), siendo uno de los que contribuyeron al desarrollo de la herbolaria y medicina tradicional china.

Su madre de apellido Zhang, fue una mujer de constitución física débil, enfermiza, quien en todo momento apoyó a su hijo en su empeño para ser médico.

李时珍 Li Shizhen de niño se ubica también como enfermizo que tuvo incluso hasta edad más avanzada que tomar muchos medicamentos, lo que probablemente fue uno de los motivos por los que decidió estudiar medicina. El ambiente en el que creció 李时珍 Li Shizhen fue muy propicio para el conocimiento de las plantas, su comarca se encontraba al lado de un lago, fuente de su inspiración médica. A diferencia de otras épocas, la profesión médica sufría de una muy mala reputación. Su padre seguramente frustrado por su situación económica y social no deseaba que su hijo continuara con su mala fortuna, a los 14 años lo llevó a la escuela de regional de Huang Zhou, Li Shizhen fue considerado como una promesa juvenil para ser aspirar mediante un examen para ser funcionario del gobierno imperial. Una vez terminada su educación básica regresó a su ciudad natal.

Los historiadores ubican a 李时珍 Li Shizhen como un amante de la medicina, gran capacidad de relación con la gente de la cual obtuvo gran parte de la información. Tras tres exámenes no aprobados para ser funcionario imperial, Li desistió de la carrera de burócrata y decidió entregarse a la medicina, esto a la edad de 23 años. Fue discípulo incondicional de su padre, su fama como médico pronto se espació. El Emperador Zhu (朱英 Zhu Yingxian) acudió en alguna ocasión a Wu Chang capital de la Provincia de Hebei, con su hijo, 李时珍 Li Shizhen lo atendió de un problema de parasitosis que le generaba crisis convulsivas, por lo que fue ubicado como médico de gran fama, esto fue a los 33 años, no mucho tiempo después el emperador dio la orden para reunir a los más prestigiados médicos del imperio, por lo que 李时珍 Li Shizhen y así fue como Li llegó a la Oficina Médica Imperial, posteriormente fue encargado de dicha oficina. Dicha situación le permitió entrar en contacto con un círculo de intelectuales, tener acceso a las más importantes fuentes de información, así como intercambiar experiencias y opiniones con los más prestigiados médicos de entonces. Al estudiar la materia médica de su tiempo, se dio cuenta del grave problema de la herbolaria, muchas plantas estaban mezcladas, había varias plantas con un mismo nombre por lo que decidió estudiar a profundidad dicha rama. Para tal objeto pidió licencia de la Oficina Médica Imperial y regresó a su tierra natal. En una película sobre su vida (本草药王 ben cao yao wang)[154] destaca que Li Huyó de la Oficina Médica Imperial por rivalidad con ciertos miembros de la Oficina Médica que estaban a favor de darle al emperador ciertos medicamentos tóxicos de la alquimia para prolongar la vida del Emperador. Otra versión dice que tomó como pretexto que estaba enfermo y solicitó permiso para salir de la corte imperial. para A partir de entonces se dedicaría a la actividad investigar y a escribir. Se conoce que 李时珍 Li Shizhen escribió más de diez obras, sin duda la más importante es el 本草纲目 *Ben cao gang mu*. Esta obra la inició a los 35 años, después de 27 años de trabajo la completó hacia 1578, esto es a la edad de 60 años, después de tres revisiones, y después de 40 años de haberla iniciado finalmente en 1596, tres años después de su muerte, salió a la luz una de las más importantes obras de la cultura china. Se dice que, debido a lo extenso de la obra, varias imprentas pequeñas no pudieron publicarla. Posterior a la muerte de 李时珍 Li Shizhen, su hijo 李建元 Li Jianyuan entregó al Emperador 明神宗 Ming Shenzong el manuscrito y la primera edición.

Para su obra póstuma 本草 纲 目 *El Bencao Gangmu*, Li Shizhen consultó más de 800 obras, recorrió un sinnúmero de lugares, peinó montes y mares, interrogó a campesinos, pescadores, cazadores, buscó todo lo que estuvo a su alcance de plantas, productos animales y

---

[154] The Herbalist's Manual Película realizada en 2005, para más información https://en.wikipedia.org/wiki/The_Herbalist's_Manual

minerales, indagando sobre el reconocimiento, cultivo, almacenamiento, preparación, administración, funciones de las plantas medicinales. Toma como base el libro de 唐慎微Tang Shenwei, Bencaología y Clasificación Histórica de los Productos Medicinales (正类本草 *Zheng lei ben cao*), al que ordena, agrega, y le pone elementos de su propia experiencia.

En su libro se refiere a 1892 plantas, distribuidas en 52 capítulos, contiene más de mil dibujos de las mismas y tiene más de 11,000 recetas, de las cuales 8161 son recopiladas y algunas modificadas por el propio Li Shizhen. Introdujo 374 nuevas plantas a las citadas en libros anteriores. Describe 355 productos minerales, vegetales 1094 y 433 productos del reino animal.

A los productos medicinales, de acuerdo con su naturaleza y sus características físicas, los dividió en 16 apartados (纲 *gang*) y en 60 tipos (类 *lei*). A cada uno de los productos le describe además de su nombre, su sabor y naturaleza, procedencia, características físicas, método de recolección, procesamiento, investigación de las características médicas del producto, combinaciones, etc. Definió las diferencias entre productos similares para evitar confusiones. Combatió la idea de ciertos medicamentos tienen propiedades mágicas como que el tomar durante mucho tiempo el cinabrio el ginseng pueden hacer al hombre sabio o inmortal.

Revisó cada una de las plantas ya que por ese entonces había algunos errores en su conocimiento, así como en sus indicaciones. El 本草纲目 *Bencao Gangmu*, como es de suponer fue rápidamente distribuido, y bien acogido por el mundo médico, esto se muestra por los grandes elogios que obras futuras le hicieron como La Biblioteca Completa en Cuatro

Secciones (四库全书 *si ku quan shu*)[155], por su gran valor, no solo tuvo una gran influencia en China, sino que fue traducido al japonés en 1637, lo que motivó un gran movimiento de estudio de la obra, al latín fue traducido por Michael Boym (véase más adelante). Para 1735, Du Halde escribe una recopilación sobre la historia de China, en su obra incluye una buena cantidad de capítulos del 本草 纲 目 *Ben cao gang mu*. Hay tres traducciones al inglés, hecha por R. Brockes, E Cave y B.E. Redd en diferentes tiempos La Traducción al alemán fue hecha por F. Hibotter. Además, se tradujo al ruso y se menciona que también al español.

A pesar de que a Li Shizhen se le conoce como el gran investigador de la herbolaria, sin embargo, no es en el único campo en el que es reconocido. Debemos de ubicar también a Li Shizhen por sus otras obras Examen de los Ocho Canales Extraordinarios (奇经八脉考 *Qi jing ba mai kao*), publicada en 1578, considerada como una de las obras más importantes para el estudio de este sistema de canales. Después del 难经 Nanjing es probablemente la obra más amplia de investigación de los canales extraordinarios.

Describe el recorrido, la patología y demás aspectos de los ocho canales extraordinarios, el libro está hecho de una manera sistemática, incluye algunas observaciones personales, así como algunas observaciones daoístas sobre el tema.

Otra obra que escribió Li Shizhen fue Pulsología de Bin Hu (濒湖脉学 *bin hu mai xue*) Bin Hu es otro nombre que recibió Li Shizhen. Publicada

155 四库全书Una de las obras más importantes de China, ordenada por uno de los emperadores más emblemáticos y amantes de la cultura, 乾隆 Qiang Long de la dinsatía Qing. Esta biblioteca consta de más de 3460 obra, no solo de medicina sino las obras más importantes de la época de todas las ramas del conocimiento. Actualmente disponible en versión digitalizada.

en 1564, cuando Li tenía 46 años, al estar revisando la información de plantas, estaba revisando temas de pulso. Es una de las obras necesarias para la investigación de la pulsología, junto con el Canon del Pulso (脉经 *Mai jing*) son las obras de pulsología antiguas más importantes.

La obra es el Tratado Gráfico de los Cinco Órganos (五脏图论 *wu zang tu lun*) y el Examen del Mingmen (命门考 *ming men kao*), compendio de fórmulas simples de Bin Hu (濒湖集简方 *bin hu ji jian fang*). Consideraciones difíciles sobre el San jiao (三焦客难 san jiao ke nan), síndromes examinados mediante los secretos del Pulso (脉诀考证 *mai jue kao zheng*), Expedientes médicos de Binhu, ensayo sobre Escorpio (天傀论 *tian gui lun*), Consideraciones sobre serpiente pétalos blancos (白花蛇传 *bai hua she chuan*) , y además dos ensayos poéticos, Poesía a las Flores de Loto (菡所馆诗词 *han suo guan shi ci*) y Palabras Poéticas (诗话 shi hua) que desgraciadamente se han perdido.

En las obras publicadas se puede ubicar a Li Shizhen como un investigador de los conceptos Mingmen y Sanjiao que dejó una importante trascendencia.

赵学敏Zhao Xuemin (1765-1802) y su obra

Después de la aparición del 本草纲目 *Bencao Gangmu* surgieron muchas obras basadas en este libro; una de las más importantes es 本草纲目拾遗 *Ben cao gang mu shi yi,* "Hechos omitidos por otros autores sobre el 本草 纲 目 Bencao Gangmu" (1765), escrita por 赵学敏 Zhao Xuemin (1765-1802).

Zhao fue impulsado por su padre al estudio e investigación de la medicina tradicional china. También quería que hiciera el examen para ser funcionario del imperio, sin embargo, también lo motivo hacia el estudio de la medicina. Le proporcionó una buena cantidad de libros, entre los que destacan, el Suwen, Lingshu, ABC de Acupuntura y Moxibustión, Tratado de Criopatología, etc. También en su casa mandó a construir un amplio huerto donde tenía cultivadas un gran número de plantas medicinales. Zhao era un estudioso empedernido, se cuenta que libro que tenía en sus manos lo estudiaba con gran interés y que incluso lo hacía por la noche, usando lámparas para poder seguir la lectura.

赵学敏Zhao Xuemin se dedicó a estudiar en cuerpo y alma y la compilación que hizo de obras fue muy basta. Tuvo siempre una especial atención sobre el 本 草 纲目 *El Bencao Gangmu.* Consideró que es uno de los libros más importantes de la herbolaria, pero que debería periódicamente ser revisado y ampliado. Recurrió a más de 600 obras sobre herbolaria, así como a más de 200 personas que trabajaron para él para poder escribir su libro, Hechos Omitidos por el Ben Cao Gang Mu (本草纲目拾遗 *Ben cao gang mu shi yi*), un trabajo que duró más de 40 años. Una de las principales contribuciones que tiene este libro es que incluye los éxitos alcanzados en la bencaología antes a su edición, menciona 921 productos de los cuales 716 ya estaban citados en el 本草纲目 *ben cao gang mu.*

Las contribuciones a la medicina tradicional china de Zhao Xuemin fueron muy bastas; dejó otros 10 libros más, entre los que destacan Medicina Folklórica Parte Uno y Parte Dos (串雅 *chuan ya*), parte I y II (1759). En este libro se hace una extensa exposición de los médicos errantes e itinerantes que deberían ofrecer procedimientos terapéuticos efectivos, rápidos y económicos, se hace una recopilación de las fórmulas difundidas entre la gente, así como algunas experiencias en cuanto al uso de acupuntura y moxibustión, aparecen algunas fórmulas de experiencia muy interesantes como el uso del zumaque molido aplicado a manera de emplasto sobre la cicatriz umbilical para el tratamiento de sudoración transomne, el uso de evodia (吴茱萸 *wu zhu yu*) molida sobre la planta del pie, en el tratamiento de dolor de garganta.

Otra obra es Compilación de Trabajos Médicos (医林集腋 *yi lin ji ye*), Palabras Sobre Materia Médica (本草话 *ben cao hua*), Fórmulas Auténticas del Huerto (养素园传信方 *yang su yuan zhuan xin fang*), Registro de Flores y Medicamentos Discretas (花药小名录*hua yao xiao ming lu*), Los Secretos Sobre Ascenso y Descenso de los Medicamentos (升降秘要 *sheng jiang mi yao*) en conjunto la obra de Zhao se reúne en una colección de 12 textos conocidos como Las Doce Obras Benéficas (利济十二种 *li ji shi er zhong*) etc. En todas sus obras se observa un gran sentido ético por la medicina, por lo que la historia lo clasifica también dentro de los grandes moralistas.

Materia Médica de Yunnan (滇南本草*dian nan ben cao*)

El libro Materia Médica de Yunnan (滇南本草*dian nan ben cao*)[156] publicado aproximadamente en 1476, escrito por 兰茂 Lan Mao quien fue un amante del conocimiento de las plantas, se interesó en dar a conocer muchas plantas de Yunnan que el estudioso común de ese entonces poco conocía, este libro pretende dar a conocer esos valiosos conocimientos de muchas plantas que solamente producían o crecían en esta región geográfica de climas muy especiales. Este libro registra un poco más de 400 productos entre los que se encuentra la zarzaparrilla, la fritiliaria de Sichuan, achyrantes y muchos otros. Este libro además registra algunas experiencias médicas de las minorías étnicas que habitan esta región del Sur de China, es un libro peculiar por sus aportaciones.

---

[156] La provincia de Yunnan en China, desde la antigüedad es una de las regiones con una vasta producción de plantas medicinales, así como del conocimiento de cómo usarlas. Muchas de las plantas usadas en la actualidad provienen de Yunnan.

Compilación Necesaria de Materia Médica (本草集要 *Ben Cao Ji Yao*) 1500

Obra escrita por 王纶 Wang Lun (1488-1505) Existen datos contradictorios sobre su fecha de nacimiento y publicación del libro. Wang fue funcionario de la corte imperial en el Sur de China. Su libro está dividido en tres parte, el primero es sobre teoría, el segundo está compuesto de 5 volúmenes y el último de 4.

Pero antes de lo escrito por Zhao Xuemin aparecieron una a otra obras importantes, que van completando, ampliando, señalando errores sobre la identificación y el uso de este recurso terapéutico.

El Arte de la Materia Médica (本草术 *Ben Cao Shu*) (1666)

Escrito por 刘若金 Liu Ruojin. Era un burócrata, sin embargo, en los últimos años de la dinastía Ming se enfrentó a una gran corrupción del gobierno y abandonó su cómoda posición social. Dado que en su edad adulta padeció de graves problemas de salud, tuvo que automedicarse y por tanto informarse, estudió con gran interés y profundidad el Gran Compendio de Materia Médica (*ben cao gang mu*), y después de más de 30 años de estudio, nos legó su maravillosa obra. Contiene el estudio de cerca 500 productos, escrito con muchos proverbios y con una prosa empalagosa, propio de un burócrata letrado, describe con cierto detalle algunos aspectos poco vistos en otros libros.

Preparación Necesaria de Materia Médica (本草备要 *Ben Cao Bei Yao*) 1694

Escrito por 王昂 Wang Ang (1615-1695). Dentro de esta sección se estudiará a Wang Ang como uno de los profesionales de la salud más importantes de la época. En este apartado al estudiar su obra de materia médica, se puede decir que él no estudió medicina de manera formal con ningún profesor ni atendió pacientes, sin embargo, fue un buen estudioso de las obras clásicas, de materia médica y fórmulas. Una característica de Wang Ang es que facilitó la popularización de la MTC, sus libros están hechos como para principiantes. En este libro se describen 460 productos medicinales, explicados de una manera sencilla. Otra de las grandes aportaciones de este libro, es el primero que refiere el daño que tiene el fumar tabaco, dice que el fumar "es fuego que consume, desgasta la sangre y acorta la vida y la gente ni cuenta se da".

Nuevos Avances en Materia Médica (本草从新 *ben cao cong xin*) (1757)

Escrito por 吴仪洛 Wu Yiluo. Miembro de una familia de bibliófilos, a la vez que preparaba su examen para ser funcionario imperial, estudiaba sus libros de medicina. Este libro toma como referencia el libro de Wang Ang, Preparación Necesaria de Materia Médica (本草备要 *ben cao bei yao*) modificando, ampliando, corrigiendo algunos errores, por ejemplo, no incluía a raíz de príncipe, ni ginseng americano. El número de plantas referidas es de 720 productos, explicados de manera sencilla y de uso práctico, es ampliamente reconocido por los especialistas en la materia.

Combinaciones de los Productos de la Materia Médica (得配本草 *de pei ben cao*) (1761)

Escrita por 严西亭 Yan Xiting. Libro de materia médica con gran orientación clínica y en especial ciertos casos de urgencias, toma como referencia el Gran Compendio de Materia Médica y clasifica 647 productos en 25 grupos. A cada medicamento le hace una descripción detallada de su sabor, naturaleza, penetrancia a canales, pero sobre todo en lo referente a su forma de combinarlos, determinando la jerarquía de ellos dentro de una fórmula, es por esto que es considerado como un libro de gran trascendencia para el estudio de la herbolaria tradicional china.

Examen Gráfico de los Nombres de las Plantas (植物名实图考 *zhi wu ming shi tu kao*) (1848)

Obra de 吴其浚 Wu Qijun (1789-1847). Wu fue un letrado muy importante, en 1817 obtuvo el primer lugar en el examen para funcionario imperial; a lo largo de varios periodos fue miembro de la Oficina Médica Imperial, además oficial de los ritos, ministro asistente del emperador, así como gobernador de varias provincias de China durante el gobierno Qing. Por ser miembro de la corte imperial, viajaba mucho y además de hacer su trabajo como funcionario y político, hacía sus propias investigaciones sobre plantas y minas. En su larga trayectoria como investigador de materia médica, revisó más de 800 obras, y mediante un minucioso estudio de las plantas escribió su primer libro, Capítulos Extensos del Examen Gráfico de los Nombres de las Plantas (植物名实图考长篇 *zhi wu ming shi tu kao chang pian*) en el que se registra detalladamente 780 productos medicinales.

Tomando como referencia este libro hace una revisión y reordenamiento para escribir el libro Examen Gráfico de los Nombres de las Plantas (植物名实图考 *zhi wu ming shi tu kao*) donde registra más de 1700 productos a los cuales clasifica en 12 grupos, a cada producto se le hace un análisis muy detallado de sus características, considerado como una de las más precisas, además está lleno de dibujos de las plantas. Por otra parte, Wu corrige algunos errores de otros prominentes estudiosos de la herbolaria incluyendo a Li Shizhen.

Además de incluye muchos productos de las provincias Yunnan y Guizhou. El valor de esta obra yace en que pretende establecer una utilidad del nombre del producto con su uso en la clínica. Muestra dibujos muy detallados de los productos medicinales, por otra parte incorpora más de 500 productos en comparación a Gran Compendio de Materia Médica (本草纲目 *ben cao gang mu*).

La teoría de la patología de las enfermedades febriles 温病学说 Wen bing xue shuo.

Antecedentes sobre el conocimiento de las enfermedades febriles

Las enfermedades denominadas como febriles 温病 wen bing son un grupo de patologías que se caracterizan por fiebre, casi siempre tienen una instalación aguda, tendencia a ser epidémicas y ser graves, con gran morbimortalidad. A lo largo de la historia se planteó su existencia y muchos de los principales médicos contribuyeron con sus puntos de vista, sin embargo, tendría que esperar hasta la dinastía Ming y Qing para que se definiera y se separara de la criopatología.

El término aparece por primera vez en el Neijing, y se considera como la etapa germinativa de esta especialidad de la MTC. Posteriormente en el Nanjing se dice que las lesiones por la agresión de la energía patógena frío (criopatología) son cinco: ataque de viento, criopatológica, calor húmedo enfermedades por calor y enfermedad febril (温病 *wen bing*). 张仲景 Zhang Zhongjing es el primero que enuncia un cuadro nosológico asociado a las enfermedades febriles, "En la enfermedad del Taiyang que se manifiesta por fiebre y sed y no hay criofobia, se trata de una enfermedad febril (温病 *wen bing*). Además, propone que las fórmulas deben ser enfriadoras de calor (y no picantes calientes como ocurre en la primera etapa de la criopatología que afecta al sistema Taiyang). Ya durante la dinastía Jin, Wang Shuhe, autor del Canon del Pulso, expone varios conceptos relacionados con las enfermedades febriles, como enfermedad febril por calor de verano (暑病 shu bing), paludismo febril (温疟 *wen nue*), enfermedad febril por viento (风温 feng wen), enfermedad febril tóxica (温毒 *wen du*), enfermedad febril epidémica (温疫 *wen yi*). 巢元方 Chao Yuanfang en su libro e Etiología de Todas las Enfermedades, describe 34 entidades nosológicas relacionadas con wen bing, además es quien enfatiza la gran tendencia epidémica de estas enfermedades. 孙思邈 Sun Simiao y 王焘 Wan Dao en sus respectivas obras refieren no pocas fórmulas para el tratamiento de las enfermedades febriles (温病 *wen bing*).

Ya en las dinastías Song, Jin y Yuan, se menciona que las enfermedades febriles deben ubicarse de manera diferente a la criopatología. 张元素 Zhang Yuansu decía que las enfermedades por calor, no siempre se deben usar medicamentos picantes calientes liberadores de superficie, sino que se deben manejar procedimiento tanto para liberar superficie como atender el interior tanto enfriar calor y nutrir a yin, inventó la Fórmula Biliberadora (双解散 *shuang jie san*) entre otras. Ya en la dinastía Ming 王履 Wang Lü, hace una de las primeras sugerencias considerando que las causas de las enfermedades febriles no son causa de la criopatología. Él consideraba que las enfermedades febriles parten desde el interior (o se inician en el interior), por lo que su tratamiento debe iniciarse con medicamentos que enfrían el interior.

Hasta este momento se puede decir que la criopatología que venía orientando el estudio de las enfermedades ocasionadas por la energía patógena externa, había eclipsado todas las patologías febriles, y fue hasta que aparece 吴有性 Wu Youxing que plantea una nueva forma de entender estas patologías, propone una estrategia para su estudio, una nueva forma de considerar la evolución de las misma, así como la descripción de síndromes, meta terapéutica, fórmulas específicas, etc. para consolidar una especialidad nueva para la MTC, las Ciencias de las

Enfermedades Febriles (温病学 *wen bing xue*)[157].

吴有性 Wu Youxing su contribución y su obra

Uno de los avances importantes de este periodo es el área conocida como la teoría de la patología de las enfermedades febriles es 温病学说 *Wen bing xue shuo.* Su principal exponente se tiene en 吴有性 Wu Youxing con su libro 瘟疫论 *Wen Yi lun,* "Tratado de enfermedades febriles epidémicas" (1642). En él, no solo trata de la forma amplia en el origen de este tipo de enfermedades infecciosas, sino que explica la naturaleza epidémica de las mismas. En este volumen expone la "Teoría de la energía perversa" (戾气学说 *Li qi xue shuo*), que es la causante de la tendencia epidémica de estas enfermedades.

La época en que vivió Wu fue de grandes epidemias. Según el libro Historia de la dinastía Ming (明史 *ming shi*) desde 1048 a 1643, las epidemias importantes de males febriles fueron más de 19, en 1641 ocurrió una peste que afectó gran parte de China.

Muchos de los médicos usaban métodos para tratar a los enfermos como si se tratara de alguna agresión de la energía patógena frío, siguiendo el esquema de Zhang Zhongjing. Wu, tuvo la oportunidad de atender a pacientes de estas epidemias y paulatinamente se fue dando cuenta, investigando que se trataba de una energía diferentes a las que ocasionan la criopatología.

Bajo estas circunstancias se tenían que implementar procedimientos para enfrentar las altas tasas de morbilidad y mortalidad. En primer

---

[157] En adelante se verá el término "wenbingnista", hace alusión a los especialistas en wen bing xue, enfermedades febriles.

lugar, había que determinar cuál o cuáles eran los agentes etiológicos del problema, así como sus características principales. Wu Youxing en su libro describe las siguientes particularidades:

Muchos de los médicos usaban métodos para curar a los enfermos como si se tratara de alguna agresión de la energía patógena fría, siguiendo el esquema de Zhang Zhongjing. Wu tuvo la oportunidad de atender a pacientes de esas epidemias y paulatinamente se fue dando cuenta, investigando que se trataba de una energía diferente a la que ocasiona la criopatología. Siguiendo estos esquemas los pacientes se morían, cuando erróneamente usaban métodos catárticos para controlar la fiebre que consideraban que era una afección del sistema Yangming. Él decía la energía que ocasiona la enfermedad febril epidémica "no es viento, no es frío, no es calor de verano, no es humedad, no es ninguna de las seis energías patógenas externas, es una energía diferentes que está entre el cielo y la tierra, y que al invadir al cuerpo ocasiona dicha enfermedad, definitivamente no es criopatología "非风非寒，非暑非湿，非六淫之邪外侵，而是由于天地间存在有一种异气感人而至，与伤寒病绝然不同 *fei feng, fei han, fei shu fei shi, fei liu yin zhi xie wai qin er shi you yu tian di zhi juan cun zai you yi zhong yi gang re er zhi, yu shang han bing jue ran bu tong*)" Esta es la frase con la que abre prácticamente el prólogo de su libro Wu. Fue el punto de partida para considerar no solo una etiología, sino una fisiopatología y etapas de evolución distintas.

1. "La causa de la enfermedad febril epidémica no corresponde con la energía patógena viento, ni con frío ni con calor de verano, ni con humedad; se trata de un tipo de energía patógena distinta". A esta energía la denominó 杂气 *za qi*, 疠气 *li qi*, 戾气 *li qi* 疫气 *yi qi*; todos estos conceptos se refieren a energía epidémica.

2. La energía patógena febril tiene forma (物质性 *wu zhi xing*), no se

puede palpar, no se puede oler, no se puede ver, pero (a diferencia de las energías patógenas externas) es un producto que tiene forma, por tanto, se puede controlar con medicamentos.

3. La energía patógena epidémica penetra al organismo a través de la boca y de la nariz, y la evolución depende de la cantidad de la energía patógena y del grado de toxicidad que tenga dicha energía (virulencia), además del grado de resistencia que tenga la persona (huésped).

4. Hay varios tipos de la energía epidémica, por tanto, las manifestaciones son variables de acuerdo con el tipo y afección a los órganos. Es necesario ubicar el tipo de energía patógena febril, así como los órganos afectados y la etapa de evolución de la enfermedad en ese paciente

5. Hay diferencias en los tipos de enfermedad epidémica que afectan al hombre y los que afectan a los animales domésticos. Hay animales domésticos que se afectan de manera selectiva; hay enfermedad febril epidémica que afecta a los bovinos, pero no afecta a las ovejas y viceversa, hay afecciones a los patos, pero no a los cerdos, o puede que afecte a los cerdos, pero no a las gallinas.

6. La Viruela y la fiebre bubónica, las enfermedades exantemáticas, así como otras clases de enfermedades infecciosas que producen abscesos, también son producidos por esta energía febril epidémica.

Como se puede ver, Wu fue un gran conocedor de lo que ahora se denomina enfermedad infecciosa, él sin saber que se refería a los microbios, consideró que había algo que no podía verse a simplemente, y que era causante de estas enfermedades. Inventó una serie de fórmulas entre las que se encuentra la Fórmula para Alcanzar el Origen (达原饮 *da yuan yin*)[158] compuesta por areca betel 槟榔, corteza de magnolia 厚朴, fruto hierba 草果, anemarrhena 知母, peonia blanca 芍药, ecutelaria 黄芩 y orozuz 甘草.

Posteriormente inventó la Fórmula Tres Desgastes (三消饮 *san xiao yin*), que a la Fórmula para Alcanzar el Origen a la que agregó ruibarbo 大黄, angélica qianhuo 羌活, pueraria (葛根 ge gen) bupleurum (柴胡 chai hu), jengibre fresco (生姜 sheng jiang) y azufaifa (大枣 da zao)

叶天士 Ye Tianshi

Una vez que se publicó la obra de Wu Youxing, se generó un verdadero revuelo entre los médicos, pues se ponía en tela de juicio un dogma planteado por el Neijing y el padre de la medicina Zhang Zhongjing, pero la evidencia ahí estaba, no se podía resolver el problema de las epidemias, usando el método de estudio y las fórmulas propuestas en el Tratado de Criopatología (伤寒论 *shang han lun*). En los años siguientes aparecieron obras que continuaron analizando y dando sustentación teórica y práctica

[158] Wu consideraba que una de las regiones a las que llegaba la energía patógena febril epidémica, era llegar hasta lo más profundo, hasta la membrana original 膜原 mo yuan, zona por eso se debería alcanzar el origen. La membrana origina es descrita por los "wenbingnistas" como aquel espacio que hay entre órganos y vísceras, que está en todos lados, no hay sitio en donde no este, no hay sitio en el que no permita la circulación, está en relación con los doce canales, con los ocho canales extraordinarios, se relaciona en la espalda con Dumai, y va desde Dazhui hacia abajo en la región anterior con el Renmai, y se desprende hacia abajo desde Tiantu. Esta membrana desde yin yang se puede considerar, la parte física como si fueran la hojas de un biombo, y pertenecen a yin, están formados por membranas, colaterales que separan los diferentes compartimentos que deben existir entre los órganos y las vísceras, el sitio por donde circulan los líquidos y la energía, en cambio yuan es un sistema hueco, no tiene forma, es el camino vacío o la ruta que permite el ascenso descenso, la interiorización la superficialización y por tanto pertenece a yang. Este concepto, mucho tiene que ver con lo que ahora se denomina fascia.

a esta importante área de la MTC, por ejemplo, la de 叶天士 Ye Tianshi, 温 热 论 *Wen re lun,* "Tratado de las enfermedades febriles" (1777).

Ye Tianshi es considerado como uno de los cuatro grandes "wenbingnistas". El padre de Ye Tianshi fue médico de quien estudió en sus primeros años, sin embargo, su padre médico cuando Ye tenía 14 años murió y no le quedó otro camino que buscar buenos maestros que le siguieran enseñando. Se dice que durante 10 años estuvo bajo la tutela de más de 17 profesores. En cierta ocasión vio a un enfermo que él sabía que no curaría, sin embargo, al paso de un año, el paciente estaba curado completamente.

Preguntó que quién lo había curado, le dijo que un monje, inmediatamente fue a buscar al monje, se disfrazó como aprendiz e hizo las actividades propias de un discípulo como cargar agua, hacer el aseo del lugar. Cierto tiempo después, el monje le dijo que ya no tenía que aprender nada con él, que buscara a un médico muy famoso llamado Ye Tianshi, a lo qué nuestro amigo le dijo que él era Ye Tianshi. El monje se conmovió mucho y desde entonces lo tomó como su maestro.

Fue contemporáneo de Xue Xue, otro famoso médico de la época, con quien tenía muchas discrepancias y había pleitos académicos. En cierta ocasión la madre de Ye Tianshi padeció de una enfermedad del sistema Yang Ming y Ye dudaba de darle la fórmula del Tigre Blanco, sin embargo, Xue Xue consideraba que si no le daba esa fórmula la madre de Ye no se curaría. Ye lo escuchó, le dio la fórmula y su madre mejoró rápidamente, después de eso se hicieron buenos amigos.

El tema central en el que Ye se interesó era en el tratamiento de enfermedades epidémicas febriles como la varicela. Gracias a su gran capacidad de análisis y síntesis y a las enseñanzas de sus profesores, nos la legó. Su libro es resultado de sus enseñanzas. Los principales aspectos de esta obra son:

› Explica de manera sencilla la evolución de las enfermedades febriles, asentado las cuatro etapas; la más superficial la región 卫 *wei*, protección externa, para seguir a la región 气 *qi* energética, después a la región 营 *ying*, alimenticia, y por último a la región 血 *xue* hemática, además refiere las manifestaciones clínicas y los métodos de tratamiento: para cada región, por ejemplo dice: "para la región wei se debe dispersar la energía patógena mediante diaforesis, al penetrar la energía patógena febril a la región qi energética se deben buscar procedimientos para enfriar el calor, para cuando la energía patógena ha penetrado hasta la región ying el método consiste en transmitir la energía a la región qi energética, con productos como escrofularia (玄参 *xuan shen*), cuerno de antílope (羚羊角 *ling yang jiao*), etc. y para cuando la energía febril ha alcanzado la región *xue* hemática se debe enfriar el calor y refrescar la sangre con productos como rehmannia cruda (生地黄 *sheng di huang*), piel de peonía 牡丹皮 *mu dan pi*), peonía roja (赤芍*chi shao*), etc". Estas cuatro etapas de evolución de las enfermedades febriles se siguen respetando hasta nuestros días.

› Recomienda que cuando la evolución de la enfermedad febril es muy acelerada, se debe evaluar el estado de los líquidos, especialmente mediante la observación tanto del cuerpo de la lengua como de la saburra, sin dejar de evaluar el estado de las encías. Ye consideraba que uno de los cambios en la lengua es que estas enfermedades ocasionadas con calor, los cambios más frecuentes en el cuerpo de la lengua es la presencia de color rojo carmesí y violáceo.

› Además de su libro de enfermedades febriles, destacan otras dos obras que sus discípulos ordenaron y publicaron Guía de Registros Médicos de Síndromes Clínicos 临 证指南医案 *lin zheng zhi nan yi an*) y Registros Médicos de Ye Tianshi (叶氏医案 *ye shi yi an*).

El primero es un material en la que muestra la gran experiencia de Ye Tianshi tanto en el tratamiento de enfermedades febriles como otras patologías diversas, muestra a un hombre con gran respeto por las obras clásicas, pero siempre con una actitud innovadora, escrita en un lenguaje sencillo y conocimientos prácticos.

吴鞠通 Wu Jutong

Otra de las grandes obras sobre el tema es la de 吴鞠通 Wu Jutong (温病条辨 *Wen bing tiao bian),* "Diagnóstico diferencial de las enfermedades febriles". Es considerada dentro de las cuatro obras más importantes de toda la MTC.

Wu Jutong (1758~1836) cuyo nombre original era 吴瑭和 Wu Tanghe, a los 19 años perdió a su padre, por lo que decidió de corazón estudiar medicina. Por su tiempo, la enfermedad de moda era las enfermedades febriles, se sintió emocionado la ver que la obra de Ye Tianshi estuviera incluida dentro de la famosa enciclopedia "Biblioteca Completa en Cuatro Secciones (四库全书 *si ku quan shu*)[159] al percatarse de lo importante de la obra, decidió seguir investigando y ampliar su conocimiento. Mostró gran admiración hacia Wu Youxing como por Ye Tianshi, en particular por los casos clínicos descritos por los discípulos de Ye Tianshi.

Al estudiar las enfermedades febriles, lo primero que hace 吴鞠通

[159] Biblioteca Completa en Cuatro Secciones (libros canónicos, historia, filosofía y miscelánea), compilada durante el reinado del emperador Qian Long compuesta de 3, 660 obras.

Wu Jutong es diferenciar la criopatología de las enfermedades febriles y después establece los diferentes tipos de enfermedades febriles. En el primer capítulo de su libro hace esta diferenciación y además dice: "la enfermedad febril epidémica es solo una de las nueve, la cuál, es altamente transmisible, en cambio las otras ocho, son resultados de los cambios climáticos de las estaciones, que también se pueden manifestar por fiebre".

Su obra maestra fue el Tratado diferencial de las Enfermedades Febriles (温病条辨 *wen bing tiao bian*) publicada en 1798 considerada como la obra más importante en el campo de las enfermedades febriles de la dinastía Qing y como se ha dicho, es considerada como una de las cuatro obras más importantes de la MTC. Compuesta por 6 volúmenes.

Una de las grandes contribuciones de Wu, escritas magistralmente en su libro, fue el establecimiento de la diferenciación sindromática de las enfermedades febriles de acuerdo con los tres calentadores 三焦 *san jiao*, ubica en el calentador superior al pulmón, corazón y al diafragma; en el calentador medio ubica al bazo, estómago y en el calentador inferior ubica la hígado, riñón, intestino delgado y grueso, así como a la vejiga. Propone que la energía patógena va de arriba hacia abajo, similar a ir de afuera hacia adentro.

Wu decía que la enfermedad febril epidémica entra al organismo por la nariz y boca, la energía a través de la nariz alcanza al pulmón y que a través del estómago llega al estómago. Mediante el pulmón, la energía patógena alcanza al pericardio, si la enfermedad del calentador superior no se resuelve entonces, llega la calentador medio, es decir bazo -estómago; si la enfermedad del calentador medio no se resuelve, pasa al calentador inferior, es decir hígado y riñón, esta enfermedad inicia en el calentador superior y termina en el inferior. En otro apartado dice: *"Tratar la enfermedad en el calentador superior es como sopesar una pluma*

(羽 yu), es muy leve, tratar en el calentador medio, es como cargar con un madero que cargan los bueyes en la cabeza (衡 heng), es muy parejo pero hay inquietud, tratar el calentador inferior es como tratar con un madero pesado (quan)" A pesar que usa este método sigue respetando la evolución de la enfermedad febril de acuerdo a las cuatro etapas propuestas por Ye Tianshi

En el aspecto terapéutico ofrece las alternativas terapéutica más importantes de acuerdo a la evolución que va teniendo la energía patógena, por ejemplo para la afección de la región *wei* defensiva, recomienda el uso de la Fórmula de Madreselva y Forsitia (银翘散 *Yin qiao san*) o la Fórmula de Mora y Crisantemo (桑菊饮*Sang ju yin*); para cuando ha penetrado a la región qi energética recomienda el uso de la Fórmula Tigre Blanco (白虎汤 *bai hu tang*) o la Fórmula para Sostener la Energía (承 气 汤 *cheng qi tang*); para cuando la energía se encuentra en la región ying alimenticia la combinación básica es la Fórmula para Enfriar la Región Ying Alimenticia (清营汤 *qing ying yang*) y para la región xue hemática, la combinación base es la Fórmula De cuerno de Rinoceronte y Rehmannia Cruda 犀角地黄汤 *xi jiao di huang tang*).

Además, hace una exhaustiva descripción de cómo evitar el desgaste de los líquidos y cómo hace su tratamiento, como la fórmula Tres Conchas para Retronar el Pulso (三甲复脉汤 *san jia fu mai tang*)[160]. Expone las diferencias en cuanto a la utilización de varias fórmulas importantes como la Fórmula de Cálculos de Bovino para Tranquilizar el Palacio

[160] Fórmula Tres Conchas para Retornar el Pulso, combinación diseñada Por Wu Jutong para regenerar líquidos, fortalecer el yin, tonifica energía, contener yang y apaciguar el viento. Orozuz tostado (甘草 gan cao), rehmannia seca (干地黄 gan di huang), peonía blanca (白芍 bai shao), azucena (麦冬mai dong), gelatina de burro (阿胶 a jiao), semillas de cannabis (麻仁 ma ren), concha de ostra (牡蛎 mu li), tortuga amida (鳖甲 bie jia), peto de tortuga de río (龟版 gui ban).

(安宫牛黄丸 *an gong niu huang wan*), o la Fórmula Nieve Púrpura (紫雪丹 zi xue dan), etc.

Con Wu Jutong se establece a la teoría de las enfermedades febriles como una disciplina con un sistema propio y que es la base para el estudio de las enfermedades infectocontagiosas de la actualidad. Otras de las obras de este gran personaje de la MTC es los Expedientes Médicos de Wu Jutong (吴鞠通医案 *wu ju tong yi an*) Libro también publicado en 1798, de cuatro capítulos. Incluye la descripción de 457 casos clínicos, de diversas especialidades, predominan los casos sobre enfermedades febriles.

Sin embargo faltaría el estudio de la energía patógena febril latente (伏气 *fu qi*) que es estudiada de manera extensa y da sostener a su estudio futuro, por 王士雄 Wang Shixiong.

王士雄 Wang Shixiong (1808-1868)

Su obra fundamental es el Compendio de Enfermedades Febriles Epidémicas (温热经纬 *wen re jing wei*), nacido en el seno de familia de médicos, a partir de los 42 años se mudó a Shanghai, donde alcanzó fama. Wang fue un investigador muy importante de las enfermedades epidémicas, escribió otro libro Ensayo sobre Colera (霍乱论 *huo luan lun*), él decía que el cólera lo hay de dos tipos, epidémica y endémica, estableció una relación directa entre la ingesta de agua contaminada y la enfermedad, decía que para evitar la enfermedad era necesario limpiar aguas de donde se abastece para consumo humano.

En el campo de otras enfermedades epidémicas, hizo una amplia investigación en todas la referencias de las obras clásicas, en particular del Neijing, así como de otras obras más contemporáneas a él. Hace una extensa investigación de las referencias y el contexto en el que se refiere a la energía latente y establece las diferencias clínicas y terapéuticas de las enfermedades febriles de nueva aparición o la activación de las enfermedades latentes. Esta nueva teoría es una de las formas de entender el desarrollo de muchas enfermedades como la leucemia, algunos tumores, el origen de algunas enfermedades virales, etc. Además, muestra su gran capacidad en el entendimiento de las enfermedades febriles, hace algunas disertaciones sobre los conceptos vertidos por sus antecesores. Wang decía que las enfermedades febriles se deben estudiar y tratar de acuerdo con las cuatro etapas propuestas por Ye Tianshi, siguiendo una evolución externo-interno, en cambio la enfermedad latente se inicia desde el interior, desde la región xue hemática, para posteriormente seguir hacia la región qi energética. Respecto al tratamiento en las enfermedades febriles, se iniciará enfriando la capa energética, para posteriormente seguir refrescando la sangre de la capa xue hemática, en cambio cuando se trata de una enfermedad latente, primero se refresca la sangre y después se enfría la capa qi energética.

A Wang por su sitio de residencia en Shanghai le tocó vivir un contacto estrecho con el mundo occidental, la llegada de la medicina occidental a China, la postura que tomo frente a esta nueva etapa, fue ser receptivo y aceptar de la medicina occidental lo que sea útil, sin dejar a un lado la maravillosa MTC, uno de los defensores de lo que ahora podríamos denominar medicina basada en evidencia clínica.

La viruela y la historia de la vacunación

La viruela es una enfermedad que a lo largo de la historia ha producido grandes epidemias con devastadoras consecuencias. Al parecer la viruela llega a China en el siglo I, desde la India a través de Vietnam, se dice que se introdujo en una de las tantas batallas que tuvieron los chinos con sus vecinos. Incluso se conoce como las "llagas de prisioneros (虏疮 *lu chuang)*". En China se tienen reportes desde el siglo IV de nuestra era. De acuerdo con el Manual de Fórmulas para Urgencias (肘后备急方 *Zhou hou bei ji fang*) se le considera como enfermedad epidémica que ocurre en forma más o menos periódica, y se tiene la cita siguiente: "Durante algunos años ocurre una enfermedad epidémica que se manifiesta por la aparición de vesículas en la cabeza, cara y todo el cuerpo, que afecta a la barba y son redondas, son úlceras de fuego (ardorosas). Al principio son vesículas que tienen un líquido blanco, gradualmente desaparecen y también gradualmente aparece la salud", después de esto quedan grandes áreas con cicatriz.

En el Libro de Sun Simiao, el 千金药方*Qian jin yao fang*, aparecen ciertas fórmulas magistrales para el manejo de la viruela.

Al parecer los primeros intentos para la vacunación fueron hechos entre 1567 y 1572 y se utilizaron cuatro tipos de procedimientos de vacunación, estos consistían en tomar pequeños inóculos de los enfermos con viruela y colocarlos en la cavidad nasal del receptor sano.

- El primer sistema consistía en dar a vestir ropa de quien había padecido la viruela.
- El segundo consistía en la obtención del líquido de las vesículas en un algodón y colocarlo en la nariz del receptor.
- El tercer tipo consistía en la aplicación de las costras del enfermo en fase de recuperación en la cavidad nasal del receptor sano. El cuarto consistía en la obtención de la escama del paciente en etapa de vesícula, la cual se colocaba en una mínima cantidad de agua para ser inoculada en una pequeña porción de dicha mezcla que se aplicaba en la cavidad nasal.
- Los últimos dos procedimientos eran los más efectivos, y como se puede ver, se trataba de la inoculación de virus vivos atenuados para generar una respuesta inmune.

De acuerdo con el libro Nuevos Procedimientos de Vacunación (种痘新书 *zhong dou xin shu*) publicado en 1741 por 张琰 Zhang Yan se menciona que de ocho a nueve mil personas vacunadas solamente 20-30 personas desarrollaron la enfermedad, una tasa de efectividad de 99%. Incluso este sistema de vacunación durante la dinastía Qing, se ordenó la vacunación a nivel nacional usando el último sistema.

La técnica se difundió de manera amplia a casi todos los países asiáticos, así como a el imperio otomano, incluso llegaron algunos estudiantes médicos de Rusia y Japón. El año 1653 la técnica fue llevada a Japón. En 1847 fue llevada a Rusia, también fue exportada la técnica a Corea. También se sabe que los primeros años del siglo XVIII la esposa del cónsul Montague de Inglaterra en Turquía, lo aplicó a su hijo de 3 años, y tres años después lo aplicó a una niña de 5 años ya estando en Inglaterra.

El desarrollo de la teoría de las enfermedades criopatogénicas

Durante este periodo la obra de Zhang Zhongjing también fue estudiada con más interés. Más de 300 estudiosos del 伤寒论 *Shang han lun* escribieron sus comentarios, explicaciones en obras desde pequeñas a verdaderos tratados. Al respecto, dentro de estos destacaron el libro 伤寒论条辨*Shan han lun tiao bian,* "Diagnóstico diferencial de las enfermedades criopatogénicas", escrita por 方有执 Fang Youshi, el año 1592. Este libro hace un análisis detallado de los síndromes relacionados con la criopatología y hace una revisión detallada de ciertas fórmulas emblemáticas de Zhang Zhongjing. Consta de 8 volúmenes y 3 capítulos anexos agregados, es considerado como uno de los libros fundamentales para el estudio de la criopatología.

Otro libro emblemático de esta época es el 伤寒论注 *Shan han lun zhu*, "Explicaciones del libro de las enfermedades criopatogénicas" (16, escrito por 柯琴 Ke qin (1662-1735). El libro consta de 10 volúmenes y cuatro apéndices agregados, hace una revisión exhaustiva de los síndromes evolutivos de la criopatología, haciendo gala de la destreza en el manejo de la fórmulas ahí descritas. etc.

Acupuntura y Moxibustión

En el campo de la acupuntura, la dinastía Ming nos dejaría varias obras importantes para el estudio de la acupuntura y moxibustión. Lo que indica que, durante esta época, además del desarrollo en la teoría que habían dejado las diferentes escuelas formadas durante las dinastías Song Jin y Yuan influenció, no solo en la herbolaria sino también en la acupuntura. En el año 1439 (aprox.) aparece "El libro completo de acupuntura y moxibustión" 针灸大全 *Zhen jiu da quan*, escrito por 徐凤 Xu Feng. Xu Feng vivió durante la dinastía Ming y fue originario de la provincia de Jiangxi. Esta obra incluso en nuestro tiempo, es apreciada por su excelente técnica de tonificación y sedación, por la consolidación de la técnica de selección de puntos conocida como "acupuntura horaria" (子午流注 *zi wu liu zhu*), así como la depurada técnica de moxibustión. Se le atribuyen dos poemas, uno de ellos *"Los versos de los cuatro puntos generales* 四宗穴歌 *si zong xue ge) y el Poema de la aguja de oro"*, 金针赋 *Jin zhen fu*.

El libro completo de acupuntura y moxibustión (针灸大全 *Zhen jiu da quan*) consta de seis volúmenes, es una de las obras más importantes de este tema. El primer volumen recoge 22 poemas de acupuntura y moxibustión. El segundo tomo se dedica a explicar el *Poema secreto* 标幽赋 *Biao you fu*. El tercero se aboca al estudio de la división del cuerpo en *cun*.

Los otros volúmenes se destinan a la selección de los puntos de acuerdo con la circulación energética en relación con el tiempo (acupuntura horaria), así como a la aplicación de moxibustión.

Escrito a manera de verso discute los aspectos relacionados con las técnicas de acupuntura y moxibustión, así como la localización de puntos de acupuntura; en segundo lugar, hace una introducción de la técnica de moxibustión aplicada al *Zi wu li zhu,* "circulación penetración de acuerdo con los troncos y ramas".

El libro, además, hace una revisión de material de acupuntura existente hasta ese momento y agrega algunos dibujos de canales y demás aspectos de esta rama terapéutica.

Enfatizaba en que al punzar se debe hacer lentamente y retirar suavemente, si se aplica la aguja rápidamente se puede lesionar la sangre, si se retira bruscamente se lesiona la energía.

Otra de las grandes obras de este tiempo es el libro conocido como Compilación de Proezas de Acupuntura y Moxibustión 针灸聚英 *zhen jiu ju ying,* escrito por 高武 Gao Wu. Publicado en 1529

高武 Gao Wu

高武 Gao Wu fue, además de un excelente acupunturista, astrónomo, músico y estratega militar, aprobó el examen para ser miembro de la corte imperial como burócrata, uno de los más altos honores de la gente de ese entonces, sin embargo la vida en la corte le molestó, por lo que se decidió por el estudio de la medicina y en particular de la acupuntura. Su afición por la acupuntura fue adquirida ya en su edad adulta. Critica algunos aspectos místicos sobre acupuntura y moxibustión. 高武 Gao Wu discute la diferencia de los puntos que hay entre el hombre, la mujer y los niños; para eso realizó modelos de bronce de puntos de acupuntura de hombre, mujer y niño.

Además de escribir *"Compilación de proezas de la acupuntura y moxibustión"*, 针灸聚英 *zhen jiu ju ying*. Gao también escribió "Normas Necesarias de Acupuntura y Moxibustión" (针灸节要 *zhen jiu jie yao*), publicado en 1537. Esta obra contiene conocimientos de acupuntura y moxibustión incluidos en el Neijing y el Nanjing y está diseñada para la enseñanza de la acupuntura y moxibustión para principiantes.

En su tiempo, la viruela era una enfermedad muy frecuente, sobre el tema escribió el libro titulado *"Estudio fundamental sobre la viruela"*, 痘科正宗 *Dou zhen zheng zong*, y otras obras no medicas como Guía de Tiro con Arco (射学指南 *she xue zhi nan*) y otras.

La *"Compilación de proezas de acupuntura y moxibustión"*, 针灸聚英 *zhen jiu ju ying*, fue escrita durante la dinastía Ming, en el año de 1529. Esta obra consta de cuatro volúmenes. En la actualidad es considerada como una de las composiciones de la antigüedad más valiosas sobre acupuntura y moxibustión. Contiene la experiencia terapéutica y aspectos teóricos de más de 10 obras previas al siglo XVI, al mismo tiempo Gao Wu nos muestra su experiencia y sus puntos de vista sobre acupuntura y moxibustión. Dentro de este libro se encuentra uno de los poemas de selección de puntos más importantes, *"El poema de las cien enfermedades" (百证赋 bai zheng fu),* principalmente explica algunos principios terapéuticos y los puntos seleccionados para un poco más de 100 enfermedades, de ahí su nombre.

A manera de ejemplo:

- Los ojos amarillos ictéricos a Yanggang y Danshu el efecto les queda chico.
- Cuando los ojos están con lagrimeo sin parar en Zulinqi y Touwei hay que pensar.

Cuando se refiere a los puntos, crea un modelo que seguirán obras posteriores, donde además referir el nombre (y otros posibles nombres), define con claridad la localización, las principales técnicas de punción y moxibustión, las principales indicaciones, así como las indicaciones y otros aspectos hechas por más de 10 obras previas sobre ese punto (de ahí el título de compilación de proezas). Consideraba que la localización de los puntos era muy importante para la obtención del resultado, por lo que era muy importante la correcta localización de los puntos, propuso una serie de procedimientos para la localización de puntos en hombre, mujer y niño, personas obesas y delgadas, etc.

El Gran Compendio de Acupuntura Y Moxibustión (针灸大成 *zhen jiu da cheng*)

Uno de los libros más completos y útiles para el estudio de la acupuntura y moxibustión es sin duda el 针灸大成 *zhen jiu da cheng*, "Gran compendio de acupuntura y moxibustión", de 杨继洲 Yang Jizhou.

杨继洲Yang Jizhou

杨继洲 Yang Jizhou (1522-1620) es probablemente el más grande acupunturista, no solo de su tiempo, sino de toda la etapa antigua de China. Su padre fue un afamado miembro de la Oficina Médica Imperial, por lo que desde niño tuvo acceso a una gran cantidad de libros médicos y de otro tipo, aspiró a ser miembro de la corte, pero decidió dedicar su actividad médica con tintes confucianos. A los 40 años era un gran experto en acupuntura y moxibustión, además enfatizaba en la combinación de estas técnicas con herbolaria tradicional. Su fama de buen acupuntor se extendió pronto en todo el reino, en cierta ocasión un alto funcionario llamado 赵文炳 Zhao Wenbing acantonado en la provincia de Shanxi, sufrió de una gran debilidad muscular, tipo enfermedad wei atrófica (痿证), solicitó la intervención de Yang, quien con aplicar 3 agujas logró curar al paciente.

Esto quizá se debió a la gran investigación que realizó sobre obras antiguas de medicina tradicional china. Su técnica depurada en acupuntura le permitió obtener resultados en enfermedades crónicas y difíciles de tratar; utilizó con frecuencia las sangrías sobre los puntos. El primer libro escrito por Yang fue el "El Libro secreto y misterioso de acupuntura y moxibustión para la salud"(针灸玄机秘要*zhen jiu xuan ji mi yao* Zhao Wenbing) después de ser curado, y en recompensa, ayudó en la publicación del libro, sin embargo por diversas razones, no fue posible su publicación, pero sirvió de base para la creación de su obra maestra, Yang además de tomar como referencia su obra previa, tomó como apoyo otras obras existentes como Clásico de Concordancia Espiritual (神应经 shen ying jing) "Médicos famosos de ayer y hoy"(古今医统*gu jin yi tong*) Médicos de Ayer y Hoy, Normas Básicas de Acupuntura y Moxibustión 针灸节要 (de Gao Wu), entre otros libros.

El "Gran compendio de acupuntura y moxibustión", 针灸大成 *Zhen jiu da cheng*, editado en 1601, revisa las obras más importantes de acupuntura previas a su edición, además de mencionarlas les da una explicación y desarrolla algunos conceptos importantes de la acupuntura y moxibustión.

Se puede decir que El Gran Compendio, es una obra que recopila las obras más importantes de su tiempo, pero además es de las obras que más influenció al desarrollo de la acupuntura los siguientes 300 años que siguieron a su publicación. Después de su publicación, se han hecho más de 50 reimpresiones de la obra. Se ha traducido al japonés, inglés, francés, alemán y otros idiomas.

Registra una gran cantidad de poemas de acupuntura y moxibustión, uno de los capítulos más importantes es el conocido como "Los doce métodos de tonificación Sedación del Maestro Yang" (杨氏补泻十二法 *yang shi bu xie shi er fa*)", donde se muestra la gran experiencia de Yang, en el manejo de puntos, combinación y diferentes técnicas de tonificación específicas para el manejo de muchas patologías.

Cuenta con una amplia revisión sobre las técnicas de selección de puntos de acuerdo con el tiempo en sus distintas modalidades y selección de puntos de acuerdo con patología diversa. Contiene, además, un amplio capítulo sobre masaje en niños y un contenido muy extenso sobre acupuntura y moxibustión. Yang considera que hay 2 tipos de intensidad de estimulación, la grande y la pequeña, la pequeña dice que se puede hacer una estimulación suave de tonificación (平补 ping bu), o sedación suave (平 泻 ping xie), y la que es una técnica macrotonificante (大补 da bu) o macro dispersante (大泻 da xie). El tipo de estimulación suave, equilibrada, armónica, es la que se sigue usando en nuestros días.

Uno de los aspectos que recalca Yang Jizhou es la recomendación para la utilización de plantas medicinales en combinación con acupuntura y moxibustión. En uno de los apartados Yang Jizhou nos muestra su experiencia en el manejo de varias enfermedades, la combinación de puntos por Yang Jizhou recomendada, en la actualidad es de gran utilidad clínica.

En 1543 Adrés Vesalio (1514-1564) profesor de Padua publica *De humanis corporis fabrica libri septem* con lo que se inicia una de las épocas más importantes para los anatomistas.

Avances en la medicina clínica

Medicina Interna

Una de las características generales de este tiempo fue la época de los planteamientos teóricos de la MTC, basándose en premisas de las obras clásicas, así como sobre una práctica clínica muy elaborada. Destacan nuevas doctrinas, sobre todo en lo relacionado a la tonificación y sostenimiento de yang en las enfermedades febriles y la escuela que iba en contra de dicha postura. Entre los principales defensores de tonificar, calentar y sostener el yang del riñón, estaban Xue Ji, Zhang Jiebin, Zhang Xianke, etc. quienes estaban en contra la postura de enfriar propuesta por la Escuela de Liu Wansu y Zhu Danxi

薛己 Xue Ji y su obra

Durante esta época, la discusión en torno a las escuelas de pensamiento de la dinastía Jin y Yuan fueron trascendentes, el ataque hacia Liu Wansu y su escuela fueron muy importantes. Uno de los principales exponentes de los ataques a la Escuela de Liu fue 薛己Xue Ji (1488-1558), hijo de padre médico, estudioso permanente de la medicina, nos legó una de las obras más importantes de la medicina interna: el 内科摘要 *Nei ke zhai yao,* "Sumario de Medicina Interna" (1529), es considerado como el primer libro de China que lleva como título "medicina interna". Se observa una influencia muy marcada de tonificar y calentar de la Escuela de 李杲 Li Gao (autor del tratado del Bazo y Estómago), especialmente consideraba la deficiencia de yin verdadero al yang verdadero. Xue Ji, fue un enterado de muchas especialidades médicas, como medicina externa, ginecología, pediatría, oftalmología, estomatología, entre otras. Muchas de sus obras están contenidas en el libro Obras Médicas del Sr Xue (薛氏医案 *xue shi yi an*).

张介宾 Zhang Jiebin y su obra

Dentro de esta misma tendencia se encuentra 张介宾 Zhang Jiebin de la dinastía Ming (1563-1640). Dentro de la historia de la medicina tradicional china, 张介宾 Zhang Jiebin ocupa junto con otros cuantos, el podio de honor. También conocido como 张景岳 Zhang Jingyue nacido en la provincia de Zhejiang, centro de China, hijo de militares y sus ancestros fueron personajes muy importantes dentro de la milicia de principios de la dinastía Ming y. Desde niño fue muy estudioso de todo el saber al que tenía acceso, se interesó en la astronomía, la música, el arte marcial, las matemáticas, posteriormente estudio literatura, historia, filosofía, etc. En su juventud, le hizo los honores como alumno al afamado doctor 金英 Jin Ying (Uno de los médicos de la oficina médica imperial en la ciudad de Nanjing), Ya como adulto practicó la medicina itinerante, viajó por varios sitios de China cargando con su saber médico y su suerte, acumulando una rica experiencia clínica. Tuvo que ser incorporado al ejército, pero más o menos a los 50 años regresó a su lugar de nacimiento para dedicarse al estudio de la medicina tradicional china, en especial a la investigación del Neijing, tanto del Suwen como del Lingshu. Después de más de 30 años de estudio del Neijing, escribió el 类经 *Leijing*, "El clásico temático" (o "el clásico clasificado", "el canon clasificado").

Dicho libro hace una clasificación por temas y agrega algunas explicaciones, lo que facilita su estudio y comprensión. Consta de 32 capítulos y, publicado en el año 1624, relaciona y clasifica el contenido del Neijing tanto del Suwen como del Lingshu.

Clasifica el contenido en 12 temas: Método de alimentar la vida, teoría yin yang, "organología", pulsología, canales y colaterales, origen y manifestaciones de la enfermedad, terapéutica, patología, acupuntura, teoría de los cinco movimientos y las seis energías, etc. Es una de las obras importantes para el estudio del Neijing.

A continuación se presenta el índice del Leijing y para ubicar el contexto del autor al escribir la obra, posteriormente se incluye su prólogo:

Volumen	Contenido
I	Método para alimentar la vida
II	Teoría del yin yang
III	Manifestaciones orgánicas I
IV	Manifestaciones orgánicas II
V	Pulsología y diagnóstico I
VI	Pulsología y diagnóstico II
VII	Sistema de canales y colaterales I
VIII	Sistema de canales y colaterales II
IX	Sistema de canales y colaterales III
X	Base y manifestaciones clínicas de la enfermedad
XI	Naturaleza y sabor de los medicamentos
XII	Terapéutica
XIII XVIII	Patología
XIX XXII	Acupuntura
XXIII XXVIII	Teoría del movimiento energético
XXIV XXXII	Misceláneas

Con el objeto de ubicar las razones y el entorno en el que se ubicaba Zhang Jiebin, a continuación se presenta la traducción del Prólogo del Lei jing.

"El Neijing es una de las Obras de los Tres Soberanos de la Antigüedad[161]. Es el material producto de las charlas sostenidas entre el Emperador Amarillo y sus seis grandes maestros o funcionarios entre los que destacan

[161] Se refiere al material escrito por los tres soberanos: Fu Xi, el Soberano de la Agricultura, y el Emperador Amarillo.

岐伯 Qi Bo y 鬼臾区Gui Yuqu[162] y discutieron los aspectos médicos, estableciendo los conceptos teóricos más elevados y transmitidos a futuras generaciones. El contenido de sus escritos es muy profundo; hacia lo de arriba estudiaron la astronomía, hacia abajo estudiaron geografía y geología, y hacia el centro contemplaron los asuntos del hombre. Hacia lo macro estudiaron los cambios de yin yang y hacia lo micro incluyeron los cambios de las hierbas, los árboles y los gusanos, el ritmo de la música, los aspectos favorables y desfavorables que auguran los palillos del oráculo, la forma irregular de los órganos y las vísceras, todo de una manera muy amplia y clara. Verdaderamente su contenido es de una gran calidad y virtuosidad, dando la posibilidad de tener una larga vida. La grandeza y virtud del Neijing es comparable a la del cielo y la tierra, es tan grande como el sol y la luna, es difícil decir que solamente es un libro de medicina.

De acuerdo con el prólogo del ABC de Acupuntura y Moxibustión escrito por Huang Fumi de la dinastía Jin dice: "el Primer Canon del Emperador Amarillo (*Huang di neijing*) consta de 18 volúmenes; el clásico de Acupuntura (针经 *zhen jing*) contiene nueve y el Suwen (素问) contiene nueve volúmenes del Neijing".

Sin embargo, hay algunas que consideran que los tres Libros (que dan forma al ABC de Acupuntura y Moxibustión) no fueron escritos por el Emperador Amarillo y que fueron hechos durante el Periodo de los Reinos Combatientes. ¿Las obras del Periodo de los Reinos Combatientes pueden ser así? El ministro Gao Baoheng de la dinastía gong y otras personas ya han refutado esta teoría. Este tipo de conjetura, originalmente no hacía falta discutirla. Hay algunas personas que quisieran colocar a la medicina

[162] Uno de los ministros consejeros del Emperador Amarillo, considerado como experto en medicina, astrología, técnicas de calendarios, arte militar, etc. los otros cuatro maestros fueros: 雷公Lei Gong, 少 俞Shao Fu, 伯高 Bo Gao y 少师 Shao Shi.

dentro de los casos pequeños, el colmo ha llegado a considerar que el Neijing es una cosa inservible. ¿La gente que piensa así tendrá un poco de inteligencia? Su Dongpo[163] en su libro Leng Jiaping[164] dice: "Dentro de las obras clásicas del Nanjing (Canon de las ochenta y un dificultades) cada una de las frases tiene una gran verdad, cada palabra representa un método eficaz". Pero debería conocerse que el Nanjing es producto del Neijing y es como la décima parte del Neijing. Si así es el Nanjing, el valor del Neijing es incomparable.

Entonces pues, el conocimiento que se obtiene del Neijing facilita la seguridad de la vida de la población, ¿se puede comparar con el impulso que da a las ideas el contenido de los trece clásicos (十三经 *shi san jing*)[165], por eso el Sr. 玄晏 Xuan Yan[166] decía: "Quien respeta la herencia de sus padres, tiene un gran cuerpo; si no se entiende la medicina se convierte en una persona inservible".

"Si tiene una actitud fiel a su monarca, si tiene la sensibilidad y los sentimientos de un niño, cuando el padre o el monarca están ante una enfermedad peligrosa y el niño se enfrente a una muerte trágica y no hay forma de salvarlo. Esto es lo que pensaron el Emperador Amarillo, 岐伯

---

[163] Su Dongpo Literato de la dinastía Song.

[164] Nombre de clásico budista.

[165] Los trece clásicos son El Libro de los Cambios 易经 yi jing), El Libro de las Odas (诗经 shi jing), Los Anales (书经 shu jing), Primavera y Otoño en tres ediciones (春秋三传, chun qiu san chuan) Las anotaciones de Zuo Zhuan (左氏传 zuo shi chuan), Gong Yangchuan (公羊传) Gu Liangchuan (穀梁传), Ritos de los Zhu (周礼 zhou li), El Libro de los Ritos (礼记 li ji), el Ceremonial (仪礼yi li), Las Analectas de Confucio (论语 lun yu), el Diccionario (尔雅 er ya), el Libro de la Piedad Filial (孝经xiao jing) y el Libro de Mencio (孟子meng zi).

[166] 玄晏Xuan yan otro nombre de Huang Fumi.

Qi Bo y otros hombres sabios, e hicieron de la medicina algo con un gran valor". Por eso se dice: "¿puede la gente que lo que estudia no aprovechar el gran valor de este libro?"

"No en vano las personas dedicadas a la medicina están arrumbando libros como el Lingshu y el Suwen, no comprenden su valor y sus secretos, lo que permite que una enfermedad tipo exceso se agrave y que una enfermedad tipo deficiencia se torne más deficiente, colocando a la gente al borde de la tragedia y muerte prematura, dando facilidades a la energía patógena para que sea más potente, desgastando la energía zheng antipatógena, acortando la longevidad. ¿Se puede dar algún valor a ese tipo de actividad médica? Esto en parte se debe a la complejidad de los aspectos profundos de los clásicos, lo que hace difícil su lectura y comprensión. Si no se entienden los aspectos teóricos más importantes, no se espera que se puedan entender los aspectos espirituales, los secretos contenidos en la obra, no se podrán alcanzar los niveles de los hombres virtuosos ni llegar a ser el terapeuta de gran talento".

"Desde la dinastía Tang a pesar de contar con la explicación hecha por 王冰 Wang Bing[167] (del Suwen) aún las partes difíciles de entender son muchas y las omisiones no son pocas, al encontrarse con alguna dificultad no hay alguna explicación, algunas veces la explicación dada no corresponde con el original, hay algún material que es muy profundo, la explicación data también lo es, por lo que se dificulta su lectura. Por otra parte, 王冰 Wang Bing no hizo una completa; el Lingshu no lo explicó, lo que es un hecho lamentable. Los estudiosos contemporáneos (a Zhang Jiebin), dependen de los comentarios hechos sobre el original, algunas partes no son entendidas, los aspectos minuciosos antiguos no son abordados y menos aún desarrollados, esto ¿qué utilidad puede tener?

---

[167] Aquí se usa su sobrenombre 启玄子 Qi Xuanzi.

"Al principio, me esforcé en investigar dicho libro, hice un resumen para facilitarme a mí las cosas, al poco tiempo comprendí que cada frase o palabra era un auténtico tesoro y que no podía claramente separar las cosas que podía incluir en el resumen ni las cosas que tenía que desechar, por lo tanto, decidí que había que explicarlas, esperando que la explicación no fuera oscura, que pudiera facilitar su entendimiento, hacer de lo difícil algo fácil, tanto como pasar desde el salón principal a las habitaciones interiores (lo que representa el tránsito más fácil en una casa) y así se pudiera conocer a fondo sus bases y fundamentos, así si no me hago daño a mí mismo, no podré afectar a otra persona, pudiendo encontrar el aspecto más propicio. Así haciendo una minuciosa investigación, modifiqué completamente el estilo antiguo de ordenamiento (Neijing 内经), de una manera diferente, y de acuerdo con su contenido haciendo una clasificación (类 *lei*), posteriormente se hizo una explicación agregada, para hacer más entendible su contenido. Sin embargo, temo lo hecho a los clásicos de los hombres sagrados, sin su autorización, que no lo debí haber hecho.

"Al hacer una revisión del pasado, se llega a Bian Que del Periodo de los Zhou, quien hizo un resumen de las dificultades (se refiere al Nanjing, ya que Zhang Jiebin consideraba que el Canon de las Dificultades fue escrito por Bian Que, véase Nanjing). De la dinastía Jin destaca el Sr. Xuan Yan (Otro nombre de Huang Fumi) que también hace una clasificación ordenada[168] del material heredado, de la dinastía Tang, Wang Bing hizo una revisión y ordenamiento del Suwen, de la dinastía Yuan destaca Hua Shou[169].

---

[168] La obra de Huang Fumi es el ABC de Acupuntura y Moxibustión, ahí se ordena la información de las tres obras base, en fisiología, canales y colaterales, puntos, indicaciones, diagnóstico, tratamiento con acupuntura, yin yang, cinco elementos, terapéutica, etc.

[169] Véase Hua Shou y sus obras entre las que destacan "El Desarrollo de los Catorce Canales", y Colección de Escritos del Suwen.

"Al observar las contribuciones de estos cuatro eruditos tomé mi decisión. Si se compara el Neijing con los Trece Clásicos (十三经 *shi san jing)*, ya que estas no necesitan ser clasificadas temáticamente, el Neijing necesita ampliarse y abrirse camino. Una vez decidido, tomé el contenido del Suwen y Lingshu y buscando las partes difíciles y fáciles, después de un año de algunas pruebas, decidí hacer de las dos obras un solo clásico que denominé "Clásico Clasificado" (类经 *lei jing*), el significado de 类 *lei* es que usé el Lingshu para poder entender las partes detalladas del Suwen y usé el contenido del Suwen para explicar las partes profundas o enigmáticas del Lingshu, como si fuera la mutua interrelación entre lo superficial con lo profundo, entrelazando sus contenidos.

"Una vez conjuntado el contenido del Suwen y el Lingshu le ordenó en Doce 类 lei (partes, apartados). La gran empresa del hombre está entre la vida y la muerte, el poder mantener la energía zheng verdadera y pueda adaptarse a los ciclos de la naturaleza, por eso el primer capítulo se denomina "Apartado de la preservación de la vida". Los ritmos vitales son controlados por yin yang, yin yang sostiene a todo, dan sitio al cielo, tierra y al hombre, por eso al segundo capítulo se denomina Apartado yin yang. La vida del hombre tiene su raíz en la energía de los órganos, así como en una función orgánica normal, y en un san jiao equilibrado, por eso el tercer capítulo se denomina "Apartado de Fenómeno Orgánica".

Si se desea saber la situación interna del organismo, es necesario observar el tinte facial, su espíritu, el pulso está relacionado con el espíritu, puede determinar la "fortuna" o "desgracia del interior del organismo, por eso el cuarto capítulo se denomina "Apartado sobre el Pulso y el Tinte[170]".

[170] Pulso y tinte (脉色mai se) en las obras clásicas es muy común este término y habitualmente se usa como sinónimo de diagnóstico, ya que el diagnóstico mediante pulso y la observación son los más importantes.

Para el control de lo interno, evaluar los canales y colaterales, así como conocer la circulación de los canales y colaterales en las cuatro extremidades, por eso el quinto capítulo se denomina "apartado sobre canales y colaterales". Todos los asuntos son diferentes, tienen una raíz y una manifestación o expresión, entender las causas y manifestaciones es una cosa que se debe denominar, por eso al capítulo seis se denomina "apartado sobre las causas y las manifestaciones".

El hombre depende de cosas como alimentos y medicamentos que están a la cabeza, es necesario que la alimentación (o la medicación) sea equilibrada para garantizar la fortaleza de los cinco órganos (palacios), por eso el capítulo siete se denomina "apartado sobre el sabor y naturaleza (de los alimentos y medicamentos)". Si el hombre vive cien años ¿quién puede garantizar que no se enfermará? un tratamiento inoportuno o inadecuado puede agravar una simple enfermedad, por eso el capítulo ocho se denomina "apartado de terapéutica", las enfermedades que atacan al hombre son multifacéticas, no pueden calentarse, el gran experto en diagnóstico (el gran clínico) puede ubicar las enfermedades ocultas y a las enfermedades malignas eliminarlas, por eso el capítulo nueve se denomina "apartado sobre patología". Si la eficacia de los medicamentos no cumple con su cometido desde la antigüedad se cuenta con acupuntura, moxibustión, el uso de punzones, así como el uso de nueve diferentes técnicas, la técnica ahí propuesta sobrepasa sobre lo general, por eso el capítulo diez se denomina "apartado de acupuntura". Desde lo inmenso del alto cielo, lo ilimitado, desde la antigüedad hasta la actualidad, circula sin parar, contiene a todo, regula todas las cosas, por eso el capítulo once se denomina "apartado sobre el movimiento energético". Si algún contenido del Neijing es difícil separar, agrupar, que pueden encajar en uno o en otro apartado y lo que se debe conservar su contenido o enlazar como lo hacen los vasos sanguíneos, se agrupan y comunican, por eso el capítulo Doce se denomina "apartado de unión y comunicación". Al completar la obra de un total de 32 volúmenes. Además del Canon Clasificado está el Ala Gráfica *(图翼tu yi)* de Quince Volúmenes. Dado que el sentido material escrito es muy profundo, que el idioma no alcanza a expresar lo que se quiere decir, si no se usa un dibujo es difícil expresar el contenido intrínseco. Algunos apartados se pueden dividir claramente.

El libro que he escrito, el Leijing, es porque muchos de los hombre sabios que me precedieron, no hicieron una completa explicación, y me he encontrado con muchos errores, lo que oculta el valor y luminosidad del Neijing y que su elevado valor teórico no sea aparecido y entendido por la sociedad que tiene más de cuatro mil años de historia[171] me tomé la libertad y sin ver mi persona, asumí la responsabilidad de vencer en mi empeño, como si fuera el mosco que carga la montaña.

No puedo ante la gente tomar la actitud deslumbrante, como dice el dicho: "No se puede ostentar en el manejo del hacha frente al maestro carpintero *(班门弄斧 bang men nong fu)*, tampoco estoy dispuesto a tomar un tazón y pedir limosna en la calle. Al llegar el momento de decidir o chocar con situaciones difíciles con frecuencia se considera como palabras verdaderas y no tabú."

Además del Leijing, Zhang Jiebin escribió junto con sus hermanas el 类经图翼 *Leijing Duyi*, "Explicación gráfica del canon clasificado", y el 类经附翼 *Leijing Fuyi*, "Explicaciones agregadas del canon clasificado".

Gran estudioso y respetuoso del Yijing y la Yilogía, él decía que la yilogía y la medicina tienen el mismo origen (医易同源 yi yi tong yuan), dando gran importancia a que la ideología dialéctica que maneja el

---

[171] Para el tiempo de Zhang Jiebin, no había duda que los clásicos como el Emperador Amarillo fueron escritos que se ubica según la tradición 2357-2258 a. C.

yijing, es la misma que se debe tener en cuenta al momento de estudiar la salud-enfermedad.

Por otra parte, decía que no hay manifestaciones de yang en exceso sin que no haya deficiencia de yin. Y por otra parte decía que hay muchas enfermedades por deficiencia y pocas por exceso (人体虚多实少ren ti xu duo, shi shao).

Pero su trabajo no quedó solo en la investigación del Neijing, su experiencia en el campo de la medicina en general fue recopilada por sus alumnos y hermanas y condensado en uno de los libros más el importantes de la medicina china, "Las obras completas de Zhang Yingyue (景岳全书 *Jing yue quan shu*), publicado el año 1624, donde se muestra la gran experiencia clínica, varias de las Fórmulas que actualmente se usan en la práctica clínica cotidiana proviene de este libro. El Libro está dividido en 24 Colecciones (集 *ji*), cada Colección se le asigna un carácter que muestra la gran influencia de los neoconfuicionistas de la época. Afortunadamente, en la actualidad, contamos con su obra completa, lo que constituye una de las herramientas más valiosas para la investigación de la medicina tradicional china.

A continuación, se ofrece la traducción de una de las partes de la Colección Proyecto (魔集 *mo ji*):

"La patología de los niños en la antigüedad era conocida como la "especialidad de los mudos", debido a que el niño no expresa claramente su enfermedad, tampoco puede determinar la gravedad de su enfermedad, por esto hay un proverbio que dice: "es preferible tratar a 10 niños que atender a 10 mujeres, pero también es preferible tratar a 10 mujeres que tratar a un niño", lo que enfatiza la dificultad que implica el tratamiento de los niños. Desde mi punto de vista, entre los tres tipos de personas, el niño es el más fácil de atender (se refiere a hombre, mujer y niño). ¿Por qué tengo este punto de vista?, debido a que las enfermedades de los niños, si no es un problema de origen externo (ocasionado por las energías patógenas externas), es un problema de ocasionado por lesión alimenticio, que causan enfermedades como crisis convulsivas, vómito, diarrea, enfermedades febriles con escalofríos ocasionados por la transformación de la energía patógena frío, desnutrición con congestión.

Las crisis convulsivas a pesar haber de varios tipos, pero con purificar la energía de los órganos, como de golpe se resuelve, la efectividad de los medicamentos se puede evaluar rápidamente. Si se logra saber la causa intrínseca de la enfermedad, se puede obtener un buen resultado terapéutico. Esto se diferencia de lo que ocurre con las enfermedades crónicas, de carácter irreversible del hombre o en la mujer, por eso considero que la atención del niño es más fácil.

"Sin embargo la gente considera que es difícil, esto significa que la dificultad está en establecer la diferenciación sindromática (diagnóstico); lo que considero que es fácil, es que es fácil el tratamiento. Si el diagnóstico no es correcto entonces sí es difícil".

Pero en lo referente al diagnóstico, la diferenciación solo puede ubicarse en los siguiente, si no es un problema de tipo externo, entonces es interno, si no es tipo frío es entonces de tipo caliente, sino es tipo exceso entonces es tipo deficiencia, si se logra aclarar estos seis aspectos, ¿entonces qué dificultad diagnóstica puede haber? Si se trata de una enfermedad de origen externo, primero debió iniciarse por un síndrome de tipo externo, y no por un síndrome de tipo externo, si el niño tiene fiebre o dolor de cabeza, hay espasmos de las extremidades, no hay diaforesis, aquí también se puede incluir la contracción de las extremidades ocasionado por la invasión de la energía patógena viento. Aquella enfermedad ocasionada por la agresión interna (por alimentos), ocasiona un síndrome de tipo interno y no muestra evidencia de un problema de tipo externo, lo que se manifiesta por vómito, diarrea, dolor del abdomen, distensión o plenitud, crisis convulsivas, desnutrición, presencia de masas o tumores al interior del abdomen, etc.

Los síndromes tipo calientes deben tener síntomas como: fiebre, sed ansiosa, inquietud, estreñimiento, úlceras calientes, inflamadas, etc. Las enfermedades por frío se deben manifestar por sensación de frío, hay secreciones claras, la diarrea o el vómito no se acompañan de fiebre, no hay intranquilidad, se puede presentar vómito seco, deseo de calor, etc. Las manifestaciones clínicas de estos cuatro síndromes son relativamente fáciles de identificar y diferenciar. Entre estos cuatro síndromes aparecen los tipos exceso o deficiencias, que son importantes en extremo.

Hay algunos aspectos generales de las expresiones de tipo exceso o deficiencia, hay una voz o quejido tipo exceso o deficiencia; y aún más, hay un pulso tipo exceso o deficiencia. Por ejemplo, se pueden ubicar niños corpulentos y niños con cuerpos débiles, hay niños con un tinte facial rojo y otros que son de un tinte pálido, hay niños con un timbre de voz fuerte y otros que hablan muy quedito, se diferencia también en cuanto a niños con un pulso fuerte, potente de otros niños con un pulso débil, vacío. Por esto, por una parte, habrá de evaluarse la potencia del pulso y por la otra analizar el grado de corpulencia física, el tinte facial, así como también hacer una disertación minuciosa de las características de la enfermedad. Una vez hecho un análisis minucioso de estos aspectos, ¿será difícil establecer la diferencia entre un cuadro de exceso con uno de deficiencia?

"Si el niño verdaderamente tiene una energía patógena, si en verdad tiene un síndrome caliente tipo exceso, entonces, no se deberán atender las manifestaciones (hay que atacar la base-causa de la enfermedad), en caso de atender las manifestaciones se debe elegir el medicamentos en dosis bajas y de efecto rápido, y una vez que se observe la mejoría y que se haya eliminado la enfermedad inmediatamente se suspenden, de ninguna manera se puede lesionar la energía zheng antipatógena del niño, esto es lo que se considera como un médico de alto nivel. Se debe observar con claridad si las manifestaciones de la enfermedad son tipo exceso o deficiencia, para así no usar los medicamentos de manera desordenada, para evitar la energía yuan de origen del niño. Si no se está seguro, no se puede hacer un tratamiento por si acaso hay alguna energía patógena, pensando que no habrá lesión alguna.

Es necesario saber que debido a que la energía del niño es muy frágil, que la energía de los órganos y vísceras es en extremo delicada, que, ante la mínima agresión, puede fácilmente ocasionar atrofia y que el niño quede marchito. Una fórmula errónea no es fácil que un niño la soporte, porque es vulnerable el niño, esto es porque el niño se encuentra en fase de crecimiento y desarrollo, si no se alimenta al niño, se sabe que se puede agredirlo, sin embargo, la lesión no se ve a corto plazo, sino que se puede ver a largo plazo. Así es, a pesar de ser los más elementales principios de cualquier terapéutica, esto es de los preceptos más fundamentales de la pediatría.

El comentar esto no es nada especial, pero porque se sabe que hay confusión, por esto, se enuncia al principio del capítulo de "los principios de la pediatría". Estos conceptos que no tienen nada de profundo o misterioso, incluso ni siquiera se deberían de exponer, pero es una de las causas por las cuales se considera a la pediatría como una especialidad difícil.

En el Capítulo Acerca del Contenido y Utilidad de la Teoría de Yin

Yang del Suwen se dice: Al hacer el diagnóstico es necesario observar las características corporales y el tiente cutáneo y palpar el pulso, lo primero que se debe determinar si el síndrome es tipo yin o tipo yang, hay que diferenciar el sitio por donde se encuentra lo claro yang y lo turbio yin, hay que escuchar lo profundo o superficial de la respiración, escuchar el timbre de voz, y así se puede determinar el exceso o la deficiencia; hay que observar cuáles son los pulsos normales de las cuatro estaciones, y así se puede determinar el órgano enfermo." Los preceptos del Suwen son los más importantes del diagnóstico en general, pero son aún más fundamentales para el niño.

Zhang enfatizaba en la importancia del Mingmen en la salud y vida del hombre, en lo terapéutico enfatizaba en fortalecer a yin y la energía yuan de origen, pues consideraba que, sin estas energías, el hombre no puede existir y en caso de haber deficiencia de ellas, la salud será muy precaria.

Diseñó las famosas fórmulas: derechista (右归丸 *you gui wan*) e izquierdista (左归丸 *zuo gui wan*), consideraba que, entre las enfermedades por deficiencia, una de las más frecuentes e importantes, está la deficiencia de energía jing esencial, uno de los medicamentos más usados por él para tonificar la energía jing esencial fue la rehmannia preparada, por lo que también se conoce como 张熟地 Zhang Shudi (Zhang amante de la rehmannia preparada), fue considerado como uno de los defensores más importantes de la Escuela de los Tonificantes y Calentadores (温补学派 wen bu xue bai).

Zhang Consideraba que la energía Jing esencial la hay yin y yang, la energía jing se puede transformar en energía, la energía se puede transformar en jing, ambas tienen un mismo origen. Él consideraba que uno de los aspectos prioritarios para la vida y salud era la relación entre jing y qi, el cuerpo depende de estos dos aspectos.

Frases como: "Para fortalecer a yin debe salvar a yin desde yang, cuando lo yin recibe el apoyo de lo yang la fuente de donde brota lo yin no se agotará 必于阴中求阳，则阳得阴助而生化无穷); El buen tonificador de yin, debe salvar a yin desde yang, así, cuando el yin recibe el impulso ascendente de yang, la fuente no se agota (善补阴者，必于阳中求阴，则阴得阳升而泉源不竭), quien quiera tratar bien a la energía jing esencial primero debe tratar bien la energía, para que la energía genere a la energía jing (善治精者，能使精中生气。善治气者，能使气中生精).

Una de las bases fundamentales de su teoría era el no exceso de yang (阳非有余 yang fei you yu). Por otra parte, él decía que lo más importante para mantener la energía y la vida, es lo yang, la vida depende de yang, la vida es la expresión más evidente de lo yang.

Zhang consideraba que había que evaluar el estado de la estructura-energía 形气、frío calor 寒热 y agua-fuego 水火，y enfatizaba que todo esto depende de yang. La estructura y la energía es lo que permite la existencia de la vida, el final de la vida se inicia con el colapso y pérdida de yang; Él decía que había que nutrirla y protegerla. Desde el punto de vista del frío y el calor, la energía yang es lo favorable para la existencia de la actividad vital (阳热有利于生命活动的存在), en cambio, el frío yin es un elemento no favorable para la vida (阴寒则对生命活动非常不利).

赵献可 Zhao Xianke

赵献可Zhao Xianke (1573-1664) escribió varios libros, entre los que destaca 医贯 *Yi guan,* "La ruta de la medicina" (1617). Médico de la dinastía Ming, vivió en la última mitad del siglo XVI en la provincia de Zhejian. Además de su obra cumbre, escribió: secretos del Neijing (内经钞 nei jing miao), Secretos del Suwen (素问钞 su wen miao), Examen de los canales y colaterales (经络考 jing luo kao) Ensayo sobre la Veracidad del Pulso (正脉论 zheng mai lun). A lo largo de la historia de la medicina tradicional china se le considera como uno de los teóricos más importantes sobre Ming men.

Consideraba que esta función es la base de los órganos y vísceras, la fortaleza de una persona depende de la potencia de la puerta de la vida, del Ming men. La fuerza que palpita entre ambos riñones el Mingmen. Esta función es la base del fuego y agua verdadera y que cuando hay deficiencia de alguno de ellos, el otro se hace más evidente, así un exceso aparente del fuego se debe a una deficiencia del agua, o cuando hay exceso aparente del agua se debe a una deficiencia del fuego. Su fórmulas base fueron la fórmula de los Seis Sabores (Otro nombre de la fórmula Rehmannia Seis Sabores) y la fórmula de los Ocho Sabores (otra forma de nombrar a la Fórmula Energía Del Riñón). Hizo un análisis documentando que patologías como los síndromes de flema, sangre, tos, vómito, asma, dolor de garganta, dolor ocular, enfermedades de las encías, enfermedades de los oídos, enfermedad 消渴 *xiao ke "diabetiforme"*, masas fijas y difusas, disentería, estreñimiento, y otras se pueden relacionar directa o indirectamente con las alteraciones derivadas del Mingmen. Dejó una serie de recetas importantes para la tonificación del Ming men, desgraciadamente solo se concretó al control de la "puerta de la vida".

虞抟 YU TUAN

虞抟 Yu Tuan escribió el libro 医学正传 *Yi xue zheng chuan,* "La verdadera difusión de la ciencia médica". Libro enciclopédico que consta de 8 volúmenes, publicado en 1515 Los primeros capítulos enuncia 51 preguntas y sus respectivas respuestas, estas preguntas él considera que resultan de la confusión de términos y es necesario aclararlas. Basado en el Neijing, Nanjing así como en otros clásicos de la medicina tradicional china, Incluye una vasta información sobre cada una de las escuelas, en especial la de 朱丹溪 Zhu Danxi, pero se involucra en varias ocasiones con los otros tres exponentes más importantes de las escuelas de las dinastías Jin y Yuan. Es una obra importante para descifrar la teoría básica de esta medicina. La segunda parte muestra su amplia experiencia clínica.

吴琨 Wu kun

Uno de los grandes recopiladores de recetas famosas fue 吴琨Wu kun, de la Dinastía Ming (1551-1620). De acuerdo con su biografía se le considera como un bibliófilo, se dice que en su casa tenía una gran cantidad de clásicos antiguos y además de poseerlos era gran estudioso de los mismos. Viajó mucho tiempo por diferentes lugares de China de entonces en busca de profesores con los cuales discutir asuntos relacionados con la medicina en general. Dentro de sus obras encontramos las siguientes: 医方考 *Yi fang kao*, "Examen de las Prescripciones Médicas". Editado en 1584, agrupa más de 700 recetas utilizadas a lo largo de la historia. Las recetas las clasifica de acuerdo con las enfermedades en 44 grupos; por ejemplo, las divide en prescripciones para la apoplejía, para la agresión por viento, para gripe, para afección por la energía patógena calor de verano, para la afección provocada por la energía patógena humedad, para afecciones epidémicas, etc. (esta es una de las obras de la dinastía Ming más importantes en el campo de la combinación de medicamentos).

A pesar de que en comparación con otras obras, la cantidad de fórmulas que se describen son pocas, sin embargo a cada una de las fórmulas las describe claramente con su nombre, los componentes, la explicación del por qué de cada componente, la efectividad, los usos, modificaciones, prohibiciones, etc. Además, descritas de una manera clara y sencilla.

Otra de las obras de Wu Kun fue 脉语 Mai yu, "El Lenguaje del Pulso", publicada en 1584. Este libro estudia la pulsología de una manera sencilla y enuncia los aspectos importantes de la misma, libro importante para los estudiosos del pulso. Hace recomendaciones de cómo se debe hacer el registro del pulso cuando se está atendiendo a un enfermo.

Sin embargo, uno de los mejores estudiosos del Neijing fue también Wu Kun, Dentro del estudio sobre el Neijing destaca su obra 吴注黄帝内经素问 *Wu Zhu Huangdi Neijing Suwen,* "Comentarios de Wu Kun sobre el Suwen del Primer Canon del Emperador Amarillo", que se ha convertido en uno de los escritos más necesarios para la investigación de Suwen. Fue también un estudioso de la acupuntura, entre sus libros sobre esta rama destaca 针方六集 *Zhen fang liu ji,* "Seis Compilaciones sobre Prescripciones de Acupuntura". Editado en 1618, su contenido es rico en casi todos los aspectos relacionados con la terapéutica acupuntural, por ejemplo: describe puntos de los canales principales, los puntos extracanal, la utilización de los ocho puntos, el uso de los 5 puntos de circulación distal (antiguos), las normas de tonificación de acuerdo al principio "tonificar a la madre sedar al hijo", de los 12 canales principales.

Tiene 148 apartados relacionados con el contenido de acupuntura escrito en el Neijing, da la explicación de algunos de los "Versos de acupuntura", hace una descripción de los puntos de acupuntura por regiones del cuerpo, etc., así como de otras obras de importancia. Este médico y literato, que entre sus obras teóricas escribió la referente al Neijing; en el aspecto terapéutico enfatiza en la utilización combinada de acupuntura y herbolaria.

汪昂 Wang Ang

Otro de los famosos recopiladores de fórmulas importantes fue 汪昂 Wang Ang (1615-1694). Médico de la Dinastía Qing., originario de la provincia de Anhui, en su juventud se dedicó al estudio del confusionismo, incluso se ubica como médico confusionista (儒医 *ru yi*) pero después de los 30 años cambió su profesión de burócrata hacia la medicina; a lo largo de más de 40 años se dedicó al estudio de todas las obras clásicas que tuvo a su alcance Uno de sus planteamientos teóricos más importantes es el siguientes: "el cerebro es la víscera donde radica el espíritu", "el alma, la inteligencia y el pensamiento se encuentran en el cerebro". Entre sus obras se encuentran las siguientes:

La Explicación y Compilación de Recetas Médicas" (医方集解 *Yi fang ji jie*) editada en 1682, contiene recetas antiguas y contemporáneas a la edición del libro; tiene entre 700-800 recetas divididas en principales y secundarias. Se catalogan de acuerdo a su función, en tonificantes, liberadoras de superficie, eméticas, laxantes, reguladoras de la dinámica de energía, reguladoras de sangre, dispensadores de viento, eliminadoras de frío, eliminadoras de humedad, enfriar el calor y sedar fuego y transformadoras de flema, en un total de 21 apartados. Cada una de las recetas está estudiada primero con el nombre, sus indicaciones terapéuticas, además se indica la forma en que los distintos médicos prominentes de esa época las usaban. La difusión de esta obra fue muy amplia, en la época moderna este libro aún sigue teniendo actualidad. Wang Ang además escribió el libro Fundamentos de Materia Médica (本草备要 *ben cao bei yao*) Publicada en 1694. Este es un material relativamente sencillo. Es una selección de material tomado del Compendio de Materia Médica (*ben cao gang mu*) y del libro Anotaciones al Clásico de Materia Médica del Soberano de la Agricultura (*shen non ben cao jing shu*). Primero hace una explicación general sobre la naturaleza general de los medicamentos, posteriormente selecciona un poco más de 470 productos, a los que divide en ocho apartados, hierbas, árboles, frutos, granos y verduras, minerales, productos de animales, gusanos y productos del mar, etc. A cada producto le analiza su sabor, naturaleza, funciones e indicaciones. Contiene más de 400 figuras.

Otras obras de Wang Ang:

› La Compilación Explicatoria Temática del Suwen y Lingshu (素问灵枢类纂约注 *suwen lingshu lei zuan yue zhu*) publicada el año 1689 donde Wang hace una compilación de cada uno de los especialistas en el tema a lo largo de la historia poniendo el contenido del Neijing en forma clara y de fácil acceso.

› Las Fórmulas en Verso (汤头歌诀 *tang tou ge jue*) Obra publicada en 1694 justo antes de su muerte, se estudia a más de 300 de las más importantes fórmulas de la herbolaria tradicional, hay más de versos de unas 200 fórmulas hechas en un esquema de 7 estrofas, además a cada fórmula tiene un apéndice donde se hace una breve explicación, esto permite memorizarse más rápidamente los componentes y funciones de la fórmulas. Actualmente hay varias obras que se derivaron de esta.

Siguiendo la misma tónica escribió los versos de los canales y colaterales (经络歌诀 jing luo ge jue) donde también a modo de verso se expone el recorrido de los principales canales.

Además de estos libros redactó una gama muy amplia de tratados de herbolaria y recetarios. Se caracterizó por ser muy respetuoso de los clásicos, en especial del Neijing; su estilo literario es accesible, fácil de estudiar y entender, por lo que sus tratados se difundieron rápidamente. Por otra parte, a él le tocó el encuentro de las dos medicinas: la tradicional china y la occidental, su postura fue de respeto a los dos sistemas pues consideraba que tanto uno como el otro tenían ventajas y que sería conveniente desarrollar los dos, a diferencia de algunos contemporáneos de él que luchaban contra la medicina occidental o de otros que consideraban que la única valedera era esta.

Otros Médicos famosos de la época

Muchos fueron los que contribuyeron en diferentes frentes a la continuación de la obra edificada por sus antepasados; en diferentes periodos a lo largo de esta etapa de la historia revisaron los clásicos y junto con su experiencia clínica, aderezada por su interés en la transmisión de los conocimientos, nos dejaron sus legados. Además de los ya mencionados con sus distintas obras, a continuación, se presenta solo una pequeña muestra de ellos que no puede ser pasado por alto.

龚廷贤 Gong Tingxian 1522-1619

龚廷贤 Gong Tingxian, originario de la Provincia de Jiangxi; de linaje médico, su padre 龚信 Gong Xin fue médico de la Oficina Médica Imperial. De niño se dedicó al estudio del confucionismo, posteriormente a las obras médicas. Dado su ambiente médico, con frecuencia participaba en reuniones. Dado que su erudición fue también miembro de la oficina Médica Imperial, su obra escrita fue muy basta entre los más importantes se encuentran Fórmulas Inmortales de Zhong Xing (种杏仙方 *zhong xing xian tang*), publicada en 1581, se hace una exposición de fórmulas sencillas de uno o dos componentes de fácil adquisición.

Otra obra es Fórmulas Secretas de la Residencia de Lu (鲁府禁方 *lu fu jin fang*) de cuatro volúmenes, Obra completa de la Experiencia Quirúrgica en Oftalmología (方外科神全书 *yan fang wai ke shen jian quan shu*), La Recuperación de las Diez mil Enfermedades (万病回春 *wan bing hui chun*), Preservación de la Energía Yuan para la Longevidad (寿世保元 *shou shi bao yuan*), compuesto de 10 volúmenes. El primero explica la teoría básica del diagnóstico, del segundo al décimo se menciona el tratamiento de las enfermedades de los diferentes especialidades, hace una amplia recopilación de fórmulas y procedimientos terapéuticos.

Otro de sus libros fue Obra Completa para Ayudar al Mundo (济世全书 ji shi quan shu) de 8 volúmenes.

Secretos del masaje pediátrico (小儿推拿秘旨 *xiao er tui na mi zhi*) de tres volúmenes publicado en 1604. Los versos de la naturaleza de 400 productos medicinales (药性歌括四百味 *yao xing ge gua si bai wei*), versos de la naturaleza de los medicamentos (药性歌 yao xing ge), Introducción al Estudio de los Aspectos Fundamentales de las Enfermedades (医学入门万病衡要 *yi xue ru men wan bing heng yao*) de 6 volúmenes publicado en 1655, Libro Completo de Técnicas Secretas y Fórmulas para Recobrar la Vista (复明眼方外科神验全书 *fu ming yan fang wai ke shen jina quan shu*) de 6 volumenes publicado en 1591. El Arco Mágico del Bosque del Nubes (1591) (云林神彀 *yun lin shen gou*) compuesta de cuatro volúmenes, donde además de exponer el tratamiento de varias patologías, se mencionan algunos versos de fórmulas y algunas fórmulas de la corte imperial.

El libro El Espejo Médico de Ayer y Hoy (古今医鉴 *gu jin yi jian*), obra que se le atribuye a su padre Long Xing, sin embargo se piensa que también fue revisado y una parte escrita por su hijo; posteriormente lo retoma 王肯堂 Wang Kentang en la dinastía Qing. Este libro revisa las experiencias de los principales médicos desde el Neijing y particularmente estudia las principales contribuciones médicas de los grandes exponentes de las dinastías Jin y Yuan. Es de temas misceláneos que van desde aspectos básicos como pulsología, acupuntura moxibustión, etc. y otras obras que se tienen desaparecidas.

马莳Ma Shi (Dinastía Ming)

No se tienen muchos datos biográficos de Ma Shi, se sabe que nació a mediados de siglo XV y que murió en el siglo XVI. Que fue miembro de la oficina médica imperial como jefe de los archivos y documentos. Durante ese tiempo se encargo de ordenar y hacer una detallada hermenéutica del Neijing. El consideraba que del Suwen había muchas obras explicatorias sin embargo sobre el Lingshu, poco, el se dío a la tarea de hacer un trabajo muy escrupuloso de las explicaciones del contenido del Neijing.

Menciona que las revisiones, explicaciones y la numeración de los capítulos que había hecho 王冰 Wang Bing y otros no correspondía con las referencias de la antigüedad. 马莳 Ma Shi realizó una nueva ordenación de los volúmenes, además hizo una nueva revisión y explicación del contenido del Neijing, tanto del Suwen como del Lingshu.

Ma Shi es considerado como uno de los mejores revisores del Neijing, escribió dos libros: (黄帝内经素问注正发微 *Huangdi Neijing Suwen Zhu Zheng Fa Wei)*. "Explicación Minuciosa del Suwen del Primer Canon del Emperador Amarillo", publicado en el año de 1586, y el (黄帝内经灵枢注正发微 *Huangdi Neijing Lingshu Zhu Zheng Fa Wei)*, "Explicación Minuciosa del Lingshu del Primer Canon del Emperador Amarillo", publicado en 1580, considerado como el primer compendio explicado completo del Lingshu, dividido en 81 capítulos y nueve volúmenes; además agregó algunos mapas de la circulación de los canales referidos en el Lingshu. Estos dos libros son un sustento importante para el estudio del Neijing.

李中梓 Li Zhongzi (1588-1655)
Dinastías Ming-Qing

Originario de lo que hoy conocemos como Shanghai, se interesó en la medicina cuando sus dos padres murieron por una yatrogenia. Se dedicó con especial atención al estudio de los clásicos antiguos aplicando sus conocimientos en la clínica, obteniendo resultados sorprendentes.

Se consagró a la investigación del Neijing y del Tratado de Criopatología (伤寒论 *shang han lun*). Estudió a los médicos de la dinastía Song y Yuan con especial atención; recibió la influencia de los médicos famosos de esas épocas, así como de sus contemporáneos, tales como 张元素 Zhang Yuansu (médico del siglo XIII exponente de una de las escuelas más importantes de las dinastías Jin y Yuan), 刘完素 Liu Wansu (véase dentro de esta sección a Liu Wansu), 张介宾 Zhang Jiebin, etc. Las publicaciones que él tuvo no fueron pocas, dentro de las más importantes tenemos al 内经知要*Neijing zhi yao,* "Conocimientos Necesarios del Neijing", y el 士材三书 *Shicun san shu,* "Tres libros de Shicun" (士材 Shi cun, otro de los nombres que se le daban a Zhang Zhongzi). Este libro fue publicado en 1667; obra dividida en tres volúmenes, la primera parte trata de diagnóstico pulsológico, la segunda de diferenciación sindromática y la tercera sobre tratamiento especialmente a base de hierbas.

Otra de las obras importantes del Shi Cun es la (医宗必读 *Yi zong bi du),* "Enciclopedia Médica que Debe ser Estudiada", publicada en el año 1637. Esta inmensa obra consta de 10 volúmenes, incluye una gran cantidad y variedad de contenido, sus elementos teóricos los basa sobre todo en el Neijing, sus elementos terapéuticos incluyen muchos conocimientos del Gran Compendio de Materia Médica (本草纲目 *Bencao Gangmu*) de 李时珍 Li Shizhen.

Li también escribió (雷公炮制药性解*Leigong pao zhi yao xing jie),* "Explicación de la Naturaleza y preparación de los Medicamentos de Leigong", obra publicada en 1629. Libro de herbolaria que consta de 6 volúmenes, divide a los productos medicinales en 8 grupos: minerales, frutos y cereales, plantas, hierbas, madera, productos humanos, productos de animales, de gusanos y peces. Incluye un total de 332 productos medicinales, cada uno de ellos estudia su sabor y naturaleza, sus indicaciones terapéuticas y agrega algunos comentarios. Pero el interés del profesor Li sobre la obra de Zhang Zhongying no quedaría sin dar frutos, muestra de ello es el libro titulado 伤寒括要 *Shang han kuo yao*, "Estudio Minucioso y Detallado Necesario del Tratado de Criopatología". Obra que en su fuente original contenía dos capítulos para después ser ampliado por el propio autor a 10 publicada en el año 1649, es un compendio importante para el estudio e investigación de la criopatología. Otro de los libros que dejó Li fue (颐生微论 *Yi Sheng Wei Lun)*, "Teoría Misteriosa de Alimentar la Vida". Publicado en 1642, consta de 4 volúmenes, así como de 24 apartados donde se habla de diferentes aspectos teóricos desde el concepto de energía esencial energía, espíritu, se discute sobre energía ancestral, energía adquirida, teoría de los cinco movimientos y las seis energías, organología, ginecología, prescripciones, taoísmo etc. Se considera que su contenido es muy amplio, pero desgraciadamente muy desordenado.

La influencia en este famoso escritor de las doctrinas de épocas pasadas, así como la de sus contemporáneos, fue determinante en su amplio desarrollo. Con toda su teoría llegó a adaptarse más a la doctrina de considerar al riñón y al bazo como los órganos más importantes, combinándola en forma permanente en su práctica clínica; además recomendaba mucho el fortalecimiento de la energía antipatógena, pero dado que enfáticamente potencializaba la energía yang (base fundamental del riñón y bazo), por desgracia concretaba el tratamiento a una sola parte del problema, visto desde nuestra perspectiva de nuestra época.

En el primer capítulo de la obra "Enciclopedia Médica que Debe ser Estudiada" (医宗必读*Yi zong bi du*) dice:

"Al estudiar el penúltimo capítulo del Neijing "El ensayo sobre lo Excesivo y lo Carente de las Fórmulas (方盛衰论 *fang sheng shuai lun*), al final de este capítulo dice: ′no hay que olvidar el estado emocional del enfermo´ no puede dejar de sorprenderse y exaltarse y admirar al Emperador Amarillo y 岐伯 Qi Bo que han penetrado al corazón del hombre, al no olvidarse de los estados emocionales del ser humano, es una cosa muy apremiante para el médico, aunque sea muy difícil, en términos generales se deben considerar tres tipos de estados emocionales; primero, el estado emocional del enfermo; segundo, el estado emocional de la gente que acompaña al enfermo y tercero, el estado emocional del médico.

张志聪 Zhang Zhicong (1610-1674?) Dinastía Qing

Nacido en lo que hoy conocemos como Hanzhou, fue la novena generación de médicos, de su padre desde muy temprana edad aprendió esta ciencia, dedicó toda su vida al estudio de la medicina tradicional china. En Hanzhou tuvo una escuela donde además de tener discusiones importantes sobre medicina escribió varios libros. En 1669 publicó uno de los textos más importantes para el aprendizaje y comprensión del Neijing, el 黄帝内经素问集注 *Huang di Neijing Suwen ji zhu*, "Compilación de explicaciones del suwen del primer canon del Emperador Amarillo". Esta obra fue escrita en colaboración con los alumnos de Zhang Zhicong e hicieron una explicación muy minuciosa del contenido del Suwen. En la actualidad es uno de los libros "explicatorios" del Neijing más difundido. En 1670 publicó el libro titulado 侣山堂类辨 *Lü Shan Tang Lei Bian*, "Diferenciación Temática del Templo de la Montaña Lü" (1663), obra que trata aspectos teóricos de la Sinomedicina, la cual consta de dos volúmenes. En el primero de ellos, escrito en forma de diálogo, se abordan aspectos como la función de los órganos y vísceras, así como sobre etiología, sintomatología, tipos de enfermedades, terapéutica, prescripciones, etc. La segunda parte trata principalmente aspectos como naturaleza, sabor de los medicamentos, así como la terapéutica herbolaria, etc. El templo de la montaña Lü fue un centro académico que construyó Zhang para facilitar la enseñanza y atención médica.

En 1670 publicó el 灵枢集注 *Lingshu Ji Zhu*, "Compilación de Explicaciones del Lingshu", que al igual que el Suwen fue redactado junto con sus alumnos. Dividido en 9 tomos es una de las explicaciones más difundidas en nuestros días del Lingshu. En el año 1683, después de su muerte, apareció el 伤寒论集注 *Shang han lun ji zhu*, "Compilación de Explicaciones del Shan Han Lun". Obra iniciada por Zhang Zhicong y compilada y completada por su alumno 高世轼 Gao Shishi (que se estudia en el siguiente apartado) y que consta de 6 volúmenes. El libro recopila varias explicaciones de estudiosos previos a Zhang Zhicong y Gao Shishi, así como algunas de ellos mismos. En 1767 se publicó otro de sus libros; el 本草崇原 *Bencao Chong Yuan*, "Lo Sublime de la Bencaología", también completado y editado por su alumno 高世轼 Gao Shishi. Uno de los elementos teóricos importantes de Zhang Zhicong fue tomar como base las teorías de yin yang, de los cinco movimientos y las seis energías sustentándose en el Neijing, el Tratado de Criopatología (伤寒论 *shang han lun*), en el Clásico de Materia Médica del Soberano de la Agricultura (神农本经 *shen nong ben cao jing*), así como en otras obras antiguas y aplicarlas en el estudio de la bencaología, en la preparación de los medicamentos, en las teorías de ascenso y descenso, en la superficialización o profundización de los mismos, etc. Su doctrina influyó en forma definitiva en la evolución posterior de la medicina tradicional china, en su tiempo fue uno de los estudiosos más importantes del Neijing. Aunque se considera que exageró en la importancia que le dio a el Neijing, Tratado de Criopatología y la Materia Médica del Soberano de la Agricultura.

高士宗 Gao Shizong
Médico de la dinastía Qing

También conocido como 高世栻 Gao Shishi, nació en la provincia de Zhejian, proveniente de una familia humilde. Estudioso incansable de la medicina tradicional china, fue alumno de 张志聪 Zhang Zhicong. Gao se encargó de completar y publicar dos obras inconclusas de su maestro (ver Zhang Zhicong). Siguiendo la tradición de su mentor, Gao editó por su cuenta uno de los libros que son la base para el estudio y explicación del Neijing, el 素问直解 *Suwen Zhijie,* "Explicación Directa del Suwen", publicado en 1695 y que consta de 9 volúmenes. Al decir de su autor: *"El Suwen, a pesar de ser un libro muy explicado, con frecuencia tiene algunas partes profundas, difíciles de entender... por eso es necesario continuar completando su explicación"*. Fue autor de otros libros relacionado con el Neijing. En los últimos años de su vida y tal y como lo hacía su maestro, Gao, junto con sus alumnos, (editó el libro) (医学真传 *Yi Xue Zhen Zhuan),* "La Verdadera Difusión de la Ciencia Médica", publicado en el año 1699. Obra médica sintética, tiene 43 capítulos donde se discuten aspectos como etiología, fisiopatología, principios diagnósticos, bencaología, etc. Esta obra es resultado de la discusión de Gao con sus alumnos.

黄元御 Huang Yuanyu 1705-1758

Originario de la provincia de Shandong, se dedicó a la medicina desde los treinta años después de haber padecido un problema de ojos por un error médico, lo que lo condujo a aprender esta ciencia por su cuenta. Se aplicó al estudio de los clásicos, especialmente el Neijing, el libro de las ochentaiuna dificultades (难经 Nanjing), el tratado de criopatología (伤寒论shang han lun), etc. Como resultado de ese estudio nos dejó varias obras hermenéuticas de estos clásicos. A continuación, se presenta una breve introducción de los trabajos más importantes de este gran estudioso del Neijing y de la medicina tradicional china en general.

黄元御 Huang Yuanyu, en el año 1753 publicó *(四圣心源Si Sheng Xin Yuan)*, "La Fuente del Corazón de los Cuatro Sagrados". Para 黄元御 Huang Yuanyu los cuatro hombres sabios y sagrados de la medicina son: El Emperador Amarillo, 岐伯 Qi Bo, 扁鹊 Bian Que y 张仲景 Zhang Zhongjing. Esta obra consta de 10 volúmenes. El libro trata los aspectos más importantes del 内经 Neijing, 难经 Nanjing, "Canon de las dificultades", 伤寒论 *Shang Han Lun* y 金匮要略 *Jin Gui Yao Lue* (véase en el glosario el apartado sobre 张仲景 Zhang Zhongjing). El primer volumen habla de las relaciones del hombre con la naturaleza; explica las teorías de yin yang, cinco elementos, la organología, los conceptos de energía 精 *jing* esencial, sangre, energía qi, los conceptos de energía *ying* alimenticia y *wei* de protección externa, canales y colaterales, etc.; en el segundo se estudia la teoría de las seis energías; en el volumen 3 se estudia la pulsología; el en cuarto las lesiones por agotamiento, del quinto al séptimo se estudia una miscelánea de enfermedades; el octavo habla sobre los 7 orificios; el noveno trata sobre las úlceras y los abscesos y en el décimo se estudia ginecología.

Es un libro sintetizado que contiene principalmente elemento de la teoría básica de la medicina tradicional china y algunos fundamentos clínicos.

Otra de las obras importantes escritas por el erudito Huang fue Explicación de las Conjeturas sobre el Tratado de Criopatología (伤寒悬解 *Shang Han Xuan Jie*), obra que consta de 14 volúmenes y hace un reordenamiento de la exposición de esta obra base de la herbolaria y medicina tradicional china, posee 113 fórmulas magistrales clasificadas de acuerdo a los síndromes de los 6 canales, es una obra de consulta obligada para los estudiosos del 伤寒论 *Shang han lun.*

Dentro de la misma línea, Huang tenía también que dejar a la posteridad una obra muy importante, el (金匮悬解*Jin kui xuan jie),* "Explicación sobre las Conjeturas del *Jing kui*" (*Yao Luc*), publicada en el año de 1754. Consta de 22 volúmenes, es una obra que trata la terapéutica de enfermedades varias causadas por la lesión de la energía patógena frío, recomienda ampliamente los procedimientos encaminados a fortalecer la energía yang (antipatógena) del organismo, así como a movilizar la sangre y la energía de los órganos y vísceras. Su terapia bencaológica más recomendada era la de calentar y secar, descuidando los otros aspectos. Es uno de los libros básicos para el estudio del Sumario de la Caja Dorada (金匮要略 *Jin Gui Yao Lue*).

En el año 1800 Huang publicó el (素灵微蕴 *Su Ling Wei Yun),* "Lo Profundo y Misterioso del Suwen y del Lingshu". Consta de 4 volúmenes y fue escrito por su autor en los últimos años de su vida. En este libro hay 26 capítulos en los que este estudioso del Neijing trata algunos aspectos teóricos importantes; por ejemplo, explica el desarrollo del feto, las manifestaciones orgánicas, sobre los canales, sobre las manifestaciones patológicas de los órganos, sobre los cinco tintes (faciales), sobre las fórmulas, sobre el vómito, etc. Un libro de mucho interés para los estudiosos del Neijing.

Huang Yuanyu fue un estudioso incansable de tres de los clásicos que él consideraba importantes, el Neijing, el Nanjing y la obra de Zhang Zhongjing. Consideraba que después de Zhang Zhongying nada más una persona había entendido el mensaje de los sabios de la antigüedad, 孙思邈Sun Simiao, y que la mayoría de los demás solo mantenían la línea de transmisión del conocimiento.

高士亿Gao Shiyi (Mitad siglo XIX) Dinastía Qing

En el año 1867 uno de sus alumnos 罗济川 Luo Jichuan, publicó el libro *(素问直讲 Suwen Zhi Jiang)*, "La Enseñanza Directa del Suwen". Consta de nueve volúmenes y se hace una explicación amplia y completa de todo el Suwen. En cada capítulo se expone el significado global del mismo, después se coloca el texto original para luego dividirlo e ir explicando esa parte del texto o caracteres de difícil comprensión. Además comprende los dos capítulos extraviados (el capítulo LXXII y el LXIII), diferente a lo referido por otros autores.

Durante la dinastía Qing la medicina tradicional china se vería beneficiada con una gran cantidad de literatura. Verdaderas enciclopedias sobre esta ciencia serían editadas entonces.

Entre las que más destaca está *(医宗金鉴 Yi Zong Jin Jian)*, "El espejo dorado del templo de la medicina". Compilada por 吴谦 Wu Qian y publicada en el año de 1742. El gobierno imperial dio la orden para que esta obra se hiciera. Consta de 90 capítulos y 15 especialidades, incluye teoría de la medicina tradicional china, diagnóstico, el tratamiento de los síndromes de cada una de las especialidades, el estudio de las recetas o fórmulas, acupuntura y moxibustión, teoría de los cinco movimientos y las seis energías, etc. Fue ordenado como el libro de enseñanza del "Gran Centro Médico Imperial", convirtiéndose en uno de los textos más completos para el estudio de la medicina tradicional china, antes de ponerse en contacto directo con la medicina occidental.

Con la dinastía Qing en sus últimos años vendría una crisis política, económica, y cultural que arrastraría a la medicina también a un estado de reevaluación. Al interactuar dos sistemas de pensamiento, el oriental y el occidental, en China se pondría a prueba una medicina que había resultado útil a lo largo de toda su historia.

吴谦Wu Qian

No se conoce la fecha de nacimiento ni de su muerte. Su sobrenombre es Liu ji, originario de la provincia de Anhui, considerado como uno de los tres grandes médicos de la época inicial de la dinastía Qing, en tiempo del Emperador Qian Long, Jefe de la Oficina Médica Imperial y fue muy apreciado en la corte. El año 1739 se le encomendó hiciera una enciclopedia médica, la cual escribió junto con Li Yuduo.

王肯堂 Wang Kentang (1549-1613)

王肯堂 Wang Kentang, originario de la Provincia de Jiangsu, hijo de funcionarios imperiales, su padre fue ministro de justicia del gobierno provincial, se sabe que fue un funcionario de la prestigiosa academia 翰林 Hanli una de las más selectas academias de eruditos y consejeros directos del emperador. Ocupó un puesto en el gobierno de la Provincia Fujian, donde entro en contacto directo con misioneros jesuitas como Mateo Ricci, fue acusado injustificadamente de acusar a los japoneses y después que fue liberado después poniendo como pretexto estar enfermo regresó a su tierra natal. Se volcó nuevamente en el estudio de la medicina después de los 50 años. Su padre gran funcionario de la corte imperial, se opuso férreamente a que su hijo se dedicara a la devaluada profesión médica, el quería que siguiera sus pasos dentro de la burocracia de alto nivel.

Los conocimientos médicos de este erudito fueren de gran profundidad, escribió el libro Criterios de Diagnóstico y Tratamiento (证治准绳 *zheng zhi zhun sheng*) para lo cual uso más de 10 años para concluirlo, consta de 44 capítulos incluidos en seis especialidades: enfermedades varias, fórmulas clasificadas, criopatología, enfermedades externas (cirugía), pediatría y ginecología; por lo mismo esta obra también se conoce como Criterios De Las Seis Especialidades (六科准绳 *liu ke zhun sheng*). Propone el tratamiento posterior a una amplia discusión sobre el análisis de los signos y síntomas, base del diagnóstico y la diferenciación sindromática. Esta obra fue muy bien aceptada por las generaciones futuras.

También escribió el Espejo Médico (医镜 yi jing) consta de 4 volúmenes es un libro introductorio a la medicina así como de alto valor clínico, donde se muestra con gran destreza y de manera sencilla el arte del tratamiento acorde con la diferenciación sindromática. Este libro describe el gran valor diagnostico que tiene la observación de la lengua.

Además, escribió otras obras las cuales son: Teoría Médica (医论 yi lun) 1602 también conocido como Nueva Teoría Médica (新镌医论 xin juan yi lun) que consta de 3 capítulos. El primer capítulo describe la experiencia del autor en el manejo de viruela y epilepsia. Los capítulos 2 y 3 describen la experiencia de médicos famosos en el manejo de enfermedades varias de medicina interna y ginecología. Diferenciación Sindromática (医辨 *yi bian*), Anotaciones Médicas del Estudio de Yu Gang (郁冈斋笔麈 *yu gang zhai bi zhu*), el Libro Completo sobre Ginecoobstetricia (胤产全书 *yun chan quan shu*), e hizo una compilación, conocida como: colección completa de Trabajos Médicos Ortodoxos Antiguos y Modernos (古今医统正脉全书 *gu jin yi tong zheng mai quan shu*), obra con la que contribuye a la preservación de obras médicas.

薛生白Xue Shengbai 1681-1770

薛生白 Xue Shengbai, originario de la ciudad de 苏州 Suzhou en la provincia de Jiangsu. Famoso médico d la dinastía Qing. También conocido como 薛雪 Xue Xue.

Se ubica a Xue como un niño inquieto, amante del arte, quería estudiar historia y literatura, además pintaba y componía poesía, estudio con el famoso pintoror y poeta confuciano 叶燮 Ye Xie, sin embargo, su destino estaba en otro lado, lo enfermizo de su madre lo llevó a estudiar todo libro de medicina que caía en sus manos y se dedicó en cuerpo y el alma a la medicina, gozaba de igual fama que Ye Tianshi. Se sabe que entre ambos al principio hubi ciertas disputas profesionales y que al final hubo encuentro académicos muy provechosos. Decidió hacer una investigación del Neijing, posteriormente fue especialmente interesado en las enfermedades por calor y humedad y después de una prolongada investigación y depurada experiencia clínica escribió el libro Diferenciación Sindromática del Calor y Humedad (湿条热辨 *shi re tiao bian*).

Incluye 35 capítulos, enfatiza en la diferenciación y análisis de la etiología de las enfermedades, por calor y humedad, sus manifestaciones clínicas, así como su tratamiento. El comentaba que estas enfermedades son resultado de la intertransformación interno-externo del Yangming (estómago) y Taiyin (bazo). Esta obra también aporta elementos importantes a la teoría en boga; las enfermedades febriles epidémicas (温病 *wen bing*).

El hace aportaciones muy importantes en relación a la energía patógena calor y humedad tipo epidémica, en la que menciona que también entra por la nariz y boca y no vía superficie como hace el viento y frío y que en lugar de alcanzar el pulmón, estas energías patógenas directamente atacan al bazo y estómago.

Además de la obra mencionada, Xue escribió el libro Los Aspectos Esenciales de los Clásicos Médicos (医经原旨 *yi jing yuan zhi*), consta de seis volúmenes. Es una obra dedicada al Neijing, donde hace una evaluación de las explicaciones hechas por Zhang Jiebin en el Clásico clasificado (类经 *lei jing*). El contenido los divide en 14 capítulos, los temas principales son: métodos para alimentar la vida, yin yang, fenómeno orgánico, diagnóstico, canales y colaterales, origen y manifestaciones de enfermedad, naturaleza y sabor de los medicamentos, terapéutica y patología. En sus últimos años escribió el libro Reporte de Casos (clínicos) del Poblado de Sao Ye (扫叶庄医案 *sao ye zhuang yi an*) de 4 volúmenes. Incluye un apartado especial sobre enfermedades epidémicas, enfermedades misceláneas, además hay varios reportes de medicina externa, ginecología, pediatría, etc.

王清任 Wang Qingren (1768-1831)

王清任 Wang Qingren originario de la Provincia de Hebei. Inició como enfermo militar y a los 20 años se inició en el estudio de la medicina, reconoció muchos lugares para llegar a establecerse en Beijing y ser ubicado como un gran médico. Se conoce como uno de los más importantes de la Era del Resplandor de la Virtud (del Emperador Xuan zong 1821-1851) y con un gran sentido ético de la vida. Consideraba que la experiencia clínica era muy importante; había que estudiar los libros después de tener una amplia experiencia. Con frecuencia acudía a las tumbas y ejecuciones de los reos para observar la anatomía de sus órganos internos y después de doce años escribió su libro Corrección de los Errores de las Obras Médicas (医林改错 *yi lin gan cuo*), el cual consta de dos volúmenes, publicado en 1830, un año previo a la muerte de su autor, el primer capítulo trata principalmente sobre órganos y vísceras y hace algunas cartas anatómicas de las obras previas. El segundo volumen trata sobre el diagnóstico y tratamiento de la hemiplejia y propone el uso de diversos técnicas para avivar la sangre y romper el estancamiento sanguíneo como tratamiento. Dichos procedimientos se siguen usando en la actualidad.

傅青主 Fu qingzhu (1607-1684)

También conocido 傅山 Fu shan, originario de la Provincia Shan xi, fue erudito en historia y estudioso de los clásicos, fue conocido daoísta, filosofo, médico, budista, confusionista, alquimista, caligrafista, experto en artes marciales, hermeneuta de las obras clásicas de sus áreas de competencia. Sin embargo, es más conocido por su afición a técnica de 岐伯Qi Bo y el Emperador Amarillo (otra forma de denominar a la medicina). Aunque él a sí mismo se define como discípulo de Lao Zi y Zhuang Zi. Es muy reconocido por sus fórmulas efectivas. Dada sus actividades políticas en las que estuvo contra el gobierno Qing, editaba sus obras con otros nombres. Se le atribuyen obras como Resumen de Diferenciación Sindromática 辨证录 bian zheng lu), Resumen Secreto de la Habitación de Piedra (石室秘录 shi shi mi lu), Temas Principales de los Misterios del Cielo 洞天奥旨 dong tian ao zhi), posteriormente el contenido de su obra fue resumida en dos de sus obras que actualmente se edita con los siguientes nombres: Ginecología de Fu Qingzhu 傅青主女科 fu qing zhu nu ke), Andrología de Fu Qingzhu 傅青主男科 fu qing zhu nan ke) y El Capítulo del Puerperio 产后篇 chan hou pian).

En 1678 fue invitado por el gobierno a Beijing, sin embargo, declinó la invitación, decía que la única forma de abandonar su ciudad era muerto; en forma reiterada se mantuvo fiel a su decisión, es considerado como un gran patriota, en su funeral recibió el respeto de miles de personas que llegaron desde lejos.

陈实功 Chen Shigong (1555-1636)

陈实功 Chen Shigong, originario de la Provincia de Jiangsu. Hombre de buen corazón y también famoso por su moral y principios éticos. Desarrolló su actividad médica principalmente como cirujano, de fórmulas efectivas, de buen trato al paciente. Fue enfermizo de niño, tuvo la oportunidad de tener un tutor visionario 李沦溟 Li Lunming que decía: 医之别内外也，治外较难于治内。何者?内之症或不及外，外之症则必根于其内也, el médico debe tratar tanto el interior como el exterior, tratar lo externo es algo más difícil que tratar lo interno. ¿Por qué? Los problemas internos, tarde o temprano se verán el exterior, los problemas externos tienen su raíz en el interior.

Estudioso incansable de libros de filosofía, arte y todo lo que fuera de cultura en general, lo que influyó de manera importante en su esencia como médico.

Se desenvolvió como médico durante más de 40 años, su experiencia clínica fue muy amplia, en 1617 publica su obra Manual Ortodoxo de Cirugía (外科正宗 wai ke zheng zong) de 12 capítulos, el libro incluye 162 apartados, cada apartado describe su terapéutica, de una manera clara, describe más de 40 tipos de enfermedades dermatológicas con sus respectivos procedimientos terapéuticos, es una obra sintética de teoría y práctica clínica.

Respecto al tratamiento acorde con la diferenciación sindromática defendía el concepto que hay que tratar lo interno como lo externo, él decía: "Los síndromes internos tarde o temprano se observaran en el exterior". El tratamiento de los síndromes internos consideraba que debería hacerse a través de la regulación del bazo y estómago.

Buscaba efectuar un tratamiento de sedación denominado como (脱 tuo) y tonificación. Respecto al manejo de los abscesos enfatizaba en abrir un punto de escape de la energía patógena, "lo primero era permitir la salida de lo tóxico hacia el exterior".

La obra de 陈实功Chen Shigong ocupa un primerísimo lugar. El primer capítulo describe la etiología, diagnóstico y terapéutica de las enfermedades externas, capítulo del 2 al 4 describe más de cien de las enfermedades más frecuentes, junto con un caso típico de cada cuadro que registró, tiene más de 30 dibujos con lo que se puede ubicar claramente el sitio de la enfermedad. Describe la extracción de pólipos nasales, de hueso afectado por la tuberculosis y otro tipo de necrosis ósea, describe la técnica para la reducción de la mandíbula. La teoría descrita por el libro es muy importante, sus fórmulas son prácticas y efectivas de ahí la importancia de la obra.

万密斋 Wan Mizhai (aprox. 1496-1585)

Originario de la Provincia de Hubei, también conocido como 万全Wan Quan. Su abuelo fue un renombrado médico pediatra de su tiempo. Incluso es considerado como un médico santo (医圣 *yi sheng*), este título fue pronunciado por el emperador 康熙 Kang Xi y considerado de la estatura de Li Shizhen. La teoría médica pediátrica recibió la influencia directa de 钱乙Qian Yi (véase el apartado de Qian Yi), respecto a la diferenciación sindromática de acuerdo con los cinco órganos, en donde se remarca que "para cuando hay exceso del hígado, eso significa que el bazo está en deficiencia" con esto se poner especial atención en regular y fortalecer el bazo estómago. 万密斋 Wang Mizhai propone procedimientos muy efectivos para el tratamiento de las enfermedades exantemáticas, para el tratamiento de crisis convulsivas aguas y crónicas y populariza el uso del masaje pediátrico que por su tiempo tiene un desarrollo importante. La actividad editorial de este personaje fue muy amplia; actualmente se distribuyen sus diez obras importantes, que son la siguientes:

- El Desarrollo de la Pediatría (幼科发挥 *you ke fa hui*)
- Los Secretos del Crecimiento de los Niños (育婴秘诀秘*yu ying mi jue*)
- La Perspicacia Generacional en el Tratamiento de la Viruela y las Enfermedades Exantemáticas (痘疹世医心法 *dou zhen shi yi xin fa*).
- Los Cuatro Aspectos Necesarios para los Cuidados de la Salud (养生四要yang sheng si yao)
- Los Versos para Preservar la Vida (保命歌括 *bao ming ge gua*)
- Los Puntos Necesarios para Preservar la Descendencia (广嗣纪要 *guan si ji yao*).
- El Maravillo Resumen del Tratado de Criopatología (伤寒摘锦 *shang han zhai jin*).
- Ginecología del Sr. Wan (万氏妇人科 *wan shi fu ren ke*)
- El Libro del Corazón de la Pieza de Jade (片玉心书 *pian yu xin shu*)
- La Pieza de Jade de las Enfermedades Exantemáticas y la Viruela (片玉痘疹 *pian yu dou zhen*)

程国彭Cheng Guopeng (1679~1735)

Originario de la Provincia de Anhui, se ubica como un niño enfermizo y con inclinaciones hacia la medicina desde tierna edad, fue famoso en el tiempo del emperador 康熙 Kang Xi, en sus últimos años se enclaustró en un monasterio budista. Cheng fue un estudioso permanente de Liu Wansu, Li Dongyuan, Zhu Danxi. Mostró una especial veneración hacia Zhang Zhongjing. Uno de los planteamientos teóricos más importantes era que ubicar a la patología en cuatro palabras: "frío, calor, exceso o deficiencia".

Defendía en que hay que prestar la atención en el pensamiento, en valorar el conocimiento, se debe evitar a toda costa las cosas superfluas; la medicina se debe estudiar desde sus orígenes; hay que partir desde el Neijing, posteriormente hay que estudiar al padre de la selección de las fórmulas de acuerdo con la identificación sindromática y autor del Tratado de Criopatología (Zhang Zhongjing). Posteriormente es necesario que sean contenidos en nuestro corazón, que sea parte de nuestro discurso interno, y así obtener nuestra experiencia, aumentarla, almacenarla, por eso, al su libro Cheng Guopeng lo llamó La Comprensión de la Ciencia Médica (医学心悟 *yi xue xin wu*).

La Comprensión de la Ciencia Médica (医学心悟 *yi xue xin wu*) fue publicada en el año 1732, consta de cinco volúmenes, y va desde un lenguaje simple a lo complicado, de lo superficial a lo profundo, abarca desde los aspectos más generales de la medicina hasta los más sutiles. Incluye la experiencia clínica de una gran cantidad de profesionales, además expone algunos de los errores u omisiones de muchos de los antepasados en lo referente a las apreciaciones clínicas o terapéuticas.

El primer volumen trata sobre los cien errores así como los lineamientos de las técnicas de preservación de la vida; incluye las bases teóricas y la aplicación clínica de los cuatro métodos diagnósticos, el sistema de la diferenciación sindromática de acuerdo con los ocho principios, así como el uso de los ocho procedimientos terapéuticos (diaforesis, catarsis, degradación, emesis, etc.), además expone los puntos de vista de los eruditos del pasado, para finalizar incluye los aspectos más importantes de la criopatología, su principios terapéuticos, el sistema de canales, los síndromes yin y la relación de las enfermedades epidémicas con las seis energías patógenas, así como los principios terapéuticos de la apoplejía. El segundo volumen está dedicado a la criopatología. El tercer volumen se dedica al tratamiento de más de 50 cuadros de enfermedades misceláneas especialmente de medicina interna. El cuatro volumen incluye un poco más de 20 patologías de los órganos de los sentidos, medicina interna y externa. El quinto capítulo está dedicado a las enfermedades de la mujer. En este libro están incluidas una gran cantidad de fórmulas inventadas por Cheng todas de gran valor y utilidad.

Este libro actualmente lleva más de 20 reediciones y está disponible al público en general.

Además de haber escrito la Comprensión de la Ciencia Médica, Cheng Guopeng escribió otro libro conocido como Las Diez Preguntas de Medicina Externa (外科十问*wai ke shi wen*) se sabe que es de un solo volumen.

陈修园 Chen Xiuyuan

陈修园 Chen Xiuyuan, originario de la Provincia de Fujian, huérfano desde temprana edad, y anduvo rodando de un lugar a otro, sin embargo, su tenacidad para el estudio lo ubicó que hacia el año 36 del Reinado del Emperador 乾隆 Qiang long (1771) como aspirante a bachiller y se graduó de licenciado en 1792 ocupando un puesto de burócrata en uno de los distintos de su Provincia Natal. Se sabe que entre sus antepasados había linaje de médicos por lo que decidió seguir su tradición, estudió al lado de 蔡茗庄 Cai Mingzhuan médico famoso de su época.

Es reconocido por su gran sentido ético.

---

172 Dado que la actividad de Zhang Zhongjing fue soberano en la ciudad de Changsha, a la obra de Zhang Zhongjing también se le conoce como Changsha, aquí se refiere a las Fórmulas del Shang han lun.

La experiencia médica de Chen fue muy basta y dedicó más de 20 años al estudio y explicación de varias obras clásicas, sus libros son: Explicación Sencilla de los Aspectos Importantes del Lingshu y Suwen (灵素节要浅注 *ling su jie yao qian zhu*). Explicación Sencilla del Sumario de la Caja Dorada (金匮要略浅注 *jin kui yao luc qian zhu*), Fórmulas en Verso de Changsha (长沙方歌括 *chang sha fang ge kuo*)[172], etc., con lo que contribuyó al desarrollo de las obras clásicas.

Él defendía la postura de otro ilustre médico de la época徐灵胎 *xu ling tai*) decía que había que volver a las obras clásicas: "en las obras clásicas no hay un solo carácter, (letra) omitida, fuera de las obras clásicas no hay un solo carácter omitido".

La primera revista de medicina tradicional china

A finales del siglo XVIII, en el año 1792, salió a la circulación anual con los avances más importantes de la medicina en su tiempo. La característica de esta edición era similar a la de las revistas actuales, aunque no era exclusiva de alguna especialidad sino que se incluían todas la novedades. Estaba organizada por un proceso de selección de artículos que se trabajaban a modo de tesis. A esta publicación, que duró hasta el 1801 y que editó un total de 11 volúmenes, se le conoció como (吴医汇讲 *Wu yi hui jiang*), "Compilación de los Trabajos Medicos de Wu", cuyo editor principal fue 唐大烈 Tang Dalie. Varios "artículos" primero se publicaron aquí y posteriormente fueron hechos libros.

Obras importantes de la época

(明医杂著 Ming yi za zhu), "Obras varias de los Médicos de la Dinastía Ming". Escrita por 王纶Wang Lun y publicada el año 1549. Consta de 6 volúmenes y en este libro confluyen la vasta experiencia médica de su autor

con las principales escuelas terapéuticas; por ejemplo, para el tratamiento de enfermedades de tipo externo utiliza el sistema de Zhang Zhongjing, para el tratamiento de afecciones de tipo interno emplea el sistema de 李东垣Li Dongyuan, para afecciones de tipo febril usa la técnica de 刘完素Liu Wansu, para enfermedades diversas recomienda la aplicación de la técnica de 朱丹溪 Zhu Danxi. Uno de los principales capítulos es el estudio de la pediatría y la ginecología. Recientemente reeditado.

Uno de los libros importantes de la época es el conocido como 寿世保元 *shou shi bao yuan*, "Protección de la energía yuan de origen para la longevidad", fue escrita por 龚廷贤 Gong Tingxian el año 1615. Su autor uno de los miembros prominentes de la Oficina Médica Imperial de la dinastía Ming. Es uno de los libros que, además de referir con lujo de detalles algunos procedimientos terapéuticos, remarca en el pronóstico, así como el manejo de enfermedades agudas. Describe, por ejemplo, las manifestaciones previas a los ataques apopléjicos, así como las medidas preventivas. Entre una las líneas de este libro se puede leer: "En todo paciente que va a sufrir de algún ataque apopléjico, hay una serie de sintomatología que la precede, si la persona presenta entumecimiento del dedo gordo e índice de alguna de las manos, o falta de fuerza de manos y pies, o temblor muscular, en los siguientes 3 años tendrá un ataque apopléjico, para su prevención tomar al amanecer la Fórmula Rehmannia Seis Sabores al anochecer la fórmula de Jugo de Bambú Cáscara de Tangerina Atractilodis y entre ambas fórmulas tomar la Fórmula para Contener el Viento y Hacer Fluir la Energía (搜风顺气丸sou feng shun qi wan) si se toma durante mucho tiempo muchas de las enfermedades se podrán evitar).

正治准绳 *Zheng zhi zhun sheng*, "Criterios de Diagnóstico y Tratamiento", fue redactada por 王肯堂 Wang Kentang (1549-1613). Su autor, hijo de funcionarios imperiales, con acceso a una biblioteca amplia, a los 17 años fue enviado a realizar algunos asuntos imperiales a la provincia de Fujian donde entró en contacto con el Misionero Jesuita Mateo Ricci. Después de una tortuosa relación con el imperio y despedido por haberse ausentado de la corte médica imperial y regresar a su tierra natal para atender a sus coterráneos, retomó el estudio de la medicina y se le reconocen varios éxitos, como la extirpación de una tumoración ocular, y la curación de la lepra. Su más grande obra que tardó más de 10 años para completar fue "Criterios de Diagnóstico y Tratamiento" (正治准绳 *Zheng zhi zhun sheng*) que consta de 44 capítulos, donde muestra su gran experiencia clínica en especial de cirugía.

Evolución de materia médica y la ciencia de estructuración de fórmulas

Durante esta época, uno de los grandes avances fue en el campo de la ciencia de las prescripciones, verdaderas compilaciones de recetas se pelearon el podio de ser la obra con más fórmulas.

Recetas Universales Exitosas (普济方*Pu ji fang*)

En esta época uno de los más grandes libros de la historia de la medicina tradicional china En el año 1406 sería publicado el libro enciclopédico 普济方*Pu ji fang*, "Recetas universales exitosas". Escrito por varias eminencias, entre las que destacan son: 朱橚 Zhu Su, 滕硕 Teng Shuo, 刘醇 Liu Chun, contiene más de 61,000 recetas, 168 capítulos, 2175 materias y uno de los apartados más importantes de acupuntura y moxibustión. Este libro después de su publicación desapareció y fue rescatado en la gran colección 四库全书 *si ku quan shu* (véase más adelante). Este libro además recoge las fórmulas de daoístas, budistas y de medicina tibetana de la época. Es un libro médico que incluye aspectos de fisiología y diagnóstico que enfatiza en la parte terapéutica, además registra una gran cantidad de obras extraviadas. Mucho de lo referido por Li Shizhen aparece en este libro.

El libro Colección de Prescripciones Prácticas (成方切用cheng fang qie yong) escrit por 吴仪洛 Wu Yiluo ya durante la dinastía Qing el año 1761, toma como referencia las obras de sus predecesores Wang Ang y Wu Kun, La Explicación y Compilación de Recetas Médicas" (医方集解 *Yi fang ji jie*) y "Examen de las Prescripciones Médicas".医方考 *Yi fang kao* respectivamente. Divide a algo más de 1180 fórmulas en 24 grupos, como: tonificantes, astringentes, eméticas, catárticas, liberadoras de superficie, eliminadoras de viento, eliminadoras de frío, secadoras de humedad, etc. A cada una de las fórmulas describe sus indicaciones, componentes, modificaciones, fórmulas agregadas y en comparación a sus obras predecesoras explica con más detalle y claridad las indicaciones, incrementa algunas de ellas. Es considerada como una obra necesaria para profundizar en el estudio de las fórmulas.

Otra obra de esta época que destaca es Los Grandes Métodos de Preparación de la Materia Médica (炮炙大法 *pao zhi da fa*), escrita por 缪希雍 Miu Xiyong (1556-1627?) publicada en 1622. Miu huérfano desde los 8 años, amante de la medicina autodidacta de la misma. En su obra, además de describir las diferentes técnicas de preparación de más de 400 productos describe de estos los lugares y mejor fechas de recolección, la forma de diferenciar un producto de otro, las diferentes técnicas de preparación y los cambios que sufren los medicamentos cuando son tratados con diferentes procedimientos como si se tratara con bilis, con cáscara de tangerina, con miel, carbonizados, etc. el número total de estos sistemas básicos de tratamiento de los productos medicinales son 17, razón por la cual también se denomina a la obra como los 17 grandes sistemas de preparación de los productos de la materia médica (炮制十七法 *pao zhi shi qi fa*) describe de una manera sencilla y clara la forma en que se combinan los medicamentos y la jerarquía que mantienen dentro de una fórmula. Por otra parte, de manera clara refiere en qué momento se debe usar y una decocción, un pulverizado, un jugo, una píldora de miel, una pasta, una maceración alcohólica, etc. Por ejemplo, dice que para lo agudo las decocciones, para lo crónico las píldoras, etc.

En la actualidad, este libro es considerado como una de las obras más valiosas en lo referente a la preparación de las diferentes fórmulas de la MTC.

La influencia de la medicina en la sociedad

Como se ha mencionado, la medicina es parte de la cultura de un pueblo, y está en continuo enriquecimiento, todos sabemos que los mejores maestros son nuestros pacientes. Un hecho que es solo un grano de la inmensidad del conocimiento popular de la medicina es el referido por uno de los más grandes literatos de todos los tiempos de China, me refiero al escritor del "Sueño del Pabellón Rojo" (红楼梦 *hong lou meng*) 曹雪芹 Cao Xuejin. Iniciador de toda una escuela de escritores de la dinastía Qing. Cao supo plasmar de una manera magistral la cultura del pueblo chino si quisiéramos hacer una paralelismo entre la cultura hispana se podría comparar con Miguel de Cervantes o con Lope de Vega o Caldeón de la Barca. Ese personaje supo a través de su pincel plasmar la caída de un sistema social y elevarse a lo grande entre los grandes. En uno de los capítulos de esta inmensa obra describe la forma en que un médico atiende a una enferma. Dada la riqueza de detalles se transcribe parte de ese pasaje para que nos demos cuenta de la forma en que un escritor estaba compenetrado de la medicina y se pueda evaluar el arraigo que existía al menos entre los eruditos de una sociedad.

"Jia Rong acompañó al doctor hasta la cama de Keqing.

- *¿Es esta sus digna esposa?* - preguntó el galeno.

- Si, señor -dijo Jia Rong-. Asiento por favor. ¿Quiere que describa sus síntomas antes de que le tome el pulso?

- Puedo sugerir que me instruya luego de haber tomado el pulso -replicó el médico-. *Esta es mi primera visita a su honorable mansión, y menguada como son mis calificaciones, no me habría atrevido a venir de no ser por la insistencia del señor Feng. Permítame tomarle el pulso y luego calibre usted lo acertado de mi diagnóstico, antes de informarme de su condición reciente. Y entonces podremos prescribir algo eficaz y presentarlo a la consideración de Su Señoría.*

- Veo que es usted una autoridad -respondió Jia Rong-.

- Lo único que lamento es no habernos encontrado antes. Examínela y déjenos saber si puede ser curada, lo cual de por sí aliviará las tensiones de mis padres.

Unas sirvientas hicieron descansar sobre una almohadilla el brazo de Keqing y le levantaron la manga para mostrar la muñeca. El médico tomo primero el pulso de la muñeca derecha, palpándole un buen rato antes de pasar al izquierdo.

Hecho esto último, propuso:

- ¿Nos sentamos afuera?

Jia Rong lo llevó a otro cuarto, donde tomaron asiento sobre el *kang*. Una criada trajo té, y una vez que hubieron bebido, Jia Rong preguntó:

- ¿Qué dice el pulso, doctor? ¿Tiene cura?

- Su honorable esposa tiene el pulso cun-distal izquierdo profundo y rápido, el pulso guan-medio profundo y leve -respondió del médico-.

Su pulso cun-distal derecho está delgado y débil, el pulso guan-medio se siente tenue y carente de energía. Un pulso cun-distal izquierdo profundo y agitado denota una condición febril producto del débil accionar de corazón; el pulso guan-medio profundo y leve indica una anemia producto de un hígado pesado. Un pulso cun-distal derecho leve es indicio de deficiencia del pulmón; y un pulso guan-medio tenue y deficiente indica que el elemento tierra del bazo. La debilidad del corazón da pie a un fuego que resulta en menstruaciones irregulares e insomnio. Una deficiencia de sangre y un hígado pesado producen dolores a las costillas, menstruaciones demoradas y acedía. La deficiencia del pulmón se manifiesta por vértigo, sudoración transomne y una sensación como de mareo. Y el predominio del elemento madera en el hígado sobre el elemento tierra en el bazo causa pérdida de apetito, laxitud generalizada y dolores a las extremidades. Estos son los síntomas que derivo de mi lectura del pulso de la dama. Debo discrepar con la opinión de que este pulso deriva un embarazo.

Una anciana que había atendido a Keqing exclamó:

-*Es exactamente así. Este médico debe tener dotes de vidente: no se necesita decirle nada. Ya varios de los médicos de casa la han visto, pero ni uno de ellos se ha acercado a la verdad. Uno dice que es embarazo, otro que es enfermedad; este declara que no se trata de nada importante, ése que habrá una crisis en el solsticio de invierno. No logran ponerse de acuerdo. Por favor, señor, díganos que hacer.*

-*Esos señores han demorado la curación de su señora* -dijo el médico-. *De haber tomado la medicina adecuada al momento de su primera pérdida de regla, y a estas horas estaría bastante bien. La falta de un tratamiento adecuado no podía terminar sino en estos problemas. Opino que sus posibilidades de recuperación son de tres en diez. Si esta noche, después de tomar mi remedio, duerme bien, eso podría duplicar sus posibilidades. A juzgar por el pulso su señora es de una irascible y predispuesta a la preocupación, y a la postre le afecta el bazo. El elemento madera de su hígado ha generado humores calientes que a su vez le han desarreglado la menstruación. ¿Me equivoco al pensar que las reglas de su señora han tendido a ser irregulares y a atrasarse varios días?*

- *De ninguna manera -dijo la mujer-; jamás temprano, pero siempre dos o tres días después de lo normal; a veces con un atraso hasta de diez días.*

- *Ya veo* -observó el doctor-. *Ese es el origen de su mal. De haber tomado un tónico para regular sus reglas, todo esto hubiera podido evitarse. Obviamente estamos ante un caso de enervación producida por escasez de agua y exceso de madera. Ya veremos cómo responde a los medicamentos.*

A continuación escribió y entregó a Jia Rong la siguiente receta:

Sopa que incrementa la energía, tonifica la sangre y equilibra el higado

Ginseng (人参 ren shen)	0,2 onzas
Atractilodis blanco (白术 bai zhu)	0,2 onzas
Poria (茯苓 fu ling)	0,3 onzas
Rehmannia preparada (熟地黄 shu di huang)	0,4 onzas
Angélica danggui (当归 dang gui)	0,2 onzas
Peonia blanca (白芍 bai shao)	0,2 onzas
Chuanxiong (川芎 chuan xiong)	0,15 onzas
Astrágalo (黄芪 huang qi)	0,3 onzas
Ajuncia (香附 xiang fu)	0,2 onzas
Bupleurum (柴胡 chai hu)	0,08 onzas
Camote del cerro (山药 shan yao)	0,2 onzas
Gelatina de burro (阿胶 a jiao)	0,2 onzas
Coridalis (延胡索 yan hu suo)	0,15 onzas
Orozuz (甘草 gan cao)	0,08 onzas

Agregar siete semillas de loto de Fujian sin pepas y dos dátiles rojos grandes".[173]

[173] Cao Xuejin pp.185-188.

Sin embargo, la incomprensión que existió hacia la medicina tradicional china, especialmente por parte de los viajeros extranjeros fue muy evidente desde los primeros contactos, a manera de ejemplo está el referido por William Alexander y George Henry Mason[174].

"Los boticarios ambulantes y vendedores de medicinas, que ejercen eventualmente de cirujanos o médicos, son muy numerosos en China. Su ignorancia del origen de las enfermedades causa los mismos efectos dañinos que la de sus símiles en Europa. Los Chinos pretenden descubrir cualquier dolencia a través de pulso que los médicos toman en varios puntos del cuerpo. Albergan mucha fe en el uso de hierbas medicinales, que recetan para cualquier dolencia a través de pulso que los médicos toman en varios puntos del cuerpo. Los farmacéuticos tienen grandes tiendas repletas de medicinas y existen ferias donde no se vende otra cosa que tales hierbas y remedios.

En China, cualquiera puede ejercer de médico. Este privilegio, con el permiso o la complacencia del gobierno, ha hecho proliferar los curanderos, que el vulgo tiene en muy alta estima, padeciendo los efectos consecuentes. Se cuenta que los chinos despliegan una gran sagacidad para descubrir si la causa de la muerte de una persona ha sido natural o consecuencia de un acto violento, inclusive cuando el cuerpo está en estado de descomposición. Se retira el cadáver de la tumba y se lo lava con vinagre. A continuación, se enciende una hoguera en un pozo cavado para tal fin, de seis pies de largo, tres de ancho y de profundidad.

El fuego es alimentado continuamente hasta que la tierra circundante se caliente como horno. Se extrae de la fosa los restos del fuego y se vierte en su lugar una gran cantidad de vino. Luego se cierra el hoyo con una

---

[174] William A. George H.M. pp 110.

cubierta de mimbre sobre la que se extiende el cuerpo, tapándolo con un lienzo en forma de bóveda permitiendo así al vapor que emana de él actuar en todas las direcciones. Al cabo de dos horas, se retira el lienzo; se afirma que, en caso de golpe recibido, este aparecerá sobre el cuerpo sea cual sea el estado en que se encuentre. Se emplea el mismo método incluso cuando no quedan más que huesos; los chinos nos aseguran que si los golpes han sido tan fuertes como para ocasionar la muerte, este procedimiento hace que las huellas surjan en los huesos, aunque ninguno de ellos esté roto o visiblemente dañado".

Intercambio de conocimientos médicos con otros países

Durante el periodo que nos ocupa, el intercambio entre China y sus vecinos, así como con Europa tuvo un incremento sin precedentes. Los sistemas de navegación marítima fueron más rápidos y eficientes. La colonización de varios puertos ubicados en la India en ciertas regiones costeras de Asia, incluyendo Macao, Hainan, Vietnam, Japón, etc. La necesidad de abrir rutas comerciales sólidas entre los europeos, así como el desafío de la evangelización católica de ciertas congregaciones de religiosos como la compañía de Jesús llevó a misioneros a aventurarse hacia lo desconocido, encontrándose con una robusta cultura rompiendo el paradigma del eurocentrismo.

Intercambio entre China y Corea

Durante el periodo que nos ocupa, los médicos coreanos se dieron a la tarea de hacer una gran recopilación y sistematización de todo lo que consideraron como importante de la MTC. A partir de 1443 se inicio dicha recopilación para 1445 se editó una obra en chino denominada "Compilación y clasificación de recetas médicas (医方类聚 *yi fang lei ju*), la obra completa consta de 266 capítulos, dividido en 92 especialidades, registra más de 50 mil fórmulas. Obra que registra el origen de dichas fórmulas, repasa obras daoístas, confusionistas, budistas que tuvieran registradas fórmulas. Esta obra contiene información que desapareció en China, pero se mantuvo en Corea. Se considera que esta obra resume los aspectos médicos más importantes de China antes del siglo XV.

En 1611 el medico coreano Heo Jun (1539 - 1615) en chino 许浚 Xu Jun que compiló el libro conocido en coreano como Dongui Bogam (동의보감) en chino 东医宝鉴 dong yi bao jian que significa "Elementos Valiosos de la Medicina del Este" que consta de 23 capítulos, escrito de manera sencilla patología tradicional china en particular aspectos etiológicos, terapéuticos, diagnósticos principios de tratamiento, fórmulas estudio de canales y colaterales, acupuntura y moxibustión.

Hacia 1617 se inició una serie de intercambio entre los médicos imperiales de China y Corea, incluso en ese año se escribió un libro que recopila las discusiones y las sesiones de preguntas y respuestas que se dieron entre los eruditos médicos de ambas cortes imperiales, el libro se llama "Preguntas difíciles de la medicina" (医学疑问 yi xue nan wen) esta actividad fue efectuada al menos una vez más.

Intercambio entre China y Japón

En las dinastías Ming y Qing, el intercambio con Japón fue muy intenso y sostenido. Destacan algunos personajes japoneses que llegaron a China cargando a su regreso con gran cantidad de libros y conocimientos que difundieron en su país. Destaca Takeda masaki (竹田昌庆 zhu tian chang qing) que llegó a estudiar daoísmo y medicina, alcanzó un alto grado en la obstetricia y atendió de un parto distócico a la emperatriz Ming, con lo que alcanzo una gran fama, a su regreso a Japón llevó consigo muchos materiales médicos y particularmente de acupuntura.

Otro personaje japonés fue Tashiro Sanki (田代 三喜*tian dai san xi*) (1465–1537), llega a China en 1847 y toma como su principal de objeto de estudio las doctrinas de Li Gao y de Zhu Danxi, escribe (捷术大成印可集 jie shu da cheng yin ke ji), el potencial al cortar los medicamentos (诸药势剪 zhu yao shi jian), nomenclatura de los medicamentos (药种稳名 yao zhong wen ming), Registros de casos clínicos (医案口诀 *yi an kou jue*), Capítulos valiosos (直指篇 zhi zhen pian),diez libros de Tashiro Sanki (三喜十卷书 sa xi si chuan shu), y otros. Fue gran maestro y no solo fue quien defundió una de las escuelas más importantes de las dinastías Jin y Yuan a Japón, sino que además fue el creador de una escuela médica, sus discípulos fueron muy famosos en Japón, de hecho, se considera que sus obras fueron escritas en un idioma muy difícil de entender y solo lo podían comprender ellos.

Entre 1492-1500, permaneció en China Sakajun (坂净运 ban jing yun) con el objeto de estudiar la obra de Zhang Zhongjing, después de regresar a Japón, escribió varias obras sobre la doctrina de Zhang Zhongjing, gracias a esto se fundó una de las escuelas más famosas en Japón de Medicina china (kampo), la de Zhang Zhongjing.

En 1539 y 1547 viajó a China el célebre médico japonés Yoshida Munekatsu (吉田宗桂 ji tian zong gui), durante su segunda estancia en China, atendió y curó al onceavo Emperador 明世宗 Ming Shizong, a su regreso a Japón el emperador le dio varios obsequios médicos, como una gran pintura de Bian Que. Dado su alto nivel en medicina fue considerado como uno de los hijos prominentes del Imperio del Sol Naciente. En el año 1606, el médico japonés Rin Daochun (林道春 lin Daochun) ofreció a Shogundato de ese momento el Gran Compendio de Materia Médica, a partir de ahí se han hecho un sinnúmero de ediciones del libro de Li Shizhen.

Uno de los médicos japoneses más famosos de todos los tiempos fue Manase Dōsan (曲直濑道三 qu zhi lei dao san) discípulo de Tashiro Sanki (田代 三喜*tian dai san xi*) de quien estudió durante más de 10 años, formó una escuela donde enseñó a más de 3 mil alumnos, siguiendo las enseñanzas de Zhu Danxi. Fue fundador de una escuela denominada La Escuela del nuevo Mundo (后世派 hou shi pai), su hijo siguó la escuela y fue un enérgico detractor de la medicina china previa a la dinastía Song.

En poco tiempo se generó una rivalidad entre los progresistas y los conservadores (古方派 gu fang pai), el exponente más importante de los conservadores fue Nagata Tokuhon (永田 德 本 yong tian de ben) (1512-1630), defendiendo la escuela difundida por Sakajun (坂净运 ban jing yun) que sostenía la escuela de Zhang Zhongjing, combatiendo los conceptos de Li Gao Y Zhu Danxi.

Los famosos médicos Nagoya Geni (名古屋玄医 ming gu wu xuan yi) (1627-1696), Yoshimasu Todo 吉益东洞 (1702 -1773) también defendieron la doctrina de los conservadores, además de que surgió otra escuela la de los eclécticos (折衷派 zhe shuai pai) consideraban que la doctrina de Zhang Zhongjing y la de los médicos posteriores a la dinastái Song y Yuan también tenían mucho de valor, el principal defensor fue Mangetsu rumen (望月鹿门Wang yue lu men). También pareció otra escuela que se podría denominar a la Escuela de Revisión de Textos Clásicos (考证学派 *kao zheng xue pai*). Esta escuela ayudó a al estudio sistematizado de obras clásicas antigua como el Suwen, Lingshu y otros que contribuyeron a un estudio más sistematizado de la MTC. Se tiene referencia que los japoneses hasta 1831 tenían conocimiento de más de 3 mil obras de la MTC. También se sabe que varios médicos chinos fueron invitados por los japoneses a enseñar y revisar incluso la calidad de algunas plantas, por ejemplo, el Hijo de 龚廷贤 Gong Tingxian de nombre 截曼

公 Jie Mangong, pasó una larga temperada, enseñando teoría de la MTC y la técnica de vacunación contra la viruela.

Intercambio entre China con Europa

El intercambio, en el aspecto médico, que se estableció entre China y algunos países europeos, durante este periodo ya fue relativamente amplio, de China se difundieron hacia Europa por diversos medios algunas obras relacionadas con pulsología, herbolaria, acupuntura y moxibustión, vacunación, etc. Los conocimientos que entraron a China desde Europa incluye libros de anatomía, fisiología, farmacología, terapéutica, etc.

En el año 1647 llega a China el misionero jesuita de nacionalidad polaca Michael Boym (1612~1659) su nombre en chino 卜弥格 (bu mi ke). En 1656 publica en Viena la obra *Flora Sinensis* (flora china) escrita en latín. Es considerada como la primer obra de herbolaria china escrita en Europa. Además de mencionar las plantas medicinales incluye una buena cantidad de material sobre teoría de la medicina tradicional china, pulsología, etc.

En 1680 Frankfurt Alemania se publicó otra obra escrita en latín de Michel Boym, *Clavis medica ad Chinarum doctrinam de pulsibus* («Clave de la doctrina médica de los chinos en el pulso») la Base de la Medicina y la Pulsología China (医钥和中国脉理 *yi yue he zhong guo mai li*), que fueron elementos fundamentales para entender parte del pensamiento médico chino.

Antes de esto, en 1671 Harvieu, R.P. en Grenoble Francia había publicado ya en francés el libro, Los Secretos de la Medicina Tradicional China (中医秘典*zhong yi mi dian*), donde se encuentra los conceptos hechos por Michel Boym sobre la pulsología china y otros aspectos la medicina tradicional china. Una de las obras más importantes fue la publicada por Cleyer A. el año 1682 en Frankfurt escrita en latín denominada Ejemplos de la Medicina en China, además de incluir los conceptos de pulsología de Michel Boym también explica algunos conceptos sobre la inspección de la lengua y la saburra, así como 289 productos medicinales, 68 dibujos sobre la circulación de los canales y colaterales, así como los órganos y vísceras.

A finales del siglo XVII el médico inglés Sir John Floyer tradujo su idioma natal los conceptos de pulsología de Michel Boym, además le agregó algunos conceptos propios en el libro Las Tablas de la Pulsología Médica (医生脉诊的表 *yi sheng zhen mai de biao*), que fue publicada en Londres en 1707. El libro está compuesto por tres capítulos, el primer capítulo da una explicación sobre la pulsología china. Floyer es el inventor del primer pulsómetro.

Los libros sobre acupuntura y moxibustión que aparentemente son los primeros en Europa son los escritos en el siglos XVII, en el año 1676. En Alemania Geilfusius, B.W. y Busschof, H. en Inglaterra, escribieron libros sobre el uso de esta. El año 1683 en Londres, el médico holandés William ten Rhyne publicó su libro Teoría sobre el Reumatismo, en donde se menciona el uso de la acupuntura en el tratamiento de dolor articular (Dissertatio de Arthritide: Mantissa Schematica: De Acupunctura: Et Orationes Tres Disertación sobre artritis, esquemas de las especies: acupuntura en tres oraciones); esta es una de las primeras referencias sobre el uso de acupuntura en Europa. Ese mismo año Gehema J.A en Hamburgo edita el libro El Uso de la Moxibustión China en el Tratamiento de Gota. Ahí se comenta que la moxibustión china es el procedimiento más efectivo, rápido, seguro y apropiado contra dicha enfermedad. En 1684 en Amsterdam Holanda Blankaurt S. publica el libro Tratado de Gota en donde se expone los resultados del uso de la acupuntura y moxibustión en el tratamiento de las enfermedades reumáticas. Es a partir de aquí que la acupuntura alcanza a otros países como Italia, España, Suiza, Bélgica, etc.

Con la entrada del siglo XIX, China se torna interesante para los historiadores europeos, así en 1813 en París se publica el libro Sobre la Investigación de la Historia de la Medicina China escrita por Remusat, A. En 1820, Pearson en Londres publica Historia de la Medicina China.

Como se ha mencionado, durante las dinastías Ming y Qing van llegando a China algunos misioneros, los más renombrados son los de la Compañía de Jesús entre los que más destaca se encuentra el misionero Mateo Ricci 利玛窦 li ma dou su nombre en chino. Llegó a Cantón en 1582 siendo aún muy joven, después de haberse instalado en la provincia de Cantón donde estudió el idioma chino, lo que le permitió comprender la cultura china de la cual finalmente se enamoró. Posteriormente arriba a Beijing por invitación del emperador. Se interesa en las obras confusianas e incluso traduce al latín los Cuatro Libros de la Escuela Confusiana (四书 *si shu*),[175] con lo que se integra de una manera muy intensa a la cultura china, Fue maestro de matemáticas y aritmética de muchos eruditos chinos, hace la primera cartografía en chino, donde ubica a Africa y América. Ricci conoció y se maravilló del Gran Compendio de Materia Médica de Li Shizhen. Muere en Beijing el año 1610 dejando el camino iniciado para la comunicación entre el Oriente y el occidente y el enamoramiento mutuo entre Oriente y Occidente.

Otro de los Jesuitas italianos que continuó la obra de Mateo Ricci fue Nicolaus Longobardi (1559~1654) su nombre en chino es 龙华民 long

---

[175] Los Cuatro Libros de la Escuela Confusiana son: Los Diálogos de Confucio (论语 lun yu), La Doctrina del Justo Medio (中庸 zhong yong), La Gran Ciencia (大学 da xue) y Mencio (孟子 meng zi)

hua min, quien llega a Cantón también en 1657, sin embargo, pronto es enviado a Beijing a colaborar con Mateo Ricci, después de la muerte de Mateo sustituye en la dirección de la compañía de Jesús, trabajó en china durante más de 50 años, también muere en Beijing después de haber completado algunas obras. Entre las más importantes está un santoral e Imágenes del Cuerpo Humano(人身图说 ren ti tu shuo) considerado como el primer libro de anatomía que escribió en chino con algunos de sus colegas chinos.

Jean Terrenz (1576~1639), otro de los misioneros jesuitas alemanes (algunos lo consideran originario de Suiza), llegó a China en 1621, después de permanecer algunos años en el Cantón y Hanzhou, se asentó en Beijing, durante el tiempo del último emperador de la dinastía Ming, se interesó sobremanera en la estructuración de los calendarios. Trabajó al lado de Longobardi en la escritura del libro Generalidades del Cuerpo del Lejano Occidente (泰西人身说概 *tai xi ren shen shuo gai*), también sus últimos días los vivió en Beijing.

Otro de los jesuitas que dejó huella en China fue el misionero alemán Johann Adam Schall Von Bell (1592~1666), se conoce en China con el nombre de 汤若望Tang Ruowang, llegó a Beijing en 1619 a Macao y posteriormente llegó a Beijing donde estudió y después se fue de misionero a Xian, su principal actividad fue la de la elaboración y los cálculos de los calendarios, al menos se pueden contar doce obras escritas por este gran literato, ocupó un cargo muy alto como mandarín y funcionario de ritos de astrología.

Giacomo Rho (1590~1638), otro misionero jesuita que llega a China en 1622 y junto con Johann Adam Schall Von Bell escriben el Calendario de Chongzhen (崇祯历书 *chong zhen li shu*), así como otras obras más relacionadas con el tema.

Todos ellos acercaron algunos conocimientos de occidente e influyeron de una manera definitiva en la evolución de la cultura china. Por ejemplo, 王肯堂 Wang Kentang, autor de libros como Criterios de Diagnóstico y Tratamiento (正治准绳 *zheng zhi zhun sheng*), defendía la idea de que los médicos dedicados a lo que ahora podríamos considerar como ortopedia o traumatología, deberían tener bastos conocimientos sobre la posición de los huesos de acuerdo con los explicado por los occidentales. Sin embargo, la evolución de las cosas debería esperar algún tiempo más, la oposición de algunos miembros de la corte era aún fuerte, por ejemplo, el francés Dominique Parrenin quien tradujo al mandarín un tratado de anatomía y su trabajo fue encerrado en el palacio imperial y evitado así la difusión de lo que consideraban como algo inmoral.

En este tiempo, hacia 1569 se abre el primer hospital y la primera farmacia occidental en Macao, colonia portuguesa, que en su tiempo fue una de las puertas más importantes de entrada a oriente por parte de los occidentales, sin embargo, tuvo muy poca influencia y debería esperar otro tiempo para poder prosperar.

Este periodo dentro de la historia del intercambio médico de China con otros países se caracterizó por un intercambio más estrecho, los Misioneros jesuitas penetraron a cultura médica china con sus obras y los occidentales penetraron a occidente con sus obras. Es de suponer que las inexactitudes fueron muchas sin embargo abrieron un camino que ya no se cerraría, por fin la medicina china era vista con admiración y respeto minando algo del eurocentrismo prevalente entre los intelectuales de la época y los conocimientos occidentales también derrumbaron el ostracismo cultural de los intelectuales chinos.

Historia del Masaje An Mo

El origen del masaje se remonta a la historia del hombre, sin embargo, su técnica para poder evolucionar necesita de un marco teórico que le de sustento; este ambiente lo proporciona el sistema de la medicina tradicional china.

La primer obra especializada de masaje que se tiene como antecedente es Los Diez Volúmenes de Masaje An Mo del Emperador Amarillo y Qi Bo (黄帝岐伯按摩十卷 *Huang di qi bo an mo shi quan*), se ubica en los inicios de la dinastía 秦 Qin (221-206 a d C) que por desgracia solo se tiene referencia de su título.

Para las dinastías Sui-Tang el masaje era una especialidad, había médicos especialistas en masaje, e incluso había el grado de "Doctor" en masaje, para la dinastía Tang se instala la Ciencia o especialidad magistral de masaje 按摩科 *an mo ke*) y es para este tiempo que se establecen tres grados de profesionales del masaje. Doctor, maestro y licenciado, por lo que era necesario el establecimiento de sistemas de enseñanza y evolución e incluso el masaje autodidacta también fue una cosa relativamente frecuente.

葛洪 Ge Hong en la primer parte "Capítulos internos" de su libro (抱朴子内篇 *bao pu zi . nei pian*) (véase apartado correspondiente en Ge Hong), hace referencia a otro libro denominado Los Diez Volúmenes de Masaje y Dao Yin 按摩导引经十卷 *an mo dao yin jing shi quan*) que por desgracia también está en el catálogo de las obras desaparecidas.

El libro del Tratado del Origen de Todas las Enfermedades (诸病源候论 *zhu bing yuan hou lun*) de la dinastía Sui, al final de cada volumen agrega una parte de terapéutica con masaje y dao yin. La difusión del automasaje y de las diversas técnicas de "conducción energética", dao yin puede indicar que en ese entonces se prestaba ya atención a la prevención. Durante este periodo se inicia el desarrollo de varios productos de la herbolaria tradicional china preparados a modo de pomadas para el masaje, entre los más importantes o famosos se encuentran los siguientes: pomada o ungüento de salvia (丹参, acónito 附子, pueraria葛根, planta de caracol防己), etc., los cuales, como es de suponer, se seleccionaban de acuerdo con el tipo de patología, además podía no ser usado para tratamiento sino también en la prevención de las enfermedades. En el libro Recetas Necesarias para la Vida (千金要方 *qian jin yao fang*) Sun Simiao dice: *"aunque no esté enfermo el niño, una sobadita en la mollera y en la planta de las manos y pies evita la afección por viento y frío"*.

Durante este periodo el masaje comienza a incursionar en otros campos, por ejemplo, en el libro Los Seis Diccionarios Tang (唐六典 *tang liu dian*) dice: "El masaje se puede usar para eliminar los ocho factores causantes de enfermedad: viento, frío, calor de verano, humedad, hambre, glotonería, agotamiento y holgazanería". En el libro Los Secretos Necesarios del Oficial (外台秘要*wai tai mi yao*) dice: *"Cuando al Principio del Primer día de criopatología se presenta cefalea con sensación de rigidez de espalda, es muy apropiado darse masaje"*. En el Tratado de Origen de las Enfermedades se dice: *"El masajearse los ojos con su técnica apropiada, hace que se aclare la vista"*.

En el libro "Fórmulas de Urgencia de Bolsillo se refiere: *"Para resucitar al moribundo, se aplica presión fuerte con la uña sobre el punto Renzhong"*. Durante las dinastías Jin y Yuan se sigue desarrollando y así como aparece en otras áreas del conocimiento, existe la necesidad de dar sustento teórico al masaje; así se consideraba que el masaje tenía la función de calentar, drenar y eliminar el bloqueo o estancamiento, en el libro Tareas Confucianas para sus Parientes (儒门事亲 ru men shi qin), además considera que el masaje y el dao yin tiene la función de liberar la superficie y ofrece un efecto diaforético.

La llegada del esplendor de la dinastía Ming contribuyó de manera importante al desarrollo del masaje, además de sentar las bases de la "ciencia del masaje", el masaje en niños ocupa un lugar fundamental, convirtiéndose en un sistema aparte, y se establecen puntos de masaje especializado, aparecen varias obras especializadas en masaje infantil, las más importantes son las siguientes:

El Clásico de Masaje Pediátrico (小儿按摩经 *xiao er an mo jing*), que corresponde con el volumen diez del Compendio de Acupuntura y Moxibustión (针灸大成 *zhen jiu da cheng*) en donde se muestra sobre todo varias gráficas de puntos de masaje pediátrico de la mano, dividida entre ambos sexos de los niños. Se enfatiza mucho en el diagnóstico:

› El Compendio de los Secretos del Masaje Terapéutico Pediátrico Para Salvar a los Niños (小儿推拿方脉活婴秘旨全书 *xiao er tui na fang mai huo ying mi zhi quan shu*), escrito por 龚云林 Gong Yunlin y publicado en 1604. El escritor sintetiza los conocimientos más importantes sobre la materia y los combina con su amplia experiencia. Es una de las primeras obras que registran el masaje pediátrico. El primer volumen describe el tratamiento con masaje de 4 patologías como crisis convulsivas, espasmos, desnutrición dulce y diarrea, así como el método de diagnóstico pediátrico, las técnicas de *tui na* pediátrico, dibujos con los puntos, así como otros procedimientos, el segundo volumen muestra varios versos que describen la patología de los niños, también muestra el tratamiento con herbolaria de varias patologías. Este libro actualmente es editado por la Editorial de Salud Popular de China.

› Los Secretos del Tui Na Pediátrico (小儿推拿秘决*xiao er tui na mi jue*), escrito por 周于蕃Zhou Yufan, fue publicado en 1612. También conocido como La Popularización de los Secretos del Tui Na (秘传推拿妙诀*mi zhuan tui na miao jue*). Este libro fue corregido y editado nuevamente por 钱汝明Qian Ruming en el año 1776 de la dinastía Qing. Consta de dos volúmenes; el primero describe el diagnóstico y los conceptos generales de las técnicas de masaje y el segundo capítulo va listando el tratamiento de diversas enfermedades, dibujos de puntos de masaje, dibujos de técnicas especiales, etc. Al final se incluye un volumen escrito por 钱汝明Qian Ruming donde se describe diversos secretos sobre algunas de las técnicas y el abordaje terapéuticos de varias patologías infantiles, así como su diagnóstico y la descripción de la circulación canales y colaterales.

Dentro de estos, el El Clásico de Masaje Pediátrico (小儿按摩经 *xiao er an mo jing*), es considerado como la primera referencia de Masaje Tui Na. Antes de esta obra al masaje se ubicaba como *an mo* y es a partir de esta obra que se ubica al término tui na. Los médicos especializados en tui na durante la dinastía Ming fueron muy activos, y alcanzaron gran prestigio entre la gente.

Durante la dinastía Qing, a pesar de que ninguna de las formas de masaje estaba incluida dentro de las especialidades de la Oficina Médica Imperial, el masaje tuvo una gran evolución dentro de la gente, incluso aparecen varias obras en la materia, las más importantes son:

› Dilucidación del Tui Na Pediátrico (小儿推拿广意 *xiao er tui na guang yi*), escrita por 熊应雄 Xiong Yingxiong publicada el año 1676, consta de 3 volúmenes. El primer volumen explica los aspectos teóricos del masaje, el método de diagnóstico pediátrico, y contiene más de 20 imágenes que muestran las diferentes técnicas de tui na; el segundo volumen muestra el tratamiento con tui na de las enfermedades y el último volumen contiene más de 180 fórmulas de herbolaria para el tratamiento combinado de herbolaria y tui na. Este libro se edita en la actualidad.

- El Libro Secreto de Tui Na Infantil (幼科推拿秘书 *you ke tui na mi sha*), escrita por 骆如龙 Luo Rulong, publicado en 1691. Consta de cuatro volúmenes. En 1935 se publicó de nuevo con el nombre de El Libro Completo de Masaje Pediátrico (幼科推拿全书 *you ke tui na quan shu*). El primer volumen lista algunos de los versos sobre las enfermedades de los niños, el volumen dos enuncia los puntos para masaje; el capítulo tres incluye de las diversas técnicas de masaje y el cuarto capítulo incluye la terapéutica con masaje de las patologías diversas. Este libro ha sido reeditado después de la Liberación.

- El Registro Auténtico del Tui Na Pediátrico (小儿推拿直录 *xiao er tui na zhi lu*), de 钱櫰村 Qian Huaidun, publicado el año 1793, de manera sencilla explora la patología pediátrica, la ubicación especifica de los puntos en los niños y las maniobras básicas para la estimulación de puntos y regiones en el tratamiento de enfermedades especificas

- El Resumen Revisado del Masaje (厘正按摩要术*li zheng an mo yao shu*) de 张振鋆Zhang Zhenjian, publicado en 1889. Este libro toma como base al de Los Secretos del Tui Na Pediátrico (小儿推拿秘决 *xiao er tui na mi jue*), escrito por 周于蕃Zhou Yufean durante la dinastía Ming. Consta de 4 volúmenes. El primer volumen además de explicar los cuatro métodos diagnósticos y explica el método diagnóstico mediante la palpación del abdomen y el tórax; el segundo volumen explica 28 diferentes métodos de tratamiento de por masaje y otros procedimientos externos. El tercer volumen explica la selección de puntos y además de mostrar 29 gráficas de los puntos de los catorce canales, explica las diversas técnicas de localización de los puntos usados en el masaje pediátrico; y cuarto volumen lista las manifestaciones clínicas, técnicas de masaje de 24 enfermedades tratadas con estas técnicas. Este material tiene un alto valor clínico, y ha sido publicado recientemente.

Otros libros publicados sobre el tema

- La Técnica Tui Na Pediátrica (小儿推拿术 *xiao er tui na shu*),
- Conocimiento Fáciles de Tuina (推拿易知 *tui na yi zhi*),
- Guía de Tuina (推拿指南 *tui na zhi nan*).
- Los Aspectos Sutiles de Tui na (*tui na jue wei*).

En varios libros no especializados de masaje tui na se hace alusión al tema y en algunos casos son verdaderos tratados sobre el tema, por ejemplo, en el Espejo de la Pediatría (幼科铁yin*you ke tie yin*) y otros.

Durante este periodo se hizo una síntesis del uso sistemático del masaje tui na en el tratamiento de la traumatología, por ejemplo en el libro "El espejo dorado del templo de la medicina (医宗金鉴 *Yi Zong Jin Jian*) se menciona el uso de ocho técnicas de masaje, (mo, jie, duan, ti, an, mo, tui y na), lo que además contribuye a conectar la práctica de varios de las maniobras del masaje con la teoría de la medicina tradicional china.

Durante el periodo de la República de China (1911-1949), bajo la influencia de la tendencia "positivista", bajo eliminación, el degollamiento de todo aquello que oliera a tradicional, antiguo, etc., la medicina tradicional china fue consistentemente relegada y en consecuencia también el masaje.

Después del triunfo de la Guerra de Liberación, y ante necesidades apremiantes, la política fue de apoyo absoluto a la medicina tradicional china y en consecuencia al masaje, para 1956 en Shanghai se inició el grupo de entrenamiento en tui na, para 1958 se estableció la Especialidad de Tui Na en la Consulta Externa, ese mismo año se estableció la Escuela Especializada en Masaje Tui na, para lo cual, se invitó a los más famosos masajistas del país y así formar el centro de entrenamiento de los especialistas en masaje. Para la década de los 60, el masaje se extendió a otras especialidades como medicina interna, ginecología, pediatría, traumatología, órganos de los sentidos, etc., al mismo tiempo se inician grupos de investigación encaminados a la búsqueda de los mecanismos de acción al tiempo que se publicaban varias obras para el estudio del masaje.

Sin embargo, la evolución del masaje no ha ido en "caballo de hacienda"; en la década que va de la mitad de los 60 a mitad de los 70, equivalente al periodo de la Revolución Cultural, el Masaje también fue colocado en una posición de desprecio, quizá por cuestiones ideológicas y malos entendidos, pero en Shang hai fue cerrada la única escuela de masaje de toda China, y el masaje fue reducido a un área de la consulta externa de los grandes hospitales, y no solo eso, los profesionales del masaje fueron severamente despreciados, el rango clínico de acción de masaje fue reducido a rangos insultantes. No se podía tratar tres patologías: esguinces, hernia de disco lumbar y torticolis) y toda la actividad académica y científica totalmente se interrumpió.

Sin embargo, "el sol no se puede tapar con un dedo", para 1979 el entonces Instituto de Medicina Tradicional China de Shanghai estableció las facultades de Acupuntura y de Masaje convirtiéndose en un centro de formación de cuadros especialistas en masaje y ese mismo año realizaron el Primer Congreso Nacional de Masaje Tui Na realizado en la ciudad de Shanghai, al cual participaron 108 representantes de 27 ciudades.

Otros Institutos como el de Beijing y de Cantón siguieron con la tradición, incluso para 1986 se abre el Instituto de Acupuntura, Masaje y Qigong en Beijing.

Actualmente el masaje tui na a nivel mundial ocupa un lugar muy importante y forma ya parte de un arsenal terapéutico indiscutible que gana día a día más terreno y se afianza como una terapéutica fundamental.

La compenetración y competencia entre la medicina tradicional y la medicina occidental (1840-1911)

Periodo que nos ocupa

La Guerra del Opio	1820-1840
Caída de la dinastía Qing	1911

Consideraciones generales históricas y políticas

Sin duda la historia que nos ocupa es una de las más decisivas de China. La guerra del opio es un periodo donde se inicia de manera formal el enfrentamiento entre el occidente hegemónico, buscando mercados fáciles para sus productos, sin embargo, se enfrentó a una China que le dio la vuelta a la guerra comercial y en poco tiempo cargó dramáticamente la balanza comercial a su favor. Antes de la guerra el opio la balanza comercial entre China e Inglaterra era de 10-11:1, la venta de seda, cerámica, té no compensaba a la de la maquinaria que quería introducir a China. Una forma de resolver ese problema es inducir el consumo de opio entre los principales oficiales de la corte Qing (los mandarines) y hombres ricos de China. El costo que pagó el pueblo chino fue muy alto, en poco tiempo muchos hombres ricos y funcionarios quedaron reducidos a piltrafas humanas enganchados a una pipa de opio y posteriormente a una muerte muy dolorosa e inmoral. A esa crisis social siguió una política, el imperio chino después de los grandes emperadores 康熙 Keng Xi y Qian Long 乾隆, que llevaron a un gran explandor al pueblo chino, vino una serie de intrigas y desmoronamiento imperial. Ese debilitamiento favoreció la entrada y la repartición del territorio chino entre las principales potencias europeas comandadas por Inglaterra. Los acuerdos políticos entre China y las potencias extranjeras fueron humillantes hacia China. Los principales puertos fueron cedidos a los extranjeros.

En la década de los 40 del siglo XIX, el sistema feudal se encontraba en un periodo de inanición, el gobierno en franco estado de descomposición, la economía estancada y la fuerza del estado era cada día más débil. Esta situación fue un platillo muy apetitoso para los estados imperialistas y colonialistas de la época, de manera sucesiva fueron llegando las grandes potencias occidentales convirtiendo a China en un país tipo colonia.

En 1840 después de que Inglaterra desencadenó la famosa guerra del opio, China gradualmente se fue transformando en un país que los historiadores han denominado como semifeudal y semicolonial.

Como resultado de la "Guerra del Opio", los invasores ingleses obligaron a China o suscribir el primer convenio totalmente desigual de la era moderna el famoso Convenio de Nanjing (南京条约 *Nanjing tiao yue*) con lo que China se veía obligada a pagar a Inglaterra 21 millones monedas de plata, la sucesión de Hong Kong, el abrir al comercio los puertos más importantes tales como: Cantón, Shanghai, Fuzhou, Xiamen (Amoy) y Ningbo y por último los impuestos sobre las mercancías importadas o exportadas de China deberían de ser determinados por una comisión chino-inglesa, no podía ser determinadas de manera arbitraria. Este convenio, como era de suponer, llamó la atención de las otras potencias que también suscribieron convenios totalmente desfavorables a China. En 1944 suscribió con Estados Unidos y Francia. Con los Estados Unidos suscribió en Convenio de Wangxia (望厦条约 *wang xia tiao yue*) con la cual Estados Unidos dio sus primeros pasos hegemónicos en Oriente; así se abrieron los principales puertos a sus productos, pudo establecer sus oficinas administrativas y de gobierno, iglesias, hospitales, etc. Sus barcos podían llegar a esos puertos de manera libre, etc. Con Francia suscribió el Convenio de Huangpu 黄埔条约*huang pu tiao yue*) cuyos contenidos eran más similares a convenio hecho con EUA. Además de los anteriores Rusia, Alemania, Austria, Japón, Italia entre otros también reclamaron sus propios convenios. Con la pérdida del control por parte del gobierno de la decadente dinastía Qing, y con la tremenda virulencia de las potencias extranjeras, estas controlaron la economía, el comercio, la cultura, y demás aspectos lo que colocaba a los chinos en ciudadanos de segunda categoría, tan es así que en algunos barrios ricos de Shanghai había un letrero que decía "prohibido el paso a perros y a chinos"

Como se ha visto a lo largo de la historia, cualquier pueblo oprimido, se une y poco a poco va naciendo una resistencia que se organiza y adquiere la suficiente fuerza para combatir a los invasores. China no fue la excepción; entre 1840 y 1919 ocurrieron diferentes levantamientos, entre los más importantes está: la guerra del Reino Celeste de la Paz (太太平天国革命*tai ping tian guo ge ming*) que establecieron su capital en Nanjing entre 1851~1864; el Golpe de Estado de Septiembre en 1898 (戊戌变法 wu xu bian fa), cuando los reformistas lidereados por 康有为 Geng Youwei intentaron un golpe de estado ante la introducción en vano de algunas reformas políticas en China.

El movimiento o rebelión de los "Boxers" (义和团运动 *yi he tuan yun dong*), movimiento de una sociedad secreta que en 1900 organizó ataques xenófobos y que las potencias extranjeras usaron como pretexto para invadir China; la Revolución China de 1911 (辛亥革命*xin hai ge ming*) organizada por 孙中山 Sun Zhongshan mejor conocido como el Dr. Sun Yat-sen para después ser ubicado como el primer presidente de China; el Movimiento del Cuatro de Mayo, cuando en 1919 se levantó un movimiento contra las 21 demandas japonesas para después dar paso a un movimiento literario de mucha importancia social y cultural del siglo

XX. Así en los últimos años el pueblo chino se enfrentó a un imperio y a un modelo feudal que marcó su historia durante más de dos mil años. La Revolución China de 1911 dirigida por Sun Zhongshan derrocó a la autocracia imperial Qing, dado origen a una desteñida República, un país pobre, ignorante, con instituciones en crisis y con esto termina una de las épocas más significativas de la historia china.

Evolución de la medicina tradicional china:

Situación general

La medicina tradicional china, en los últimos años ha tenido que sortear una gran cantidad de obstáculos, y ante las dificultades no solo no ha continuado con su evolución; sino tanto en lo general como en cada una de las especialidades clínicas han ido acumulando sus experiencias y apareció una pléyade de grandes médicos con sus características propias, han permitido una evolución que nada más puede tener precedente a la época de estructuración de la medicina tradicional china, allá en la lejana dinastía Han.

La herbolaria y la teoría de formulación obtuvieron un nuevo desarrollo, apareciendo grandes obras, se obtuvieron éxitos en lo referente a la diferenciación de los medicamentos, la eficacia, así como en lo referente a la teoría de la formulación. Muchos médicos participaron en la ordenación, compilación, análisis de las obras clásicas de la medicina tradicional china, aparecieron enciclopedias, obras completas, libros de consulta, de experiencia médica, etc., lo que contribuyó a la conservación, difusión y popularización de los conocimientos médicos.

Una de las condiciones para que evolucionada la sinomedicina de manera acelerada fue el encuentro explosivo con la medicina occidental. Posterior a la penetración de la medicina occidental en los últimos cien años, algunos médicos famosos intentaron incrementar la convergencia entre la medicina occidental y la medicina tradicional china, dicho sincrétismo se llevó desde aspectos clínicos hasta teóricos, de la farmacología a la formulación, conformando una nueva doctrina de convergencia: medicina tradicional china – medicina occidental, siendo de tremendo impacto al desarrollo futuro de la medicina.

Los profesionales de la medicina tradicional china de los últimos 150 años se han abierto camino bajo situaciones muy difíciles, dieron vida a algunos institutos, conformaron algunas asociaciones médicas, publicaron algunas revistas y preservaron la evolución de la medicina tradicional china.

El antiguo gobierno combatió, despreció y limitó a la medicina tradicional china, lo que provocó una fuerte contraofensiva por parte del mundo médico tradicional hacia esa política del gobierno, sin embargo, sí dejó una secuela que tardaría algún tiempo en sanar.

Influencia de la penetración de la medicina occidental a China

La penetración de la medicina occidental a China se puede ubicar hasta el Periodo de las Dinastías del Norte y Sur, sin embargo, la influencia de la medicina occidental previa a la guerra del Opio no fue importante. No fue sino hasta el siglo XIX que debido al colapso del imperio chino y ante la imposición colonial, la medicina occidental gradualmente fue penetrando y difundiéndose, desde la región costera hasta los territorios interiores, desde un modesto consultorio médico hasta los grandes hospitales, desde la construcción de los institutos y universidades, recibiendo a estudiantes chinos en el extranjero, traduciendo obras médicas extranjeras, la conformación de agrupaciones y sociedades médicas, en los últimos años se fue marcando el territorio de convergencia y mutua coexistencia de la medicina tradicional china y medicina occidental, además estrechamente relacionado con los cambios políticos, económicos, culturales, religiosos y demás aspectos.

Después de la Guerra del Opio, el imperialismo extranjero utilizó toda su fuerza de penetración y usó la medicina como un recurso fundamental. Wang Jimin, en su libro Historia de la Medicina hace una afirmación muy contundente al respecto: "Para introducir la religión católica a China, el mejor método fue a través de la medicina; si se deseaba expandir la penetración de los productos comerciales, lo mejor forma fue mediante el convencimiento hecho por los misioneros. La medicina fue la primera espada de la religión católica y a su vez al catolicismo para mantener el comercio".

Así pues, la difusión de la medicina occidental seguramente sin buscarlo, jugó un importante papel en la penetración del paradigma occidental hacia la impenetrable China, así como en el establecimiento del sistema semicolonial y semifeudal de China.

En este periodo la difusión en China de la medicina occidental, sus principales características son las siguientes.

El establecimiento de consultorios médicos y hospitales

El primer médico cirujano misionero fue Thomas R. Colledge 1797-1879 quien en 1827, en la ciudad de Macao abrió el primer consultorio médico, al año siguiente el primer hospital, considerado además, como el primer hospital religioso, a partir de entonces varias agrupaciones religiosas fueron llegando a China con misioneros médicos. La primera agrupación religiosa fue la Iglesia Anglicana que inició sus actividades en China el año 1830, el primer médico enviado por esta agrupación fue Peter Parker 1804-1888. El Dr. Peter fue enviado a evangelizar a Cantón en 1834, al año siguiente en 广州 Guangzhou abrió un "Dispensario de Oftalmología". Después de la Guerra del Opio, en 1842 estableció el

Hospital de Oftalmología. En 1855 Parker ocupó la oficina de Asuntos Exteriores de Estados Unidos, otro norteamericano, John Kerr (1824-1901) ocupó la dirección del hospital.

Este hospital prevaleció hasta 1949, considerado como el primer hospital en la historia china.

En un periodo de 6 a 7 años, en los 5 puertos principales se establecieron algunos consultorios y hospitales.

Periodo	**Lugar**	**Nombre**	**Responsable**
1842.11	Cantón	Hosp. Oftalmológico	Parker
1845.11	Xiamen	Consultorio médico	James Curtis Hepburn
1844	Shanghai	Hospital chino	William Lockhart
1845	Ningbo	Hospital chino-americano	Maegowan D J.
1848	Cantón	Hospital Jinlicui	Benjamin Hobson
1848	Fuzhou	Consultorio	White MC

Después de la segunda Guerra del Opio los hospitales de organizaciones religiosas fueron incrementando, en cada una de las provincias y ciudades importantes se fueron instalando. Dentro de los más importantes además del Hospital 博济 Bo Ji, en 1862, la sociedad de Londres construyó en Beijing y puesto que a la entrada tenía dos astas, se le conoce como el "Hospital de las astas gemelas", en 1906 este hospital se unió a otros, convirtiéndose en el hospital religioso más importante de Beijing.

La entrada del siglo XX, marcó el desarrollo acelerado de hospitales religiosos, además de la expansión de los ya existentes, cada región construía algunos dispensarios y hospitales, de acuerdo con lo referido por la Estadística Mundial de Organizaciones Religiosas edificado en 1938, a finales de 1937 organizaciones religiosas inglesas y norteamericanas en China administraban más de 300 hospitales, con 21,000 camas; 600 dispensarios.

Al mismo tiempo los católicos romanos norteamericanos habían establecido algunos hospitales en Jianxi, Guandong, Hunan, Hubei y otras provincias, también había algunos hospitales manejados en forma conjunta por los ingleses y norteamericanos. De acuerdo con la estadística del Almanaque Chino de 1935 a 1936, 20 de las provincias chinas tenían 426 hospitales religiosos.

Además, en 1866 y 1891 se construyeron en Taiwan dos hospitales de religiosos. En 1881 la Organización Inglesa en Hong Kong construyó el Hospital Memorial Alice. Además de los hospitales de norteamericanos, ingleses, franceses y alemanes había hospitales de Canadá, Noruega, Suiza, Japón incluso de Corea y otras.

Apertura de Institutos Médicos y la Incorporación de Estudiantes formados en el Extranjero

En la medida que se abrían hospitales, no podía faltar la apertura de institutos para la formación de médicos. En 1870 los evangelistas abrieron el primer instituto de Medicina en Guanzhou, el instituto Médico 博济 Bo Ji. En 1883 otra asociación religiosa norteamericana abrió la Escuela de Medicina de Suzhou que después tomó el nombre de Instituto de medicina de Suzhou. En 1986 el Instituto Johansson estableció la carrera de Medicina de Shanghai.

Al entrar el siglo XX, el establecimiento de los institutos y escuelas tuvo un desarrollo acelerado. Entre 1900 y 1915 se establecieron 23 escuelas de medicina, 36 escuelas de enfermería, escuelas de farmacia, y de parteras. Dentro de las más importantes se destaca la establecida en 1902 en Cantón, conocida como 夏葛女子医学校 Xiage Nuzi Xue Xiao. En 1915 se estableció el Instituto Médico en la colaboración de varias asociaciones religiosas anglicanas. En 1910 se estableció en la ciudad de Chengdu otro importante instituto médico, en 1921 en Shenyang el Instituto Nauman, en 1914 otro en la ciudad de Changsha y en Shanghai otros dos institutos médicos, todos administrados y controlados por organizaciones religiosas.

Respecto a la incorporación de los estudiantes chinos formados en el extranjero desde la solicitud hecha por Peter Parker de enviar a estudiantes chinos jóvenes con capacidad, fue bien acogida por el colegio de cirujanos de la Corte Inglesa y por la Sociedad Religiosa Médica China de New York.

Es sabido que una de las posturas políticas de los Estados Unidos frente a otros países es la de facilitar la formación de profesionales extranjeros en su territorio y así ejercer una influencia permanente en los diferentes campos, desde la ciencia y tecnología como del gobierno. En el "memorandum" que presenta el Rector de la Universidad de Illinois al Presidente Rousvelt, así lo constata.

Después de la firma del tratado Xin Chou (辛丑条约 xin chou tiao yue), una gran cantidad de estudiantes chinos emigró a Japón, en un corto tiempo la cifra superó los 10,000 estudiantes.

El primer estudiante chino que salió a estudiar medicina fue 黄宽 Huang Kuan (1829-1878) originario de Cantón. En 1841 emigró a Macao donde inició sus estudios. En 1847 acompañado de su maestro emigró a Estados Unidos y entró al Morrison Education Society donde obtuvo el grado de Licenciado en Literatura. **黄宽 Huang Kuan** en 1850 cambió de rumbo y viaja a Inglaterra, estudia medicina en la Universidad de Edimburgo donde se gradúa de Doctor en Medicina. En 1857 regresa a Hong Kong donde abre su consultorio, para después ser el encargado de la Misión Londres, en 1863 se convierte en funcionario público, encargado de los servicios médicos de las aduanas. Para 1866 se convierte en jefe de enseñanza del Hospital 博济 Bo Ji y un año más tarde fue su director. En este tiempo además de dedicarse en cuerpo y alma a su actividad, realizó un sinfín de intervenciones quirúrgicas muy atrevidas y de alto grado de dificultad, lo que le permitió obtener un gran prestigio como cirujano. Además de poseer un gran nivel médico y cirujano, era considerado como un personaje con gran sentido ético, por lo que fue muy apreciado por pacientes tanto chinos como extranjeros, su vida fue la medicina y por desgracia no dejó obra escrita pero sus colegas y estudiantes se encargaron de dejar constancia de su obra.

La primera mujer médica de China fue 金韵梅 Jin Yunmei (1864~1934) originaria de Ningbo de la provincia de Zhejiang, hija del pastor Jin Linyu, a los dos años y medio de vida perdió a sus padres en una epidemia probablemente de tifo, fue tomada como hija adoptiva por el Dr. McCartee y su esposa de la Iglesia Presbiteriana de América, en 1881 entró a la Escuela Femenina de Medicina de New York, en 1885 se graduó, obteniendo el grado de Doctor en medicina como la mejor de su clase. Después de su graduación trabajó en Filadelfia, Washington y New York y fue residente en el Hospital de New York durante algunos meses, así como en el Asilo Chino en el Monte Vermont. La doctora Jin se interesó en la fotomicrografía, incluso publicó un artículo en el New York Medical Journal con el título "The photomicrography of Histological Subjects" en 1888 regresó a China bajó el auspicio del Comité Femenino de la Iglesia Holandesa Reformada y ahí permaneció hasta 1889 donde contrajo malaria y después radicó en Japón trabajando con los metodistas de Kobe. En 1894 se casó con el músico hispano-portugués Da Silva. Tuvo un hijo, sin embargo, su matrimonio no fue el más feliz y en 1904 se divorció para regresar a China en 1905 permaneció en 成都Chengdu dos años, para después abrir la Escuela de Enfermería de Tianjin ahí permaneció hasta 1915 cuando regresó a Estados Unidos.

Después de la Guerra Sino-japonesa de 1894 (甲午战争*jia wu zhan zheng*), una buena cantidad de intelectuales llegaron a Japón, destacan personajes como 鲁迅Lu Xun (1881~1936) que después de estudiar medicina en Japón, decidió su cambio hacia la literatura siendo una de las joyas más importantes de la primera mitad del siglo XX, y bandera de la literatura de los comunistas.

Estos estudiantes que regresaron a China después de haberse formado en el extranjero, promovieron el establecimiento de la medicina occidental en China, después de la década de los 30 del siglo XX se incrementó el número de estudiantes que salió de China a estudiar al extranjero, algunos los alcanzó las diferentes situaciones bélicas del momento y no regresaron, pero otros sí para consolidar el establecimiento de la cultura médica occidental, algunos de ellos, mostraron una actitud de desprecio hacia la medicina tradicional china, pero otros la estudiaron después de haber estudiado medicina occidental y fueron la base para el desarrollo de la institucionalización de la medicina china.

Traducción y publicación de obras medicas de la medicina occidental

En la medida que la medicina occidental iba ganando terreno en China con establecimiento de dispensarios, hospitales y escuelas, las necesidades de materiales escritos en chino para los médicos locales eran imperante. Los médicos misioneros iniciaron el trabajo de traducción y edición de obras en chino, que incluían temas desde ciencias básicas, clínica, sanidad, etc.

La primera obra de los misioneros fue hecha por Benjamín Hobson 1816~1873 (conocido en China como 合信 He Xin), publicada en Cantón se conoce como Bases de Anatomía y Fisiología (全体新论 *quan ti xin lun*), es considerada como la primer obra de difusión de la medicina occidental, relativamente sistemática. Hobson además publicó otras obras como Primeras Líneas sobre la Cirugía en Occidente (西医略论 *xi yi lue lun*) en 1857, La Práctica de la Medicina y Materia Médica (内科新说 nei ke xin shuo), Tratado de Obstetricia y Pediatría (妇婴新说 *fu ying xin shuo*) (1858), Filosofía Natural e Historia Natural (天文略论 *tian wen lue lun*) y otros libros. Otro de los misioneros norteamericanos que publicó sus más de 20 obras en China fue John Glasgow Kerr (嘉约翰 *jia yue han*). 1824~1901. Entre sus principales obras se encuentra Obra Completa de Medicina Interna (内科全书 nei ke quan shu), Catálogo de las Enfermedades (病症名目 *bing zheng ming mu*), Catálogo de los medicamentos Occidentales (西药名目 *xi yao ming mu*). Otro personaje inglés muy famoso en su tiempo fue John Fryer quien en 1876 publicó el Tratado de Medicina Interna (内科理法 nei ke li fa), Tratado de Química y Sanidad (化学卫生论 *hua xue wei sheng lun*), Gran compendio de medicamentos occidentales (西药大成 xi yao da cheng), etc. Desde la década de los 50 del siglo XIX hasta la revolución de 1911 se difundieron más de 100 obras de medicina occidental escritas en chino.

Además, en 1859 en Shanghai los misioneros norteramericanos establecieron la casa editorial sino-americana, que publicaron una gran cantidad de dicho material.

A pesar de ser usada la medicina de los misioneros como un sistema de penetración que facilitó el semi-colonialismo de las potencias extranjeras, a China llegaron varios personajes que nunca se integraron a esta fascinante cultura y otros que encontraron una segunda patria, uno de ellos fue 帕特里克- 曼松 Patrick Manson (1844~1922), es reconocido por haber protegido a Sun Yatsen en Londres en 1876 y por su reconocido sentido sinofílico.

Evolución de la medicina occidental en China

La medicina occidental en China, como era de suponerse, se introdujo de una manera lenta y difícil, romper con la tradición impuesta a lo largo de miles de años, no era una tarea fácil. La objetividad, eficacia, necesidad y la base científica de la m. occidental fue la bandera que penetró todas las barreras que la tradición había impuesto en China, así desde los puertos de contacto iniciado por los misioneros y por sus estudiantes chinos llegó a cada rincón de esa compleja civilización.

Ante la penetración de la "nueva medicina", el gobierno imperial Qing estableció sus primeras escuelas de medicina, por ejemplo en Tianjin se abrió la Escuela de Medicina (医学馆*yi xue guan*) abanderada por 李鸿章Li Hongzhang, en 1881, que posteriormente sería denominada como El Palacio de la Medicina Naval del Norte" (北洋海军医学堂 *bei yang hai yun yi xue tang*), esta junto con el palacio de la Medicina del Profesor Jing Shi fueron las dos primeras escuelas de medicina hecha por los chinos, A partir de la revolución de 1911 se abrieron escuelas de medicina en Beijing, Zhejian, Jiansu, Jiangxi, Hebei, Hubei, Shanxi y otras provincias de carácter nacional, estatal y privado, sin embargo los programas de estudio, el sistema de enseñanza, los materiales en su mayoría estaba escrito en idiomas extranjeros, incluso en algunas escuelas se enseñaba en inglés. Sin embargo, esta fue la cimiente para el desarrollo de la medicina occidental en China.

Como era de esperarse, y siguiendo los modelos de desarrollo de otros países, en China se formaron Asociaciones Médicas de diversa índole así en 1938 se fundó la Asociación Nacional de Fisiología, con 120 miembros.

En 1947 la Asociación Nacional de Anatomía con 80 miembros, aunque las instalaciones, programas, financiamiento y otros factores no fueron los más apropiados, embargo fueron de gran contribución a la evolución de la medicina.

La investigación en los diferentes aspectos de la fisiología se hizo presente, se investigaron los diferentes grupos sanguíneos, la fisiología urinaria, gástrica, el funcionamiento del vago, sobre el funcionamiento del sistema nervioso central, además se hicieron las primeras investigaciones sobre los principios activos de las plantas chinas como la efedrina, el uso de la raíz alum en el tratamiento de la malaria y otros.

También se hicieron algunas contribuciones en el campo de la microbiología, fisiopatología, parasitología médica, sanidad, etc.

En este tiempo aparecieron algunas obras ya autóctonas y escritas por chinos como Anatomía práctica, fisiología práctica, fisiopatología, bioquímica, histopatología, parasitología, farmacología, medicina clínica, etc.

En este tiempo aparecen las primeras revistas, por ejemplo, Reportes Médicos (1905), Mundo Médico (1908), Reportes Sanidad Médica, Revista de Medicina Tradicional China y Occidental 1910, Revista de Medicina y Nuevos Reportes Médicos de 1913, Revista de Farmacología, 1920.

La compenetración de la MTC y MO Así como la transformación científica de la MTC

La irrupción de la medicina occidental en China, como era de esperarse provocó una serie de respuestas muy variadas, algunos consideraron que la medicina científica era la única opción viable y que la medicina de la antigüedad quedaba como parte de los elementos culturales del feudalismo y que debería combatirse, otros consideraban que la medicina occidental no era para los chinos, que la medicina tradicional ofrecía lo necesario para las necesidades y una tercera línea favoreció su desarrollo. Dentro de los más importantes defensores de la tercera línea aparecen varios importantes médicos entre los que destacan 王学权 Wang Xuequan (1728~1810) quien fue el primero en evidenciar las diferencias de las tablas anatómicas de la medicina occidental y de la tradicional china.

Otro de los que pretendieron respetar los dos sistemas dentro de su contexto fue 唐宗海Tang Zonghai y 朱沛文 Zhu Peiwen, pero sin duda uno de los exponentes más importantes fue 恽铁樵 Yun Tieqiao, el además de ser huérfano desde muy temprana edad, se dedicó a la traducción y trabajo editorial, perdió a sus tres hijos de enfermedades epidémicas por lo que decidió dedicarse al estudio de la medicina, sin descuidar su pasión por los libros, fue tanto su estudio de la medicina que llegó ser medico de día y escritor de noche, después de varios años había publicado más de 25 obras medicas tanto de medicina occidental como de medicina tradicional china, desgraciadamente en sus últimos años de vida cayó gravemente enfermo que lo dejó invalido en cama, aún así dictó su último libro un día antes de su muerte.

Su doctrina médica es la que predomina en nuestros días, por ejemplo tiene las frases siguientes: "actualmente la medicina tradicional china y la occidental se encuentran en un mismo nivel", "la medicina occidental se basa en la anatomía y la fisiología, la tradicional china en la fisiología de la transformación energética (qi hua) del Neijing", "lo que menciona el Neijing como los Cinco órganos, no es el mismo concepto anatómico de los cinco órganos, sino a los cinco órganos que llevan a cabo la transformación energética (qi hua).... por esto, lo que el Neijing refiere como enfermedad del corazón, no es de ninguna manera lo que la medicina occidental denomina enfermedad del corazón, la ventaja de la medicina occidental es que puede curar enfermedades difíciles, la medicina tradicional china, usando la pericia y la experiencia, también pueden curar enfermedades difíciles, por tanto, se deben combinar.

Si se pretende hacer medicina sin saber anatomía es un absurdo, pero si se pretende hacer medicina sin saber los cambios de las cuatro estaciones, del frío y calor, de yin yang, de los principios fundamentales de los cinco elementos también es un absurdo."

Yun también consideraba que no se podía estancar o anclar solamente en lo que el Neijing dice, sino que se debe aprovechar de las ventajas que tiene la medicina occidental y combinarla.

Como era de esperarse, las reacciones a un figura pública, con una gran reputación por sus libros, dichas declaraciones fueron tomadas por algunos como una fuerte ofensa y lo tildaron de loco, otros lo consideraron como un médico práctico, otros como un médico occidental, probablemente, fue la combinación de todo, pero fue quien sentó las bases de la nueva medicina china, la que propone la combinación sin deformar cada uno de los marcos de referencia.

Otro exponente importante de este movimiento fue 张锡纯 Zhang Xichun (1860~1933). Estudioso de medicina desde la infancia, fue médico militar y le tocó establecer en la ciudad de Shenyang el hospital de medicina tradicional china, a los 30 años entró en contacto con la medicina occidental y nunca más la dejó. Para Zhang, la medicina tradicional china incluye la teoría de la medicina tradicional china. Además en el aspecto terapéutico enfatiza mucho en la combinación de los sistemas.

Decía: *"la limitación de la medicina occidental es que pone énfasis en el tratamiento de las manifestaciones, la ventaja de la medicina tradicional china es que enfatiza en tratar el origen, así la combinación resulta en el tratar la causa y las manifestaciones al mismo tiempo", por ejemplo decía: "la aspirina es un buen medicamento para controla la fiebre de la tuberculosis, sin embargo tiene un efecto diaforético muy intenso que lesiona el yin del pulmón, si se combinan medicamentos como escrofularia (玄参 xuan shen) y adenofora (沙参 sha shen) para regenerar el yin del pulmón, los resultados son más positivos".*

Zhen Zhiya[176] hace una síntesis de esta época de la forma siguiente:

1. Los médicos que se encontraron en el camino de la compenetración de las dos medicinas desde diferente ángulos y grados de interrelación desarrollaron su propio camino, compararon la diferencias y las ventajas y desventajas de los dos sistemas, mediante esta forma, protegieron y difundieron la teoría de la medicina tradicional china, conformando uno de los aspectos más importantes de la historia de la medicina más interesantes.

2. Ellos al adquirir el método científico de la medicina occidental, encontraron una ruta de desarrollo nunca visto de la medicina tradicional china, este intento inicial marca uno de los aspectos fundamentales de su desarrollo.

3. Ellos pusieron especial énfasis en la efectividad (evidencia) clínica, partiendo de las necesidades clínicas, emplearon la combinación de la medicina tradicional china y la medicina occidental. En este aspecto hay que aprovechar las experiencias y puntos de vista de Zhang Xichun y Yun Tieqiao.

4. Ellos al momento de combinar las dos medicinas expresaron siempre de manera enfática: lo primero es proteger y mantener el desarrollo

de la medicina tradicional china, que la evolución de la MTC debería estar incluida dentro de los programas del estado como prioritario para la salud de la población.

5. Ellos al practicar la combinación de ambas medicinas y la enseñar motivaban al estudio de la medicina tradicional china, y fueron la cimiente de las futuras generaciones de combinar los dos sistemas, de manera muy intensa investigaron la teoría de la MTC y heredaron su vasta experiencia en esta nueva etapa de la medicina china.

Así pues, la compenetración de la medicina tradicional y china con la occidental ha sido una importante ruta de desarrollo y preservación de todos los aspectos de la MTC. Esto confirma que cuando dos sistemas se compraran, compenetran y respetan mutuamente sus fundamentos básicos, lo único que puede suceder es que los dos sistemas salen beneficiados y se proyectan con más fuerza hacia el futuro.

Desarrollo de la medicina tradicional china.

Introducción

La medicina tradicional china en los últimos cien años de la dinastía Qing se vio limitada su evolución de manera importante por dar mayor valor a la medicina occidental por parte de los propios chinos. La política "entregista" del gobierno chino incluía el abandonar la propia medicina. Sin embargo, la medicina tradicional china está metida en el genoma de los chinos, ampliamente difundida, eliminar la MTC equivale a algo así como eliminar los caracteres chinos, antes de la terminación de la liberación de China en 1949, había aproximadamente 20, 000 médicos occidentales y algo más de 50,000 sinomédicos, la mayor parte de la gente se atendía con medicina tradicional china, bajo situaciones difíciles los médicos establecieron escuelas, escribieron sus libros y manera diferente sistemas de publicaciones periódicas, por lo tanto, además ser eliminada la medicina china, sino que ha salido fortalecida, aunque estuvo mantenida en jaque de manera permanente.

Desarrollo de la clínica

En ese tiempo, la mayoría de los pacientes no tenían acceso de la rudimentaria medicina occidental que llegó a China, esa medicina en muchos de los casos era para la creciente colonia de extranjeros y para unos cuantos chinos ricos que convivía con los occidentales, pero la inmensa mayoría del pueblo chino era tratada por médicos tradicionales esos médicos cargaron sobre sus espaldas la atención de una sociedad azotada por la pobreza, la incertidumbre social y económica, las epidemias que mataban por cientos de miles, esos médicos siguieron echando mano de su sistema teórico, y tuvieron que innovar, siguieron con su continua práctica y algunos aprovecharon los nuevos conocimientos de la medicina moderna, crearon una gran cantidad de nuevos materiales y nuevas formas de atender mejor a sus pacientes.

Medicina interna

En este periodo se escribieron muchos libros de medicina interna de tipo enciclopédico entre los que tuvieron más influencia fue 费伯雄 Fei Boxiong. Su obra más importante fue La Esencia Médica Perenne (医醇賸义 *yi chun sheng yi*) donde resume la experiencia clínica de muchos años, enfatiza en el gran respecto que se debe tener a las obras de los antepasados e ir adecuado a las situaciones actuales las enseñanzas de los hombre del pasado como Zhang Zhongjing, Li Dongyuan, Zhu Danxi, etc. Fei decía "Las enfermedades, aunque son muchas o son de origen interno o de origen externo, para el tipo deficiencia hay que tonificar y recuperar la energía sheng antipatógena, para el tipo exceso se debe eliminar la energía antipatógena, y así recuperar el equilibrio... bajo el cielo no existen los procedimientos milagrosos, existen métodos para equilibrar, si se equilibra al máximo se puede llegar a un procedimiento casi mágico". Además, ofrece algunas fórmulas especiales en el manejo de patología como la tuberculosis y la atrofia ósea.

En este tiempo se pueden contabilizar algo más de 100 obras especializadas de medicina interna algunas obras enciclopédicas, otras atienden alguna patología en particular. Hay algunas que fueron escritos de patologías específicas y otras de aspectos generales de la medicina interna. Por ejemplo, la obra de 文晟 Wen Sheng Extractos de Medicina Interna (内科摘灵 *nei ke zhai ling*), Aspectos médicos destacados (医学举要yi xue ju yao) escrito por 徐镛 Xu Yong en 1879.

Cirugía

Uno de los grandes cirujanos de la época fue 马培至 Ma Peizhi (1820~1903), tercera generación de cirujanos Escribió una obra que describe a una serie de patología poco comunes denominada Compendio de la Cirugía Tradicional (外科传薪集 *wai ke chuan xin ji*), (1892). En esta obra el Dr Ma, registra su depurada técnica de medicina externa, enfatizando que para poder hacer cualquier actividad médica se requiere hacer una adecuada diferenciación sindromática. Él decía que "hay situaciones en que es necesario usar el cuchillo, otras que no se debe usar y otras en las que no se puede usar otro procedimiento" Además de esta obra se pueden encontrar otras 80 obras especializadas en cirugía o en el manejo de alguna patología en particular.

Ginecología

En la ginecología la obra que destaca es Sinopsis Básica de Ginecología (女科要略 *nu ke yao lue*) (1877), escrita por潘蔚 Pan Wei, que divide su contenido en cuatro aspectos fundamentales: menstruación, feto tranquilo, parto y postparto. Uno de sus párrafos dice: Para la ginecología uno de los aspectos más importantes es la menstruación, ...el corazón controla la sangre, el hígado la almacena, los tres canales ren, chong y du mai parten del mar de la sangre, son la fuente de la menstruación, dependen del aporte del bazo y el estómago, un bazo y estómago armónico es sinónimo de generación de sangre".

En estas obras se muestra la influencia de la fisiología, anatomía y fisiopatología de la medicina occidental, lo que redunda en una mayor eficacia terapéutica.

Acupuntura y Moxibustión

Desde que la acupuntura fue desechada de la Oficina Médica Imperial Qing en 1822, esta terapéutica sufrió un revés a nivel oficial, sin embargo, su pertinencia entre el pueblo se mantuvo, y no solo eso, sino que se fortaleció durante este tiempo contabilizando obras de acupuntura, obras ilustradas de Puntología, acupuntura horaria, moxibustión, etc. se tienen contabilizadas más de 110 publicaciones, destacan las siguientes dos grandes obras:

- La Colección de Acupuntura y Moxibustión (针灸集成 *zhen jiu ji cheng*) escrita por 廖润鸿Liao Runhong en 1874. Esta obra hace una gran exposición sobre las diferentes obras previas sobre la materia, técnicas de acupuntura y moxibustión, puntos prohibidos para moxarse o punzarse, puntos extracanal, puntos básicos, puntos de los catorce canales, métodos para la localización de los puntos, el tratamiento con acupuntura y moxibustión de las enfermedades más comunes.

- Acupuntura y Moxibustión Descriptiva (针灸传真 *zhen jiu zhuan zhen*), una coedición hecha por 赵熙 Zhao Xi, 孙秉彝 Sun Bingyi y 王秉礼 Wang Bingli. Esta obra proporciona la experiencia de cada uno de los autores en lo referente a manipulación, teoría, terapéutica, etc. Siguiendo la tradición de muchas obras registran el contenido de acupuntura y moxibustión que contiene el Neijing y ofrecen una explicación de los pasajes difíciles de entender.

Otras ramas

Dentro de la evolución de la pediatría, oftalmología y otorrinolaringología se publicaron obras importantes, en ellas destaca el tratamiento de la difteria, la aplicación de una gran variedad de fórmulas efectivas para el control de dicha enfermedad que ocasionaba una gran mortandad. Otra gran contribución es la descripción de la combinación de las diferentes técnicas de la medicina occidental con la MTC.

Investigación y el ordenamiento de las obras clásicas de la medicina tradicional China.

Como en todas las épocas el reordenar las obras clásicas, ha sido una tarea permanente este periodo, independientemente de las complicaciones que se mencionaron, no fue la excepción, en esos años antes de la última dinastía los hermeneutas siguieron explicando al Lingshu y el Suwen se han hecho más de 50, el Nanjing también se hicieron algunas, respecto al Tratado de Criopatología y el Sumario de la Caja Dorada, se hicieron más de 190 revisiones. Hay más de 60 obras relacionadas con las enfermedades febriles y la energía latente (伏气 *fu qi*), etc.

Para terminar

Aquí concluye una de las etapas más complejas de la MTC, desde su nacimiento, la consolidación de su sistema teórico, con grandes obras como el Neijing y el Nanjing, Zhang Zhongjing nos mostrará su gran maestría en el manejo de una clínica ya basada en un sistema teórico, la herbolaria toma su base en el Clásico de Materia Médica del Soberano de Agricultura, y con estos elementos se sientan las bases para el desarrollo de las diferentes especialidades, la pulsología con Wang Shuhe, la acupuntura y moxibustión con Huang Fumi, y a partir de aquí una pléyade de héroes sostienen una practica clínica que aprovecha Sun Simiao durante la dinastía Tang. Vendrían las diferentes posturas con las Escuelas doctrinarias durante las dinastías Jin y Yuan para proyectarse hacia el futuro durante la luminosa dinastía Ming que consolida un nuevo desarrollo. Con estos elementos se hace el encuentro con la otra cara de la moneda de la medicina mundial y nuestra MTC sale fortalecida, sufre ciertos desencuentros durante la dinastía Qing, pero su fortaleza sostenida en la gente permitió su desarrollo hasta la actualidad.

Quizá para muchos este trabajo quede incompleto al terminar el estudio de la historia de la MTC y la acupuntura en este periodo. La decisión de hacerlo así es porque considero que lo más importante de la historia de la MTC está hasta antes de 1911, cuando termina la última dinastía, en este periodo histórico que cierra uno de los capítulos más ortodoxos de la cultura china y eso es lo que quiero exponer en este trabajo; mostrar la parte más clásica de la MTC. Por otra parte, mucho de la historia que sigue después del establecimiento de la República de China y su exilio en Taiwán, así como de la consolidación de la República Popular de China, cualquier propuesta de juicio sobre la evolución de la MTC está sujeta en muchas de las veces a tendencia políticas que pueden empañar la esencia de la evolución de la MTC.

No es nada extraño que ahora la MTC como un elemento más de la cultura, producto de la ciencia natural de China, con nuevos planteamientos de la ciencia moderna, de la medicina, y farmacología, entre otras, sea la medicina tradicional del mundo más vigorosa. Está distribuida en todo el mundo por mérito propio y no como parte de alguna campaña mercantilista.

Espero en una segunda obra estudiar la evolución de la medicina tradicional china después de 1911 hasta la actualidad.

Bibliografía

1. 甄志亚 Zhen Zhiya et al 中国医学史 *Zhong guo yi xue shi* "Historia de la Medicina China". Jiangxi ke xue ji shu chu ban she. Nanchang R. P. de China 1987.

2. 段逸仙Duan, Yishan, y Col. 医古文 *Yi Gu wen* "Chino Clásico Médico", Shang hai ke xue ji shu chu pan shi, Shanghai R.P. China, 1984.

3. 张大千 Zhang Daqian, 中国针灸大辞典 *Zhongguo Zhenjiu Da Cidian*, Beijing, Beijing Tiyu Xueyuan Chuban She, 1988.

4. González, R. (1998). Medicina china del frío y el calor. *México,* Editorial Grijalbo.

5. 全国医古文函授教材 *Quan Guo Yi Guwen Hanshou Jiaocai*, Ed. por el Comité de investigación de chino clásico del Comité Nacional de la MTCh. Guangzhou, Guangzhou Renmin chuban She, 1982.

6. 任应秋 Ren Yingqiu (1984), 任应秋论医集 *Ren Yingqiu lun yi ji,* Beijing, Renmin Weisheng Chuban She.

7. 中医大辞典: 医史文献分册 （1981）*Zhongyi Da Ci Dian, (Yishi Wenxian Fenci),* Ed. por el Instituto de Investigación de MTCh y el Instituto de MTCh. de Guangzhou, Beijing, Renmin Weisheng Chuban She.

8. 汪昂Wang Ang (Dinastía Qing), Wang Xiaoju (Revisor actual). La Esencia de la Materia Médica (本草备要 ben cao bei yao).

Colección de Obras Prácticas de la Medicina Tradicional China. Tianjin kexue jishu chubanshe. Tianjin R. P. de China 1993.

9. 周信有 Zhou Xinyou (1982) 内经类要 *Nei Jing Lei Yao*, Lanzhou, Gansu Renmin Chuban She

10. 灵枢经校释 *Ling Shu Jing Xiao Shi*, Vol: I y II, Ed. por el Instituto de la MTCh de Hebei, Beijing, Renmin Weisheng Chuban She, 1982.

11. 巢元方 Chao Yuanfang (Dinastía Sui) 诸病源候论校释 *Zhu Bing Yuan Hou Lun Jiao Shi,* Vol, I y II, Ed, por el Instituto de MTCh de Nanjing, Beijing, Renmin Weisheng Chuban She, 1983.

12. Huang Fumi 皇甫谧 (Dinastía Jin) editado por el Instituto de MTCh de Shandong. Explicación del ABC de Acupuntura y Moxibustión (针灸甲乙经校释 *zhen jiu jia yi jing xiao shi)* Vol I y II. Beijing, Renmin Weisheng Chuban She, 1980.

13. 张介宾 Zhang Jiebin (Dinastía Ming). 类经 *Lei Jing* Canon Clasificado, Vol, I; II y III, Beijing, Renmin Weisheng Chuban She, 1965.

14. 张介宾 Zhang Jiebin (Dinastía Ming), 类经图翼 *Lei jing tu yi* Ala Grafica del Clásico Clasificado, Beijing, Renmin Weisheng Chuban She, 1965.

15. Instituto de la MTC de Hebei. 灵枢经校释 *Ling Shu Jing Jiao Shi* Análisis del Clásico Pivote mágico, Vol: I y II. Beijing, Renmin Weisheng Chuban She, 1982.

16. 田代华Tian Daihua et al. 灵枢经 *Ling Shu Jing* El clásico del eje

mágico, Beijing, Renmin Weisheng Chuban She, 1956.

17. 福州市人民醫院 Hospital Popular de Fuzhou, 山東中医学院 Instituto de MTC de Shandong 脉经校释 Mai Jing Jiao Shi, Interpretación del Clásico del Pulso. Beijing, Renmin Chuban She, 1984.

18. Tumba Mawangdui (dinastía Han) 五十二病方 *Wu Shi Er Bing Fang*, Cincuenta y dos recetas médicas, Beijing, Wenwu Chuban She, 1979.

19. 王叔和 Wang Shuhe (Dinastía Jin). 脉经 *mai jing* Clásico del Pulso Bei Jing, Renmin Weisheng Chuban She, 1956.

20. Arsovska L. "Breve historia de la filosofía china" Primer encuentro académico de AMASA, Editado por AMASA, México 1993, pp.1-8.

21. Arsovska L. "Daodejing Laozi y Taoismo". Segundo encuentro académico de AMASA, Editado por AMASA, México 1993. pp. 1-8.

22. Botton B. Flora. China su historia y cultura hasta 1800. El Colegio de México. México 1984.

23. Mateos F. Otegui M. Arrizabalaga I. Diccionario español de la Lengua China. Espasa-Calpe. Madrid 1977.

24. Feng Youlan, A History of chinese philosophy Vol I., Princeton university press, Princeton New Jersey, Segunda edición 1952.

25. Pérez Tamayo Ruy: El Concepto de Enfermedad. México, Fondo de Cultura Económica, 1988.

26. Instituto de Medicina Tradicional China de Beijing y 任应秋 Ren Yingqiu. 中医各家学说zhong yi ge jia xue shuo Ensayo sobre los especialista en medicina tradicional china. Shanghai ke xue ji shu chu ban she, Shanghai R.P.de China 1986.

27. Herreman R. Historia de la Medicina. Trillas. México 1987.

28. González G. R. Frases y Versos para El Acupunturista. AMASA. México 1995.

29. Garzanti Pen ts´ao p´in hui ching yao. Aldo Garzanti Editore s.p.a. Milano Italia 1973.

30. Alexander W. Mason G.H. China en el Siglo XVIII. Plaza and. Janes Editores, S.A. Esplugues de Llobregat 1989.

31. Huard P. Wong M. La Medicina china. Guadarrama S.A. Madrid 1968.

32. 唐明邦 Tang Mingbang.李时珍评传 Li Shizhen ping zhuan Bibliografía critica de Li Shizhen. Nanjing da xue chu ban she. Nanjing 1991.

33. 薛愚 Xue Yu et al. 中国药学史料 (zhong guo yao xue shi liao) Historia de la Farmacología en China. Ren min wei sheng chu ban she. Beijing 1984.

34. 马伯英 Ma Boying. 中国医学文化史 zhong guo yi xue wen hua shi Historia de la Medicina y Cultura China. Shanghai renmin chubanshe. Shanghai 1994.

35. 张有寯, Zhang Youjun et al. 汉英中医辞海 han ying zhong yi ci hai Diccionario chino inglés mar de Palabras de Medicina Tradicional. Shanxi renmin chubanshe. Taiyuan R. P. de China, 1995.

36. 王洪图 Wang Hongtu, 烟建华Yan Jianhua. 难经 nan jing El Canon de las Dificultades Chun qin chu ban she. Beijing 1988.

37. Comisión de Diccionarios Chino-Inglés, Chino-Francés, Chino-Alemán, Chino-Japonés, Chino-Ruso, 汉英医学大辞典 han ying yixue da dian The Chinese English Medical Dictionary Ren min wei sheng chu ban she, 5ª ed, 1995.

38. Comisión del Instituto de Medicina Tradicional China de Nanjing. Explicación del Nanjing (难经校释 Nan jing jiao shi), China, Renmin weisheng chubanshe, 1979.

39. Consejo Editorial de la Enciplopedia de la Medicina Tradicional China, 中医大辞典 zhong yi da ci dian Enciclopedia de medicina tradicional china. China, Renmin weisheng chubanshe, 1982.

40. González R. Tratado de criopatología, la medicina china del frío y el calor, México, Grijalbo, 1998.

41. González R. y Yan Jianhua. Medicina tradicional china, el primer canon del Emperador Amarillo, México, Grijalbo, 1996.

42. 郭靄春Guo Aichun 郭宏图 Guo Hongtu. 八十一难经集解 ba shi yi nan jing ji jie Compilación y explicación del canon de las 81 dificultades, China, Tianjin kexue jishu chubanshe, 1984.

43. 蔺云桂 Lin Yungui. 经络图解 jing luo tu jie Explicación Gráfica

de los Canales y Colaterales, China, Fujian ke xue ji shu chubanshe, 1991.

44. 刘冠军Liu Guanyun. 脉诊 mai zhen Diagnóstico Pulsológico, China; Shang hai ke xue ji shu chubanshe, 1979.

45. 刘寿永Liu Shouyong. 易经难经新释 yi jing nan jing xin shi Análisis y Explicación del Libro de los Cambios y del Canon de las Dificultades, China; Zhong yi gu ji chubanshe, 1998.

46. 吕广Lu Guang, 王惟一Wang Weiyi. Compilación de explicaciones del canon de las dificultades (难经集注 nan jing ji zhu). China: Liaonin kexue jishu chubanshe; Shenyang; 1997.

47. Qin Jueren.秦 人 Compilación de explicaciones del canon de las dificultades (难经集注 nan jing ji zhu). China: Renmin weisheng chubanshe; 1956.

48. Wong-Wu. History of Chinese Medicine. China: Tientsin press, Ltd; 1932.

49. 阎洪臣Yan Hongchen y 高光震.Gao Guangzhen. Selección de citas del Neijing y del Nanjing (内难经选释 nei nan jing xuan shi). Renmin chubanshe; Changchun; 1979.

50. 叶霖 Ye Lin (dinastía Qing). 难经正义 nan jing zheng yi Significado genuino del canon de las dificultades. Shanghai kexue jishu chubanshe; 1981.

51. 甄志亚 Zhen Zhiya 中国医学史 zhong guo yi xue shi Historia de la Medicina China. 2ª edición. Shanghai kexue jishu chubanshe; 1997

52. 俞大方 Yu Dafang et al. 中医推拿学 zhong yi tui na xue. Tui na de la MTC. Ren min wei sheng chu ban she, Beijing 1984.

53. Zhang Zhongjing, Treatise on Febrile Disease Caused by Cold, Beijing, New Word Press, 1986.

54. 高德 Gao De y 聂惠民 Nie Huimin, Tratado de Criopatología 伤寒论 shang han lun, Beijing, Zhong wai wenhua chuban gongsi, 1988.

55. 单玉堂 Dan Yutang. 伤寒论针灸配穴选注 shang han lun zhen jiu pei xue xuan zhu. Explicación de la Selección de Puntos de Acupuntura y Moxibustión del Tratado de Criopatología, Beijing, Renmin weisheng chuban she, 1984.

56. Departamento de Enseñanza del Area de Teoría Básica de la Medicina Tradicional China del Instituto de Medicina Tradicional China de Beijing, 医宗金鉴：伤寒心法要诀（白话解）yi zong jin jian. shang han xin fa yao jue bai hua jie Explicación Popular de Los Aspectos Importantes del Tratado de Criopatología del Espejo Dorado de la Medicina, Beijing, Renmin weisheng chuban she, 1963.

57. 李培生Li Peisheng y 刘渡舟Liu Duzhou, 伤寒论讲义 shang han lun jiang yi. Téxto del Tratado de Criopatología, Beijing, Renmin weisheng chuban she, 1987.

58. 刘建平Liu Jianping et al (1994). 伤寒杂病论 shang han za bing lun Shijiazhuan, Hebei ke xue ji shu chuban she.

59. 凌一揆 Ling Yikui， 颜正华 Yan Zhenghua. 中药学 zhong yao xue Herbolaria Tradicional China, Beijing, Shanghai kexue jishu chuban she, 1984.

60. 成友仁 Cheng Youren 伤寒论阐释 shang han lun chan shi Explicación Ampliada del Tratado de Criopatología, China, Xian, Shianxi kexue jishu chuban she, 1983.

61. Equipo de Estudio e Investigación del Tratado de Criopatología del Instituto de Medicina Tradicional China de Nanjing, Explicación del Tratado de Criopatología 2a. Edición Shanghai, Shanghai kexue jishu chuban she, 1980.

62. 张仲景 Zhang Zhongjing (Dinastía Han), 张仲景方易记便学册 zhang zhongjing fang yi ji bian xue ce Manual para el Fácil Estudio de las Fórmulas de Zhang Zhongjing, Beijing, Zhongyi gu yi chuban she, 1981.

63. Mateos, Otegui y Arrizabalaga, Diccionario Español de la Lengua China, Madrid, Espasa - Calpe, 1977.

64. Comisión de la Compilación de Diccionarios Médicos Chino - Inglés, Chino - Francés, Chino - Alemán, Chino - Japonés, Chino - Ruso, The Chinese - English Medical Dictionary, Beijing, Renmin weisheng chuban she, 1995.

65. 南京中医学院 Equipo de Estudio e Investigación del Tratado de Criopatología del Instituto de Medicina Tradicional China de Nanjing, 伤寒论译释 shang han lun yi shi Explicación del Tratado de Criopatología 3a. Edición, Shanghai, Shanghai kexue jishu chuban she, 1992.

66. 陈修园Chen Xiuyuan (dinastía Qing) 长沙方歌括 chang sha fang ge kuo Recopilación de los Versos de las Fórmulas de Changsha, Fujian kexue jishu chuban she, Fuchou, 1987.

67. 陈念祖 Chen Nianzu, 伤寒医诀串解 shang han yi jue chuan jie Explicación Enlazada de los Aspectos Médicos Importantes del Tratado de Criopatología, Fujian kexue jishu chuban she, Fuchou, 1983.

68. 陈修园Chen Xiuyuan Dinastía Qing, 伤寒论浅注 shang han lun qian zhu Breve explicación del tratado de Criopatología, Fujian kexue, jishu chuban she, Fuchou.

69. 陈修园Chen Xiuyuan. 伤寒真方歌括 shang han zhen fang ge kuo Recopilación de los Versos Verdaderos del Tratado de Criopatología, Fujian kexue jishu chuban she, Fuchou, 1985.

70. 姜春华 Jiang Chunhua et al. 伤寒论释义 shang han lun shi yi Significado del Conocimiento del Tratado de Criopatología, Shanghai, Shanghai kexue jishu chuban she, 1985.

71. Huang Yuhuai 黄玉环. (2007). 中国古代法医学发展史及相关文献研究 (Master's thesis, 贵阳中医学院).